小児の 摂食嚥下障害と 食事支援

編著

尾本和彦
小沢 浩

医歯薬出版株式会社

【編　者】

| 尾本　和彦 | おもと　かずひこ | 心身障害児総合医療療育センター歯科 |
| 小沢　浩 | おざわ　ひろし | 日本心身障害児協会島田療育センターはちおうじ神経小児科 |

【執筆者】（執筆順）

尾本　和彦	おもと　かずひこ	心身障害児総合医療療育センター歯科
小沢　浩	おざわ　ひろし	日本心身障害児協会島田療育センターはちおうじ神経小児科
石井　光子	いしい　みつこ	千葉県千葉リハビリテーションセンター小児神経科
小沢　愉理	おざわ　ゆり	日本心身障害児協会島田療育センターはちおうじ神経小児科
中村　達也	なかむら　たつや	日本心身障害児協会島田療育センターはちおうじリハビリテーション科
高橋賢太郎	たかはし　けんたろう	神奈川県立総合療育相談センター福祉医療部機能訓練科
髙見澤　滋	たかみざわ　しげる	長野県立こども病院小児外科

This book was originally published in Japanese
under the title of :

SHONI NO SESSHOKUENGE TO SHOKUJISHIEN

（Practical Support for Children with Feeding and Swallowing Disorders）

Editors:

OMOTO, Kazuhiko
　National Rehabilitation Center for Children with Disabilities
OZAWA, Hiroshi
　Shimada Ryoiku Center Hachioji

© 2019　1st ed

ISHIYAKU PUBLISHERS, INC.
　7-10, Honkomagome 1 chome, Bunkyo-ku,
　Tokyo 113-8612, Japan

序　文

　本書の対象は障害児（者）の摂食嚥下リハビリテーション指導にかかわっている言語聴覚士，理学療法士，作業療法士の他，療育や介護に直接かかわっている特別支援学校等の教員，看護師，保育士，医学や歯学を学ぶ学生などである．

　　　「食べる」ことは楽しみである．
　　　おいしいものを食べると，笑顔になる．
　　　笑顔がひろがると，幸せになる．
　　　「食べる」ことは幸せである．

　本書は，すべての人に幸せを届けるために「食べる」ことを学ぶ本である．
　本書を書くにあたって，多くの子どもたちやその介護者の方たちから教えていただいたことを心から感謝申し上げるとともに，一人でも多くの子どもたちが「口から食べることの楽しさ」を知ってもらえることを心から願っている．

2019年7月　　　　　　　　　　　　　　　　　　　編　者

目次

基礎編 1

1 摂食嚥下リハビリテーション概要 (尾本和彦) 3

1. 障害児(者)と成人(中途障害)との食事支援の違い 3
2. 最近の動向 5
3. 食事支援で留意したいこと 6

2 障害児(者)の医学的背景 (小沢 浩) 11

1. 障害の種類 11
2. 合併症 17
3. 薬剤の食べる機能への影響 19

3 誤嚥と誤嚥性肺炎 (石井光子) 23

1. 誤嚥とは 23
2. 誤嚥に起因する疾患 25
3. 誤嚥性肺炎の原因 26
4. 誤嚥性肺炎の症状と重症児(者)等にみられる非定型的症状 28
5. 口から食べることを中止する基準 29

4 気管切開, 喉頭気管分離等 (小沢愉理) 33

1. 気管切開の適応 33
2. 気管切開の時期 34
3. 気管切開等の術式とその特徴 34
4. 気管切開による誤嚥の悪化と嚥下機能の低下 36
5. 気管切開による合併症とその対策 36
6. 気管切開の弊害 37
7. 気管軟化症の場合のリスク 38

5 食べる機能の発達と障害 (尾本和彦) 39

1. 摂食機能の定型発達 39
2. 摂食機能の障害(非定型発達) 46

⑥ 摂食機能の評価と診断（尾本和彦・中村達也）………… 51

- ① 簡易臨床評価 ……………………………………… 52
- ② VF（ビデオ嚥下造影検査）………………………… 59
- ③ VE（ビデオ嚥下内視鏡検査）…………………… 68
- ④ 咳反射テスト ……………………………………… 71
- ⑤ 頸部聴診法………………………………………… 72

⑦ 姿勢運動と食べる機能の発達（高橋賢太郎）………… 75

- ① 離乳開始の時期 …………………………………… 75
- ② 運動発達と食べる機能の関係 …………………… 76
- ③ 遊びのもつ役割 …………………………………… 78
- ④ 食べることの意義 ………………………………… 79

実 践 編 ——————————————————————81

① 摂食嚥下姿勢の工夫（高橋賢太郎）…………………… 83

- ① 摂食嚥下姿勢 ……………………………………… 83
- ② 座位の基本姿勢 …………………………………… 85
- ③ 姿勢を安定させる工夫 …………………………… 88

② 食事支援の実際（尾本和彦・高橋賢太郎）…………… 91

- ① 支援や訓練の考え方 ……………………………… 91
- ② 誤嚥や窒息事故の注意と対応 …………………… 95
- ③ 経口摂取訓練の基礎 ……………………………… 105
- ④ 異常パターンへの対応 …………………………… 111
- ⑤ 固形食摂取訓練 …………………………………… 119
- ⑥ 口唇閉鎖を促す訓練 ……………………………… 120
- ⑦ 嚥下機能を促す訓練 ……………………………… 122
- ⑧ 咀嚼訓練 …………………………………………… 123
- ⑨ 液体摂取訓練 ……………………………………… 129
- ⑩ その他の訓練 ……………………………………… 133
- ⑪ 訓練目的に合わせた食物形態ととろみ調整食品 … 135
- ⑫ 介助される立場を理解するための健常者同士の疑似体験 …… 140

③ 経管栄養法（髙見澤 滋）　143

- ① 経鼻胃カテーテル栄養法　143
- ② 胃瘻栄養法　147
- ③ まとめ　150
- ④ 胃瘻からのミキサー食注入の進め方　150
- ⑤ ミキサー食の効果　153
- ⑥ ミキサー食の問題点　155
- ⑦ まとめ　156

④ 進行性疾患への対応（尾本和彦）　159

⑤ 心理行動的問題への対応（尾本和彦）　161

- ① 機能障害に取り組む場合でも心理的な配慮は重要　161
- ② 心理行動的問題として取り組む場合　162
- ③ 生活を楽しませることを最優先する　162
- ④ 子どもの性格による環境設定の違い　163
- ⑤ こだわりを拒食改善に活用していく　164
- ⑥ 嘔吐を誘発する要因　166
- ⑦ 嚥下障害の有無との関係　167
- ⑧ 拒食の判定をどうするか　167
- ⑨ 経管栄養を短期間に離脱させる取り組み　168

⑥ 症例（尾本和彦）　171

- ① 経管から離脱したケース　171
- ② 丸飲み込みするケース　182
- ③ 拒食のケース　184
- ④ その他のケース　189

付録　197

- 付録1 オリジナル版初診用診査用紙　198
- 付録2 オリジナル版再診用診査用紙　202

基礎編

基礎編

摂食嚥下リハビリテーション概要

1

---

❶ 障害児(者)と成人(中途障害)との食事支援の違い

　摂食嚥下障害は小児から成人,高齢者まであらゆる年齢層で起こり得るものであるが,そのリハビリテーション(以下リハ)を行っていく場合には障害児(者)と中途障害者(高齢者も含む)に分けるのが一般的である.両者にはリハを実施していくうえで次のような違いがある(表1-1).

　障害児(者)では術者との意志の疎通が困難な場合が多いため,検査や訓練に際して協力が得られにくく,支援や訓練は患者本人ではなく患者の世話をしている家族等へ行うのが基本である.一方,中途障害者では基本的には機能障害のみを扱うが,障害児(者)では拒食,経管依存症,食事恐怖症,反芻症等といった心理行動的な問題や食事マナー等の問題も扱う.臨床評価を行う場合に中途障害者では水飲みテストや反復唾液嚥下テスト等のスクリーニングテストを主に行うが,障害児(者)では指示に従えないことが多いので,これらのテストはほとんど実施できず,患者家族への問診や食事場面の観察等に基づく臨床評価に重点をおく必要がある.さらに障害児(者)では,中途障害者にはみられない舌突出,緊張性咬反射等の異常パターンを伴うことがある.

　これらの他にも,たとえば姿勢に関する支援内容が成人では適切とされていても,障害児(者)で筋緊張や側弯等を合併している場合では必ずしも適切ではない.したがって,摂食嚥下障害に取り組んでいこうとする場合には障害児(者)と中途障害者を区別して学ぶ必要があるとともに,成人で行われている対応法を障害児(者)にそのまま応用してもうまくいかない場合がある.

　障害児(者)の摂食嚥下リハの臨床を考える場合,対応法の違いによって機能障害と心理行動的問題の2つに分けることができる(図1-1).実際には機能障害への対応が目的であっ

3

表1-1 障害児(者)と成人(中途障害)の食事支援の違い

	障害児(者)	成人(中途障害)
患者との意志の疎通	取れることが少ない (知的障害を伴うことが多い)	取れることが多い
検査・訓練への協力	得られることが少ない	得られることが多い
訓練	介助者への指導中心	患者自身への指導中心
訓練開始時期	慢性期	急性期,慢性期
発病前の状態	摂食機能が発達途上 異常パターンを伴うことあり	正常な咀嚼・嚥下機能
主な支援内容	異常パターンへの対処 嚥下および咀嚼障害への対処 心理行動的問題への対処	嚥下障害への対処

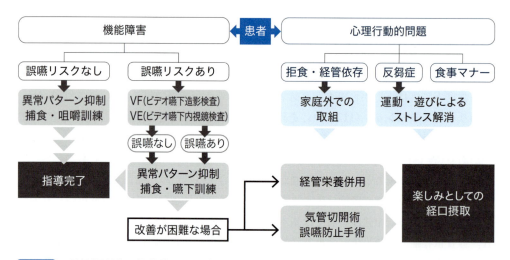

図1-1 障害児(者)の摂食嚥下リハビリテーション概要

ても,そこには常に心理行動的な要因が絡んでおり,厳密に両者を区別することができない場合もあるが,本書では便宜上2つに分けて解説する.

捕食,嚥下,咀嚼等の機能障害がある場合は,次のような方法がある.誤嚥のリスクがない場合で,丸飲み込み等の異常パターンがある場合には,異常パターンを抑制しながら捕食や咀嚼訓練を行っていく.しかし誤嚥のリスクがある場合にはVF(ビデオ嚥下造影検査)やVE(ビデオ嚥下内視鏡検査)等で誤嚥の有無を確認したうえで支援を行っていくが,誤嚥が少量あっても体調が安定している場合は小児科医等の判断で少量の経口摂取が継続できる場合もある.

また，必要な栄養や水分が経口から摂取できない場合には，経管栄養（特に胃瘻）を併用したり，呼吸障害が著しく，誤嚥が多い場合には気管切開や喉頭気管分離等の外科処置を行うこともあるが，そのような場合であっても，後述する理由から可能な限り口から食べさせる努力を続けるべきであろう．

一方，機能障害はそれほどでもないが，拒食や経管依存症，反芻症等の心理行動的問題がある場合には，生育歴を分析したうえで障害児(者)やその介護者の性格やこだわりへ配慮しながら経口摂取のきっかけをつくるための働きかけをしていく必要がある．この心理行動的問題については，近年ニーズが高まっているにもかかわらず，文献も少なく従事する心理士や児童精神科医等の専門家がほとんどいないのが実情である．

❷ 最近の動向

時代とともに患者やその家族が訴える問題点や支援の対象者にいろいろと変化が生じているようである．たとえば筆者が障害児（者）の摂食嚥下リハにかかわり始めた1980年代には口腔領域に過敏が多く認められた．特に肢体不自由児で経管栄養をしている人には多くみられ，まず脱感作から支援を始めることが多かったが，近年では原因はよくわかっていないものの過敏のケースはほとんどみられなくなってきた．また1980年代は機能障害が主体であったが，近年は心理行動的問題が増えてきている．筆者が2013年からかかわっているある療育センター外来では，全59例のうち，機能障害が全体の54％，拒食等の心理行動的問題が22％を占めていた．

地域や施設の形態によって患者の病態にかなりの違いがあることも事実である．ある療育センターでは，近年ダウン症の占める割合が他の疾患と比べて非常に多いようである．また以前は機能障害では脳性麻痺や知的障害等の脳発達障害児が中心であったが，最近は心理行動的問題では発達障害や低出生体重児，健常児等も含まれている．

近年のわが国は，全出生数は減少しているが低出生体重児は増えているという特異な国である．2011年のわが国の2,500g未満の低出生体重児の比率は9.6％とOECD諸国の中でトルコの11.0％（2008年），ギリシャの10.0％（2010年）に次いで高い値を示している．わが国ではもともと低出生体重児が多いかというとそうではない．1968年からの値の変化をみると1980年代前半にはOECD平均を下回っていたのが，その後増加が続き現在の状態に至っているのである．これらのことから出生直後に経管栄養を必要とする子どもが今後も増えていくと考えられる．

また，子どもの頃は摂食嚥下機能にあまり問題なく過ごしてきたが，成長するにつれて進行性疾患でないにもかかわらず，誤嚥性肺炎やむせが多くなってきたり，口から食べる量が減ったりしたために相談に訪れる人もいる．これらの中には実際に嚥下機能が低下している場合もあるが，食べやすい食形態に変更するだけで以前のように食べられるようになった例もある．

❸ 食事支援で留意したいこと

　障害児(者)の摂食嚥下リハについては国内だけでなく国際的にも専門的に従事している人はそれほど多くなく，しかもそれぞれの人が自らの臨床を通じて独自の評価法や支援法を築き上げているのが実情のようである．国内的にも国際的にもいわゆるスタンダードな評価法や支援法があるわけではない．「口から楽しく安全に食べる」という目標に到達するにはさまざまな方法があると思われるが，本書に記す取り組みもその中の一つである．これまで長年この問題に取り組んだ経験から，食べることの問題を解決するためには次のようなことを大切にしなければならないと考えている．

①食事支援の基本は生活行為へのサポート

　食事支援には生活行為としての側面と医療行為としての側面がある．食事支援の大部分は前者であり，後者はそのごく一部である．しかし，食事支援にかかわっている医療従事者の中にはこの両者を区別せずに，通常行っている医療行為の患者としてとらえていることが多いようである．医療従事者は医学に関する知識はもっていても当事者である子どもについてはあまり知らないので，支援を提供する側の一方的な訓練と称するテクニックを教えるだけではなかなか改善がみられないことがある．

　子どもやその介護者がわれわれに送っているメッセージの中に多くの解決の糸口があるので，食事の面だけでなく生活面のことも含めて，できるだけ詳細に話を聞くことが必要である．特に介護者が自分なりに取り組んできたことをきちんと受け止め，積極的にサポートすることが介護者のリハへの意欲の向上につながる．

　母親等の介護者は毎日子どもの世話をしているので，その子の性格やこだわり等をかなり把握しているが，子どもと言葉によるコミュニケーションが取れないことがほとんどである．そのため子どもの示す行動がどのような意味をもっているのか理解できないことがある．この場合，医療従事者はその意味をさまざまな経験に基づいて解説することが重要である．たとえばスプーンを口に近づけたときに子どもが嫌そうな顔をすると母親は子どもが食べたくないのではと考えてしまうが，必ずしもそうとはいえない場合がある．このような場合，少し無理に食物を子どもの口の中に入れてみるとよい．本当に食べたくない場合には食物を溜め込んだまま飲み込もうとしなかったり，舌で食物を口の外に押し出してしまうと考えられる．しかし，多くの場合口の中に入った食物は飲み込んでいるので本当は食べたいのだ，と判断することができる．一人ひとりの子どもの個性やこだわりを尊重しながら，その子が食事を楽しみとして受け止められるように，新たな工夫を続けていくことが大切である．

　過去の支援書に記されている方法を尊重しながらも，一方でそれにあまり引きずられることなく，大胆な試みをしていくことも重要である．摂食嚥下リハは発展途上の分野であり，まだまだわからないことが多い．本書の試みもその一つに過ぎず，本書に書かれていることを実施してもうまくいかないときには，各自が子どもやその介護者から謙虚に学ぼうとすることで新たな解決の糸口をみつけていくことが大切である．

支援の仕方については支援をする人の考え方によって，どちらかといえば子どものやりたいことを自由にやらせていく立場と，そうではなく子どもの好き勝手にさせずにある程度厳しく接していく立場があると思われる．筆者は前者の立場であるが，後者の立場でも実際に効果を上げている例がある．以前は複数の場所で支援を受けると母親が混乱してしまうので，どこか1カ所に定めて支援を受けたほうがよいと考えていたが，最近はむしろ複数のところで違った立場や考え方の支援を受けることで，その子どもに合った支援が受けられる可能性が広がると考えるようになってきた．

②教育現場と医療機関との連携

学校や保育園，幼稚園，通園施設等という，子どもにとって楽しい生活の場で食べることへのアプローチをしていくことが重要である．特に拒食等の機能にあまり問題ないが食べようとしない子どもの場合にはさらに重要である．

食事のもつ生活行為としての側面から考えると，学校の教職員は子どもに対する自由な発想に基づくさまざまな取り組みをしていくことができるし，そうすることで食べることへの意欲が高まった例はこれまで多くある．しかし，食事のもつ医療行為としての側面から考えると，十分な基礎知識をもたずに単なる思いつきで新たな試みをしようとすると事故につながることがある．たとえば，染色体異常の小学生の男児は12歳の時点でまだ咀嚼が獲得されていなかったので，母親には咀嚼訓練のやり方を助言していた．しかし，学校の担任とは直接連携が取れていない中で，担任の思いつきで薄くスライスにしたりんごを使って給食のときに咀嚼訓練を実施した．子どもが帰宅後にいつもと様子が違うので母親が口の中を調べるとりんごが喉のほうから出てきたのである．昼食後少なくとも3時間以上りんごが喉に引っかかったままだったことになる．

咀嚼訓練は誤嚥や窒息事故を誘発しないように使う食材やその形，また食材をどのように噛ませていくか等，注意深く観察しながら慎重にやっていく必要がある．したがって，学校や保育園，幼稚園，通園施設等で食事支援をしていく場合，医療機関との連携が特に重要である．

③口から食べることの大切さ

出生後に誤嚥や哺乳障害，呼吸障害，心疾患等の合併症が認められ体重増加不良がみられると，経管栄養が実施されることが多い．経管栄養は栄養障害を改善するための方法として確かに効果を上げているが，経管栄養をもはや必要としていないにもかかわらず経口栄養に移行できない例があることも事実である．

Masonら[1]は経管栄養がその後の経口摂取に与える影響，とりわけ拒食の要因について次のように述べている．

口腔に関連した部位，すなわち気管切開，経鼻胃経管の使用やそれらの交換に伴うストレスが拒食の原因となる可能性は高い．経鼻胃経管のストレスを減らすには胃瘻が望ましいとされているが，胃瘻にすることで経口摂取ができるようになるわけではなく，胃瘻が経口摂取に及ぼす影響についてはまだよくわかっていない．また生後1年以内に経管栄養

が開始された子どもでは，それよりも年齢が高くすでに経口摂取の経験がある場合と比べると，より経口摂取への確率が低くなるだろう．その理由として経管栄養の子どもでは口への刺激が少ないために咽頭反射の抑制が十分できないためとしている．咽頭反射は出生時に強く認められ，生後7カ月頃までに減弱していくがそれにNutritive sucking（哺乳ビンや母乳等を使った栄養摂取を伴う吸啜のことをいう．これに対しておしゃぶりを使った栄養摂取を伴わない吸啜のことをNon-nutritive suckingという）が影響しているという．そして乳児期における触覚，味覚，嗅覚等の口腔刺激の重要性を強調している．さらに持続的な経管栄養は正常な睡眠，食欲等の生物学的リズムの発達に悪影響を与えている．

経口摂取の重要性については上記の他にも医学的な側面と生活の質（quality of life；QOL）の側面から次のように考えることができる．

医学的な側面では，長期間経腸栄養剤を与えられている重症心身障害児（者）の消化管粘膜を内視鏡で調べたところ，食道や胃の粘膜に萎縮や出血しやすい傾向が認められたという．しかし1日1回でも経口摂取している場合には，胃粘膜の萎縮は観察されなかったことから，可能な限り経口摂取を続けることが重要であるという[2]．また，外科手術後等では体に必要な栄養を静脈栄養，特に完全静脈栄養に頼ることがこれまで多かったが，このような場合，一定期間（2～3週間）腸管を使わないことになる．その結果腸内細菌のバランスが崩れ，腸内の細菌や毒素が血液中に入ってしまうこと（bacterial translocation；BT：バクテリアルトランスロケーション）が指摘されている．われわれの体の免疫システムのうち60～70％は腸に集中しているが，腸内細菌のバランスが崩れるとアレルギー症状やⅡ型糖尿病，肥満等を引き起こす可能性がある．さらにストレスや疲労により体が弱ってくると，落ち着きや睡眠にかかわるセロトニンや集中力や判断力を保つのに必要なノルアドレナリン，快感等を増幅するドーパミンの機能が低下する．その結果，感情をうまくコントロールできなくなりうつ状態を招いてしまうが，セロトニンは体内の90％が腸内細菌により合成されて腸内に貯蔵され，脳にあるのは2％ほどという[3]．したがって腸管を使い続けることが腸内細菌のバランスを保ち，免疫機能を低下させないために重要である．

一方QOLの側面からみると，生活行動範囲が自宅や病院，施設といった限られた単調な生活を余儀なくさせられている障害児（者）にとっては，口から食べることは生きるうえで最大の楽しみの一つと考えることができる．そして障害児（者）を抱える家族にとっても子どもとのコミュニケーションの場として食事は重要である．さらに，脳性麻痺者の寿命を調べた報告によれば，明らかに生活の自立度が高いほうが長生きをしている（表1-2）．たとえば，経管栄養よりも経口栄養をしている人のほうが，また介助されて食べている人より自食している人のほうが長生きする傾向がある[4]．

④経管栄養が必要な場合

口から食べさせられる可能性がある場合には，前述したように経口摂取に勝る栄養摂取法はない．しかし，そこには常に子どもの体調が安定していて，しかも"安全にかつ子どもが嫌がらずに"食べることが大切である．

ある特別支援学校に通っている子どもが長い間体調不良が続き，口から食べる意欲も低

● 摂食嚥下リハビリテーション概要

表1-2　脳性麻痺者の自立能力の程度と死亡率（抜粋）

項目	人数（%）	死亡者数	死亡危険率
・寝返り−座位			
頭部挙上（−）	1,396（6）	546	5.9
頭部挙上（＋）	608（7）	429	3.4
寝返り（−）			
寝返り（±）	20,791（87）	1,625	[1.00]
・歩行			
歩行（−）	8,334（35）	1,630	4.0
支持歩行	3,076（13）	279	1.9
不安定独歩	3,155（13）	226	1.4
20フィート独歩	9,230（39）	465	[1.00]
・摂食			
経管栄養	678（3）	250	8.2
介助経口栄養	4,027（17）	991	3.5
一部自食	19,090（80）	1,359	[1.00]＊
・脳性麻痺の重症度			
軽度	5,876（25）	367	[1.00]
中等度	7,502（32）	558	1.2
重度	8,093（34）	1,347	2.9
不明	2,324（10）	328	2.1
・知的障害の重症度			
軽度	4,725（20）	263	[1.00]
中等度	3,667（15）	262	1.1
重度	3,534（15）	360	1.6
最重度	6,939（29）	1,388	2.9
不明	4,930（21）	327	1.2

計23,795名（死亡2,600名）

＊一部自食の死亡危険率を[1.00]としたとき，経管栄養の死亡危険率は8.2.

(strauss et al 1998)[4]

下し，さらに体重減少を引き起こしているケースがあった．自宅では経管栄養をしているが，学校では何とか口から食べさせてほしいと保護者からの要望があり，これについて筆者は学校側から相談を受けたことがある．保護者がなぜ学校での経口摂取を望み，完全に経管栄養にしないのはそれなりの理由があると考えられる．一度経管栄養になってしまうと，もう二度と経管を外せないかもしれないという不安や，口から食べるのを中断してしまうと子どもの食べる機能が低下してしまうかもしれないという不安等が考えられる．

表1-3 経管栄養が必要な場合

● 体調不良や体重減少が続く場合には，一時的に経管栄養を行い，できるだけ早く全身状態の改善を図る．

● 一時的に経管を用いても，すでに獲得した食べる機能が低下することは学齢期以降ではほとんどない．

● 体調が悪いのに無理して経口摂取を続けることの問題点．
　① 誤嚥や窒息などの事故を引き起こしやすい．
　② 栄養障害のために免疫機能が低下し，感染症が起こりやすくなる．
　③ 食欲が低下している状態で口から無理に食べさせると，全身状態が回復した後に口から食べることに嫌気がさしてしまう．
　④ 全身状態の回復に時間がかかる．

● 全身状態が改善したら，できるだけ早期に経管離脱を図る．

　前者については，これまでの医療機関が経管を使うことには積極的であっても，離脱することには消極的であるという実情がある．経管栄養よりも経口栄養のほうが医学的にみても優れていることは前述したとおりであり，経管栄養を勧める場合には体調が回復したら経管離脱を早期に開始することを常に前提にして進めるべきである（表1-3）．

　また後者の経口摂取を中断することによる機能低下については，少なくとも学齢期以降の子どもではそれほど心配する必要はないと考えられる．たとえば胃瘻と併用してペースト食を1日2回経口摂取（1回量250g）していた脳奇形とてんかんを合併している小学校2年生の女児が，急にてんかん発作が重症化した例がある．急遽入院して抗てんかん剤等の薬剤を大量に使い始めたところ食欲が全くなくなり，胃瘻のみの栄養になった．その後，半年くらいして発作が落ち着いてきたので，再び薬用量を以前の状態にした．徐々に食欲が回復して再び経口摂取を再開したところ，嚥下機能等は経管を使う前と変わりがない状態であった．このように体調不良が続いて体重減少まで引き起こしているような場合には早期に経管栄養を始めるべきであり，無理して経口摂取を続けることはかえって子どもを危険な状態にすることになると考えられる．

📖 文 献

1) Mason SJ et al：Tube feeding in infancy: Implications for the depelopment of normal eating and drinking skills. *Dysphagia* **20**:46-51，2005.
2) 口分田政夫・他：重症心身障害児（者）の経腸栄養剤長期投与が消化管粘膜に与える影響．第40回日本小児保健学会，金沢，1993.
3) 辨野義己：腸内細菌の驚愕パワーとしくみ，C&R研究所，2016.
4) Strauss D et al：Tubefeeding and mortality in children with severe disabilities and mental retardation．*Pediatrics* **99**(3)：358-362，1998.

基礎編

2 障害児(者)の医学的背景

❶ 障害の種類

①障害についての考え方[1]

　障害に関する国際的な分類としては，これまで，世界保健機関(World Health Organization；WHO) が1980年に国際疾病分類 (International Statistical Classification of Diseases and Related Health Problems；ICD)の補助として発表した，WHO国際障害分類(International Classification of Impairments, Disabilities and Handicaps；ICIDH) (図2-1) が用いられてきたが，WHOでは，2001年5月の第54回WHO総会において，その改訂版として国際生活機能分類 (International Classification of Functioning, Disability and Health；ICF) (図2-2)を採択した．

　障害に対する概念は時代とともに変遷している．これまでのICIDHは身体機能の障害による生活機能の障害 (社会的不利を分類するという考え方が中心) であったのに対し，ICFは環境因子という観点を加え，人間の生活機能の低下を環境も含めた広い視野でとらえた．さらに，それぞれが互いに影響し合って存在する双方向性の関係であり，中立的な立場から，マイナス面ばかり注目するのではなく，生活そのものの視点に立っていることが特徴である．このICFの活用により次のことが期待されている．

1. 障害や疾病をもった人やその家族，保健，医療，福祉等の幅広い分野の従事者が，ICFを用いることにより，障害や疾病の状態について共通の理解をもつことができる．
2. 障害者にさまざまなサービスを提供する施設や機関等において，そのサービスの計画や評価，記録等のための実際的な手段を提供することができる．
3. 障害者に関するさまざまな調査や統計について比較検討する標準的な枠組みを提供することができる．

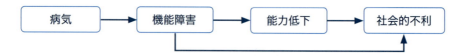

身体機能の障害による生活機能の障害（社会的不利）を分類する．
Impairment：四肢・器官・臓器・精神機能等の「機能障害」
Disability：「機能障害」の結果生じる，身体動作や精神能力の低下「能力障害」
Handicap：「能力障害」の結果生じる「社会的不利」

[特徴]
・否定的な印象を与える用語
・環境的要素が含まれていない
・構成要素間の関連が十分でない．一方向性
・「医学モデル」としての批判

図2-1 WHO国際障害分類（1980年）

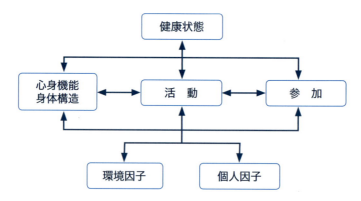

人間の生活機能の低下を環境も含めた広い視野でとらえる．

[特徴]
・中立的な立場から，生活そのものの視点に立ったもの．マイナス点ばかりに注目しない
・「環境因子」と「個人因子」が加わった
・双方向へ関連する．それぞれが互いに影響し合って存在する

図2-2 WHO国際生活機能分類（2001年）

②障害の損傷部位による分類

　神経障害の症状を損傷部位から理解することは摂食嚥下訓練のうえでも大切である．ここでは小児期発症の主な神経疾患を分類する．また，図2-3に小児期発症の主な疾患と損傷部位を記す．

1）上位運動ニューロン障害

　上位運動ニューロンは，大脳皮質から脊髄前角細胞（脳幹は脳神経核）までの運動ニューロンであり，中枢神経といわれる．痙性麻痺を呈し，筋緊張亢進，急激な筋収縮，深部腱反射亢進を認める．

❷ 障害児(者)の医学的背景

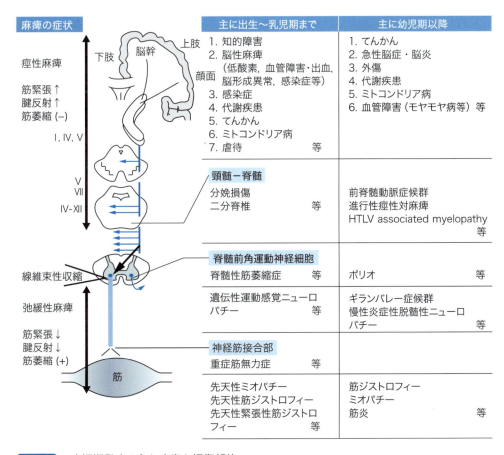

図2-3　小児期発症の主な疾患と損傷部位

2) 下位運動ニューロン障害

下位運動ニューロンとは，上位運動ニューロンからの信号を受け，脊髄前角や手足等に信号を伝える末梢神経のことである．弛緩性麻痺，筋萎縮，線維束性収縮（微細な収縮）がみられる．

- **脊髄前角細胞の障害**

脊髄前角細胞は，脊髄前角にあり上位運動ニューロンからの信号を末梢神経に送る神経細胞である．脊髄性筋萎縮症が代表的な疾患であり，線維束性収縮，筋萎縮，筋力低下がみられる．

- **運動神経（末梢神経）の障害**

運動神経は，筋肉を支配する末梢神経で上位運動ニューロンからの信号を筋肉に送る．運動神経の障害により，筋力低下，筋萎縮をきたす．

3) 神経筋接合部の障害

神経筋接合部は，運動神経線維が筋線維と接合する部分である．重症筋無力症が代表的な疾患である．日内変動のある筋力低下があり，夕方になると悪化する．運動によっても悪化し，安静によって改善する．

4)筋肉の障害

　筋肉は，下位運動ニューロンからの信号を神経筋接合部を介して伝え収縮する．筋疾患は，筋収縮が傷害され，筋萎縮をきたす．ミオパチー，筋ジストロフィー，筋炎が代表的な疾患である．

③脳性麻痺・重症心身障害についての概念

1)脳性麻痺

　2006年のアメリカ脳性麻痺・発達医学会によると「脳性麻痺は発達途上にある胎児または乳児の脳に起こった非進行性の障害に起因した一群の診断名であり，生涯にわたり残存する姿勢と運動の発達障害で，結果として活動の参加の制約が生じる．しばしば感覚，知覚，認知，コミュニケーション，行動等の機能障害や痙攣，そして，二次的な骨格筋障害といった数多くの重複障害をもつ」と定義されている．1968年の厚生省脳性まひ研究班によると脳性麻痺は，「受胎から新生児（生後4週以内）までの間に生じた脳の非進行性病変にもとづく永続的な，しかし，変化し得る運動および姿勢の異常である．その症状は2歳までに出現する．進行性疾患や一過性運動障害または将来正常化すると思われる運動発達遅延は除外する」とされている[1]．

　周産期障害（低酸素，脳血管障害，出血，脳形成異常，感染症等）が最も多い．

2)重症心身障害児・者〔以下，重症児(者)〕[2]

　重症児（者）とは，重度の知的障害および重度の肢体不自由が重複している児童（児童福祉法第43条の4）であり，大島分類（図2-4）の1～4に相当する．大島分類とは，知能指数と移動機能の2軸で分類したものである．重度の知的障害は，知能指数の最重度（20未満），

21	22	23	24	25
20	13	14	15	16
19	12	7	8	9
18	11	6	3	4
17	10	5	2	1
走れる	歩ける	歩行障害	座れる	寝たきり

IQ 80 / 70 / 50 / 35 / 20 / 0 （身体機能）

	体位保持機能	移動機能
寝たきり	寄りかかって座位まで	完全な寝返りまで
座れる	ひとり立ちまで	膝立ち歩きまで
歩行障害	ひとり立ちまで	片手支え歩きまで
歩ける	ひとり立ちまで	不安定，安定の独歩

寝たきり：体軸が床面と平行の状態
座れる：上半身の体軸が床面から離れ，床面に対してほぼ直角な状態
歩行障害：全身体軸が床面にほぼ直角の状態（立位）であるが，交互運動・平行運動が困難な状態
歩く：立位をとり，交互運動・平行運動が可能な状態
走る：歩行が完成し，飛び跳ねることのできる状態

図2-4　大島分類

❷ 障害児(者)の医学的背景

重度（20〜34）を指す．重度の肢体不自由とは，座れないか座れても膝立ち歩きまでとされている．

また，横地は大島分類の縦軸を知的発達段階で示すことと横軸の移動機能をより具体的に細分することを意図し，横地分類（図2-5）を作成した．知能指数は，被検者の課題に対するパフォーマンスから判断するものであり，発達指数は，親等周囲の者の観察により項目の可否を判断するものである．そのため，重度，最重度知的障害においては，発達年齢を算出し，暦年齢で判定して発達指数を算出する方式を行わざるを得ない．横地分類の縦軸は，概念的技能（適応行動）の一つの発達段階とした．移動機能には介護量を考慮し，寝たきりの重症者を細分化して寝返りができない最重症者を評価できるようにした．

3）超重症心身障害児[2]

重症児(者)医療は進化し医療，介護の必要性や要求が強くなってきた．重症児(者)の中でも医療的なケアの内容や介護の重症度に差が出てきている．そのため重症児(者)における医療的なケアの内容や介護の重症度に見合った評価が必要となり，超重症心身障害児という概念は誕生した．

成人での対応	身体障害者手帳 1級 / 2級						知能レベル	発達年齢	IQ	療育手帳対応IQ		
軽度〜正常	E6	E5	E4	E3	E2	E1	簡単な計算可	9歳以上	50以上			
中等度(moderat)	D6	D5	D4	D3	D2	D1	簡単な文字・数字の理解可	6歳以上	35以上	A3	B	A
重度(severv)	C6	C5	C4	C3	C2	C1	簡単な色・数の理解可	3歳半以上	20以上	A2		
最重度(profound)	B6	B5	B4	B3	B2	B1	簡単な言語理解可	1歳以上		A1	A	
	A6	A5	A4	A3	A2	A1	言語理解不可					
移動機能レベル（大島分類）	戸外歩行可／走れる	室内歩行可／歩ける	室内移動可／歩行障害	座位保持可／座れる	寝返り可／寝たきり	寝返り不可／寝たきり						

知的障害のみ ／ 肢体不自由合併

【重症心身障害とは】

[現状]
療育手帳Aと身体障害者手帳(肢体不自由)1〜2級の所持をもって重症心身障害とみなされている．

[あるべき重症心身障害]
A1〜4とB1〜4(最重度精神遅滞に限る)
上記以外は要医療の障害
※入所・通所の契約は，この基準に従う

（聖隷おおぞら療育センター，横地健治先生提供）

図2-5 横地分類

また鈴木ら[3]は，医療行為の実態をスコア化し10点から24点までを準超重症児，25点以上を超重症児と定義した（図2-6）.

4）動く重症心身障害児

昭和40年代前半は，介護度の高い障害に対する入所施設が少ないため，わが国では重度の肢体不自由児や他の施設で対応しきれない知的障害児の入所を認めてきた．その児を動く重症児といった．大島分類の5，6，10，11，17，18に相当する.

5）医療的ケア児

小児医療の高度化により，経管栄養（胃瘻），吸引，気管切開，人工呼吸器，酸素，導尿等，いわゆる医療行為とされるケアが日常的に必要な小児が在宅で生活するようになった．その中には，知的正常や歩行可能のため重症児に当てはまらない小児も家庭で生活するようになった.

経管栄養（胃瘻），吸引，気管切開，人工呼吸器，酸素，導尿等，日常生活に必要な医療的生活援助行為を，治療行為としての医療行為とは区別して医療的ケアとよぶ．これはすべて保護者が医師より指導を受けて家庭で行うケアである（図2-7）[4].

医療的ケアは，生活行為であるので日常生活に上手に組み込み，医療的ケアのために生活のリズムを崩したり，社会参加を妨げないような配慮が必要である．また，医療的ケアを行う支援者への配慮も必要である.

---

1. 運動制限：座位まで
2. (1) レスピレーター管理 ……………………………………… 10
   (2) 気管内挿管・気管切開 …………………………………… 8
   (3) 鼻咽頭エアウェイ ………………………………………… 5
   (4) O_2 または SpO_2，90%以下 ………………………………… 5
   (5) 1回/時以上の吸引 ………………………………………… 8
       6回/日以上吸引 ………………………………………… 3
   (6) ネブライザー 6回以上/日または継続使用 ………… 3
   (7) IVH ………………………………………………………… 10
   (8) 経口摂食（全介助）………………………………………… 3
       経管（経鼻・胃瘻含む）………………………………… 5
   (9) 腸瘻・腸管栄養 …………………………………………… 8
   (9') 持続注入ポンプ加算 ……………………………………… 3
   (10) 手術，服薬でも改善しない過緊張で
       発汗による更衣と姿勢修正を3回/日以上 …………… 3
   (11) 継続する透析 ……………………………………………… 10
   (12) 定期導尿3回以上/日 …………………………………… 5
   (13) 人工肛門 …………………………………………………… 5
   (14) 体位交換6回以上/日 …………………………………… 3

注1：毎日行う機械的気道加圧を要するカフマシン・NIPPV等はレスピレーター管理に含む
注2：2，(1)と(2)は重複加算可
注3：(8)(9)はどれか1つ，(9')は(9)施行の場合のみ
＊基準：準超重症10点以上，超重症25点以上

図2-6 超重症児スコア（2008年度改定）

❷ 障害児(者)の医学的背景

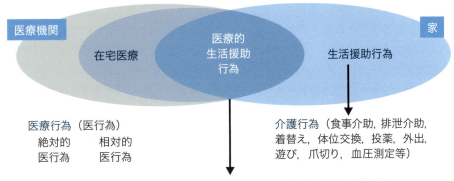

(日本小児神経学会社会活動委員会，2006)[4]を改変

図2-7　医療的ケアとは

❷ 合併症

　重症児(者)は，成長と発達に伴い合併症が変容していく．また，家族の心も変容していく．家族の心の問題点も合併症ととらえてアプローチしていくことも大切である．ここでは重症児(者)を中心にステージに伴う合併症について解説し，家族の心の変容について示す[2,5]．

①乳児期～幼児期早期

　乳児期～幼児期早期においては，重症心身障害児（以下，重症児）は反射から随意運動の発達が始まる時期であり，生理的には肺血管抵抗と循環動態，腎機能，消化機能，免疫能等，生命維持機能を育成し，運動や感覚等の生活活動や精神活動の基礎を育む時期である[2]．

　摂食においては，吸啜から咀嚼への発達の時期であり，感覚においても触覚，固有感覚，前庭覚，視覚，聴覚，味覚，嗅覚が発達する大切な時期である．

　重症児の場合，原始反射の残存や立ち直り反射の未発達が続き，痙性麻痺群の変形，拘縮は始まっていないが運動制限は始まる．運動制限は，上肢の屈曲，回内，股関節の屈曲（腸腰筋の痙性による），下肢の伸展，尖足となって現れる．アテトーゼ群は初期には低緊張を呈し，徐々に筋緊張亢進場面を増やし，姿勢の運動制限を生むが筋緊張は変動的であり，運動時は緊張は亢進するが，安静時睡眠時は低緊張となる．

　親子の関係において大切なのは愛着形成である．すべての親が最初から子どもの障害を受容できるわけではない．「なぜ自分の人生に…．とても育てられない」と子ども自体の存在を障害という言葉で覆ってしまうこともある．また精神的にも不安定になることもあるだろう．しかしその場合であっても親を責めることなく，親の言葉に耳を傾け，ねぎらい，

17

ほめていく．そのようにしていくことで，障害という言葉で覆ってしまった子どもが"わが子"になるときが訪れる．子どもにとっては必要な要求に応えてくれる人が見守ってくれるという安心感が大切で，親にとっては自分が子どものために応えているという達成感が大切である[6]．そしてそのお互いの感覚が重症児を育む．

医療者はマッサージ等の運動へのアプローチや摂食，感覚へのアプローチ等を伝え，親が親として子どもにかかわれる支援を目指したい．親が子どもにかかわっていくことによって，合併症の予防や軽減，そして親子の絆を深めていくことになる．そして，医療者もそのかかわりによって育てられていくだろう．

②幼児期から学齢期

幼児期から学齢期においては身体発育の異常が内臓機能に影響するようになる．誤嚥の顕在化や感染抵抗力の弱さから感染を繰り返す．

コミュニケーションについては，発語がなくても内言語が育ってくる時期であり，追視，表情，緊張，心拍数等，さまざまな方法で感情を表現する．親はその表現を理解できないことも多く，そのことが過緊張，啼泣，呼吸停止等の症状の悪化につながる．

痙性が主体の麻痺群で目立ち始めるのは尖足と股関節脱臼である．特に股関節は早ければ2〜3歳，遅い例では10歳頃にかけて亜脱臼，脱臼へと進行する．その主な要因は2つある．1つは，筋緊張による股関節内転傾向であり，これが大腿骨頭を外側へ向かわせる．もう1つは，臼蓋形成の不良である．臼蓋は大腿骨頭に合わせてその荷重刺激で形成が進むため，重症児のように立位，歩行体験が少ない場合は荷重刺激がかからず，臼蓋の形成が遅れて股関節脱臼が進む．

股関節脱臼の初期は，痛みを伴うこともあり筋緊張が増加し悪循環を起こす．それに続いて腰椎の側弯が7〜10歳頃から始まり，20〜22歳頃まで続く．寝たきり状態や側弯による腹腔の狭小化は腹筋力の弱さとともに腸管蠕動機能を弱めるため便秘につながる．また腹式呼吸の弱さが呼吸に影響し，特に排痰力の低下を引き起こす．

低緊張の麻痺群は，舌根沈下や下顎後退による呼吸障害や誤嚥等により，胸郭扁平化，脊椎前弯，胸郭の運動制限が進むことがある．そのため，さまざまな姿勢をとる運動体験を援助する必要がある[5]．

幼児期においては，保育園，幼稚園，児童発達支援事業等，学齢期は小学校，学童，放課後，デイサービス等で子どもを家族以外の他人に預ける機会が出てくる．母親は自分以外の他人に預けられるようになる必要がある．母親は子どものことを思うがゆえに，子どもを他人に任せられない気持ちが強く，すべて自分でやらなければという思いでいることもある．また，家族の中においても父親に子どものケアを任せられないと思ってしまうことや，またケアに協力しない父親もいて，家族の中であっても母親が孤立してしまうこともあるため，コミュニティの中で子どもを育てる意識が大切である[6]．子どものことを理解する仲間を増やしてコミュニティを広げていくことや，父親が積極的にケアを行うよう促していくことが大切であり，そのことが社会性を育み，合併症の予防や軽減につながっていくのである．医療従事者をはじめとした周りの人たちは，親がコミュニティを広げる

❷ 障害児(者)の医学的背景

ための一歩を踏み出したときにほめることを忘れてはならない.

③思春期から青年期

思春期から青年期においては,より一層の成長とそれに伴う身体の変化を認める.その変化に伴い,慢性閉塞性肺疾患,肺のう胞や器質化,気管支拡張や狭窄,胸膜や腸管の癒着,腸管の拡張,横隔膜挙上,食道裂孔ヘルニア,胃食道逆流症,逆流性食道炎,ストレス性潰瘍等の変化をきたす.

股関節は,脱臼した後も上方へのずれを続け,側弯は進行し,腸骨が肋骨とこすれるほどに偏位する例もみられる.この変形は20〜22歳まで続く.

腹腔の狭小化は横隔膜挙上をもたらし,食道裂孔ヘルニア,胃食道逆流症,逆流性食道炎,便秘等をきたす.躯幹変形,緊張の偏り,身長の伸び,体重増加は姿勢変換を困難にし,胸郭運動制限をきたす.胸郭運動制限は,換気量を減らし,排痰機能も低下し,呼吸障害を増強させて肺炎等感染症をきたし,呼吸障害を慢性化させる.誤嚥による肺炎を繰り返す例は喉頭気管分離術も考える.

アテトーゼ型の麻痺群では,頸部の回旋に伴う緊張持続による椎間板の障害により頸椎症をきたす可能性がある.そのため,頸椎カラーの装着や手術等も考慮する必要がある[5].

思春期から青年期にかけては,中学,高校,通所等の卒後の社会生活への道を考えていくことが大切になる.また,体格が大きくなり,親も齢を重ねることにより,介護力が低下し子育てが大変になっていく.そのため,日常生活圏域に訪問看護,訪問介護,通所施設等のどのような社会資源があり,どのように利用していくかを連携して考えていくことが必要となる.また,グループホームや施設の入所も視野に入れる必要がある.2012年4月の改正障害者自立支援法施行により,障害福祉サービス利用者すべてに対し,サービス等利用計画等を作成することになった.サービス等利用計画等の作成は相談支援専門員が行う.相談支援専門員と協力して安心して暮らせる生活をつくっていくことが大切である.

重症児(者)はこのように人生を歩いていく.重症児(者)はどのステージにおいても医療とともに歩んでいく必要があり,人生の終焉を迎える可能性も常に隣り合わせである.そのときに大切なのは人間として生きる医療であり,生活を豊かにする医療である.生かされる医療であってはならない.

❸ 薬剤の食べる機能への影響

人の摂食嚥下とは,意識・思考にかかわる脳の活性から,手や足等の動作,口腔内をはじめとする各種消化管の粘膜,筋,神経の働きまで,非常に幅広い生理機能によって成り立っている.障害のある小児においては,さまざまな薬剤を継続して内服することが多いが,摂食嚥下機能に悪影響を及ぼす危険性のある薬剤も少なくない.また,嚥下機能の改善や,誤嚥性肺炎の発症率を低下させる薬剤もある.

ここでは,摂食嚥下機能に影響を及ぼす薬剤についてまとめた.

①薬剤の影響[7-9]

1）薬剤の剤形

　内服薬は，口から確実に胃や十二指腸に送られて初めてその薬効を期待することができる．患者の中には，薬の服用について嚥下困難を感じている場合が少なくない．したがって，摂食機能と剤形を考えることは非常に大切である．服薬困難は，薬の飲み込みにくさ，むせ，何度も流し込む，口腔内残薬，咽頭内残薬等が認められている．また口腔内や咽頭内残薬のほとんどは，患者が自覚していないため不顕性誤嚥につながる可能性がある．そのため，ゼリーに混ぜる，懸濁させる，少量ずつ服薬させる等の対応が必要になる．

2）中枢神経を抑制する薬剤

　中枢神経が抑制されることにより，意識や注意集中力の低下等が生じ，認知や意欲，動作を低下させる．また，睡眠薬等は眠りを深くするため，咳嗽反射が抑制され，夜間睡眠中の不顕性誤嚥を生じやすくする．抗てんかん薬，抗精神病薬，抗うつ薬，抗不安薬，抗ヒスタミン薬，睡眠薬，中枢性筋弛緩薬等が関係する．

3）口腔乾燥症を生じる薬剤

　唾液が減少することにより食塊形成困難，舌や口腔の動きの低下，咀嚼や咽頭への食塊輸送に問題を生じ，誤嚥や口腔・咽頭での食塊残留を生じる．さらに口腔環境の悪化にもつながり，齲歯，歯周病等の感染症，誤嚥性肺炎の発症リスクを高める．口腔乾燥を生じる薬剤には，中枢神経に直接作用して直接的に唾液分泌を減少させる薬剤と血管内水分を減少させて二次的に唾液分泌を減少させる薬剤がある．抗ヒスタミン薬，抗コリン薬，抗うつ薬，抗精神病薬，中枢性筋弛緩薬，消化性潰瘍治療薬，利尿薬，睡眠薬等がある．

4）不随意運動をきたす薬剤

　薬剤によりパーキンソニズム，ジスキネジア，ジストニア等，錐体外路系の症状を呈し，摂食嚥下機能を低下させる．消化性潰瘍治療薬，抗精神病薬，制吐薬，抗うつ薬等がある．

5）筋弛緩をきたす薬剤

　嚥下運動には50対以上の筋がかかわっていて，毎日千回も嚥下を繰り返す．そのため筋弛緩をきたす薬物は，摂食嚥下機能に多大なる影響を及ぼす．中枢神経を抑制する薬剤に加え，末梢性筋弛緩薬等筋弛緩をきたす薬剤が関係する[10]．

②嚥下障害に有効な薬剤

　近年，神経伝達物質であるサブスタンスPの減少が咳嗽反射や嚥下反射の低下すなわち咽喉頭の知覚低下をきたし，誤嚥や誤嚥性肺炎と関連するといわれている．知覚低下を改善する手技として，冷圧刺激やのどのマッサージがある．成人においては，サブスタンスPを上昇させる薬剤が嚥下障害に有効であると報告がある．サブスタンスPを上昇する薬剤は，降圧剤であるアンギオテンシン変換酵素（ACE）阻害薬，抗血小板薬であるシロスタゾール，パーキンソン治療薬の塩酸アマンタジン，半夏厚朴湯，カプサイシンがある．小児においては報告が少ないが黒コショウが有効である報告がある[10]．

文献

1) 田巻義孝・他：脳性麻痺（1）：肢体不自由，脳性麻痺の定義と関連事項．信州大学教育学部研究論集 **9**：227-248, 2016.
2) 岡田喜篤（監修）：新版 重症心身障害療育マニュアル，医歯薬出版，2015.
3) 鈴木康之・他：超重症児の判定について：スコア改訂の試み．日重症心身障害会誌 **33**（3）：303-309, 2008.
4) 日本小児神経学会社会活動委員会（編）：医療的ケア研修テキスト—重症児者の教育・福祉，社会生活の援助のために，クリエイツかもがわ，2006.
5) 小沢 浩：療育施設—主に重症心身障害児について 特集 子どもと家族のメンタルヘルス．小児内科 **49**：690-693, 2017.
6) 田中 哲："育つ"こと"育てる"こと，いのちのことば社，2016.
7) 武原 格：薬と摂食・嚥下障害．*MB Med Reha* **136**（9）：57-62, 2011.
8) 野崎園子：薬剤と嚥下障害．日静脈経腸栄会誌 **31**（2）：699-702, 2016.
9) 豊田義貞：*Expert Nurse* **33**（12）：32-35, 2017.
10) 中村達也・他：黒胡椒嗅覚刺激により嚥下機能が改善した蘇生後脳症の小児症例．日重症心身障害会誌 **41**（3）：445-449, 2016.

基 礎 編

3 誤嚥と誤嚥性肺炎

1 誤嚥とは

①誤嚥と誤嚥性肺炎

　口腔から咽頭を通って食道から胃腸へ流れていくべき食物や水分，さらには唾液や口腔内の細菌等が，誤って声門より奥の気管内に流れ込んでしまう状態を誤嚥といい（図3-1），食物等を誤嚥することによって引き起こされる肺炎を誤嚥性肺炎という．

　障害児(者)医療の現場では，食物の誤嚥だけでなく，唾液や逆流した胃内容物の誤嚥が大きな課題である．経口摂取をしていなくても誤嚥性肺炎は容易に起こり得る．

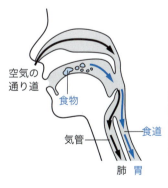 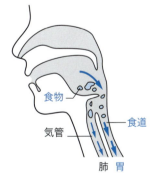

空気の通り道を黒線で示し，食物の通り道を青線で示す．
この図の食物を唾液に置き換えても同様に理解することができる．

図3-1　正常な嚥下(左)と誤嚥(右)

23

②誤嚥の可能性のある病態とその症状

1)喉頭侵入と咳き込み，むせ

厳密な意味では誤嚥ではないが，誤って咽頭から喉頭に食物等が入り込み，それが声門より手前にある場合を喉頭侵入という．喉頭に侵入した食物は，咳き込むことによって咽頭に押し戻されることが多く，しっかり咳き込むことができれば，声門から下に流れ込むことは少ない．誤嚥の症状として多くの人が思い浮かべる症状は，咳き込みやむせである．咳き込みやむせがあっても必ずしも誤嚥しているとは限らないが，喉頭に侵入した一部が気管内に流れ込んでいる可能性は否定できない．

2)咽頭残留と喘鳴（ゼロゼロ，ゼコゼコ）

嚥下がスムーズにできないと，食道に送り込めなかった食物や唾液が咽頭に留まり，ゼロゼロやゼコゼコという喘鳴が聞かれることがある．滞留しやすい部位は，舌根と喉頭蓋の間の谷間である喉頭蓋谷や，食道入口部手前の左右の窪みの梨状窩である．残留した食物や唾液が少量であれば，「ゴックン」という追加の嚥下運動，空（から）嚥下で食道内に嚥下されることが多い．しかし，滞留量が多いと1回の空嚥下では嚥下しきれず，いつまでも咽頭に滞留して喘鳴が消えずに気管に流れ込んでしまう可能性が高くなる．

③誤嚥のタイミングによる分類

誤嚥はそのタイミングによって3つに分類される．

1)嚥下前の誤嚥（図3-2①）

嚥下反射が生じる前に食物や水分が咽頭に流れ込み，そのまま気管内に入ってしまう誤嚥のパターン．

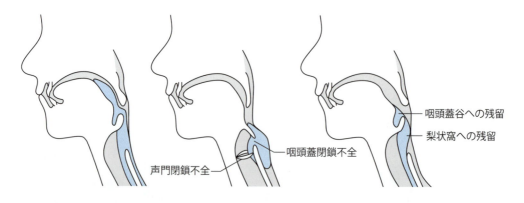

①嚥下前の誤嚥
嚥下反射が生じる前に食物や水分が咽頭に流れ込み，気管内に入ってしまう．

②嚥下時の誤嚥
喉頭蓋や声門の閉鎖が不十分なために嚥下時に食塊の一部が気管内に入る．

③嚥下後の誤嚥
嚥下しきれなかった食塊の一部が喉頭蓋谷や梨状窩などに滞留し，吸気とともに残留していた食塊が気管内に入る．

図3-2　誤嚥のタイミングによる分類

運動障害や感覚障害が重度であると，口腔内に食塊や水分を保持しつつ嚥下運動に合わせて咽頭に送り込めないために生じる誤嚥である．特にさらさらとした液体は口腔内の移動が早いため誤嚥しやすくなる．

このようなケースでは唾液も誤嚥していることが多く，唾液分泌が多い覚醒中は常にゼロゼロと喘鳴したり，上体を起こしただけで咽頭に貯留していた唾液が気管に流れ込み，むせてしまうことがある．

2) 嚥下時の誤嚥（図3-2②）

喉頭蓋や声門の閉鎖が不十分なために，嚥下したときに食塊の一部が気管内に入る誤嚥のパターン．

気管切開のある障害児者では，カニューレによって喉頭挙上が抑制されたり，気管に陽圧をかけにくいことから嚥下時の声門閉鎖が不完全になるなどして，嚥下時の誤嚥が生じやすい．

また，嚥下時に頸部伸展姿勢になると，喉頭の挙上が制限されて喉頭蓋の閉鎖不全が生じやすくなる．

3) 嚥下後の誤嚥（図3-2③）

嚥下運動の後に，嚥下しきれなかった食塊の一部が咽頭（喉頭蓋谷や梨状窩等）に滞留し，吸気とともに声門が開いて空気が気管に流れる際に，残留していた食塊や水分が気管内に入る誤嚥のパターン．

連続的な嚥下運動が生じにくかったり，一匙の量が多かったり，食材の粘着性（べたつき）が強いと，咽頭の残留が生じやすい．

重度の障害児では，思春期になると体の成長に伴い咽頭が広く大きくなり，咽頭残留しやすくなり，誤嚥が顕著になってくることをしばしば経験する．そのような場合の誤嚥は，嚥下後の誤嚥であることが多い．

2 誤嚥に起因する疾患

①気道閉塞

気管内に多量の誤嚥が生じると気道閉塞になり得るが，実際は気道閉塞するほどの大量の食物や水分が気管内に入り込むことは少ない．

正確な意味での誤嚥ではないが，気管の手前の咽頭や喉頭に食物が詰まって呼吸困難になることのほうが，医療や福祉，教育の現場ではむしろ多いかもしれない．咽頭や喉頭での気道閉塞は，粗刻みの果物（リンゴや柿，梨等）や野菜（ミニトマトや茄子等）を咀嚼せずに丸呑みしてしまったときに起こりやすい．喉頭蓋谷や梨状窩は有形の食塊が詰まりやすく，空嚥下や咳き込みだけでは取り除くことができずに呼吸困難になることがある．

②気管支攣縮

誤嚥が少量であっても，誤嚥した物質の化学的刺激によって喉頭や気管の攣縮（粘膜が

浮腫状になって内腔が急激に狭くなる状態）が生じ，ヒューヒュー，ゼイゼイという喘息様の呼気性喘鳴が聞かれ，呼吸困難になることがある．

また，食物アレルギーが陽性の食材を誤嚥すれば，少量であってもアレルギー反応によって喉頭や気管支の浮腫を起こすことがある．

胃から逆流した胃液を誤嚥すると，たとえ少量であっても胃酸の刺激によって喉頭や気管支の浮腫を起こすことがある．胃酸の逆流誤嚥は乳幼児の喉頭軟化症の増悪素因となる．

③気道感染症

経口摂取した食物や胃から逆流した胃内容物等をある程度の量を誤嚥すると，肺に炎症を起こし誤嚥性肺炎となり，発熱し，血液の酸素飽和度が低下する．特に胃内容物に含まれる酸性の消化液は，気道粘膜の化学的損傷を引き起こすため，重篤な誤嚥性肺炎を起こしやすい．

しかし誤嚥のある障害児（者）の多くは，このような急激な肺炎症状を引き起こすことよりも，少ない量の誤嚥を繰り返していることで発熱等の症状がないまま気道粘膜が徐々に損傷され，慢性気管支炎の状態になっていることが圧倒的に多い．慢性気管支炎になると気管支の線毛運動による異物や痰の排出能力が低下してくる．そこに病原性の細菌を含んだ口腔や鼻咽腔の分泌物が誤嚥されると，発熱や強い炎症反応を伴う気管支炎や肺炎に進展してしまう．

誤嚥が引き起こす病態は，気道閉塞や窒息のような急激に生じる目に見える病態だけでなく，食物や唾液のわずかな誤嚥が繰り返されることで，無症状のまま気道粘膜が徐々に損傷されていくという病態も問題であり，そのような病態が結果的に命にかかわる重篤な病態を引き起こすことにつながっていく．

❸ 誤嚥性肺炎の原因

①直接的な原因（図3-3 ①〜③）

1) 食物の誤嚥

食物の誤嚥は誤嚥性肺炎の最もわかりやすい原因である．誤嚥する量が多いほど肺炎を起こしやすいが，誤嚥する食物の気道への刺激性によっても肺への侵襲度は異なる．

2) 唾液の誤嚥

口腔内が乾燥すると自浄作用が低下し，口腔から咽頭粘膜にかけて細菌が繁殖しやすくなる．経口摂取していないからと口腔ケアが不十分になったり，経鼻胃管が留置されていたりすると，唾液の細菌の量はさらに増加する．このような細菌を含む唾液や鼻汁等の上気道の分泌物の誤嚥は，量が少ないとむせることが少ないため誤嚥として認識されにくいが，誤嚥性肺炎の重要な潜在的要因である．

3) 胃食道逆流物の誤嚥

重度の障害児（者）は胃内容物を逆流しやすい．胃内容液に含まれる細菌は多くないが，

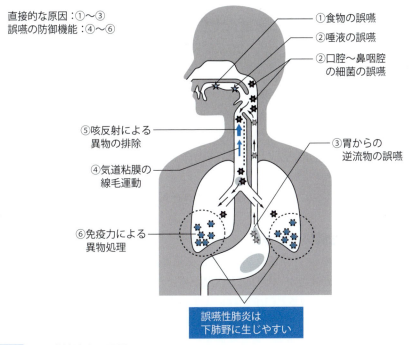

図3-3　誤嚥性肺炎の原因

　胃酸による化学的炎症は強いため，嘔吐物を誤嚥すると肺炎のリスクは高くなる．睡眠中に少量の逆流物を誤嚥すると気道粘膜の損傷をきたし，肺炎を引き起こす要因になる．

②防御機能の破綻（図3-3④〜⑥）

1）気道粘膜の損傷
　湿度の低い環境下で気道が乾燥したり，ウイルス性の上気道炎（いわゆる風邪）に罹患したりすると，気道粘膜が損傷し，粘膜の線毛運動による異物排泄機能が低下する．線毛運動の低下だけでなく，気道粘膜の知覚が鈍麻し感受性が低下することで，誤嚥しても咳反射が起こりにくくなる．このような気道粘膜の損傷は少量の誤嚥が続くことでも生じる．

2）咳反射の低下
　喉頭や気管に異物が入ろうとすると，激しく咳をすることで排除することができる．しかし，筋力低下や呼吸障害による換気量の低下によって，異物を排除するに十分な息を吐き出すことができなかったり，気道粘膜の知覚鈍麻によって咳反射が出なかったり遅れて出たりする状態になると誤嚥が生じる．咳反射が出ない誤嚥をサイレントアスピレーション（silent aspiration，不顕性誤嚥）といい，誤嚥性肺炎を引き起こす大きな要因の一つである．

3）免疫機能の低下
　免疫機能が正常であれば，異物が肺に入っても異物が少量であれば処理して排除することができる．しかし，栄養状態が低下すると免疫機能も低下し，誤嚥による気管支炎や肺炎を起こしやすくなる．

4 誤嚥性肺炎の症状と重症児(者)等にみられる非定型的症状

①誤嚥性肺炎の症状

　日頃から誤嚥を疑う症状や要因があって，肺炎の症状があれば誤嚥性肺炎を強く疑う．誤嚥性肺炎の典型的な症状は，高熱や湿性咳嗽，膿性痰，肺雑音，酸素飽和度の低下等，一般的な気道感染症と同様であり，胸部X線写真で浸潤陰影が認められれば肺炎の診断が下される．しかし，重度の障害児(者)は仰臥位の生活が多いため，誤嚥による病変は肺の背側，特に心臓の後ろ側に認められることが多い．そのため，誤嚥性肺炎の病変は胸部X線写真ではわかりにくく，CT検査で初めて確認されることも多い．

②非定型的な誤嚥性肺炎の症状

　慢性的に誤嚥がある場合，「咳き込みもなく，気道分泌物の量や性状もいつもと同じで，酸素飽和度の低下はなかったが，半日ほど微熱が出たため，念のため血液検査をしてみたら炎症反応が高く（白血球増多，CRP上昇），CT検査で背側肺野に浸潤陰影を認め，誤嚥性肺炎と診断された」というような，典型的な症状を伴わない誤嚥性肺炎が珍しくない．

　慢性的に軽度の誤嚥がある場合，発熱や咳き込み，酸素飽和度の低下といった呼吸器感染症の症状がないまま，気道粘膜が徐々に損傷され肺炎に進行していくことが多い．特に，軽度の誤嚥による発熱は，持続せずに半日程度で自然に解熱してしまうことが多く，気づきやすいはずの発熱という症状が見過ごされてしまうことも多い．

③食事の誤嚥に関係する非定型的な症状

　食事中にむせたり咳き込んだりすれば，誤嚥している可能性は認識されやすい．しかし，誤嚥してもあまりむせない不顕性誤嚥の場合は，表3-1 に示すような間接的な症状が食事の誤嚥と関係している可能性がある．一つひとつの症状は非特異的であるが，複数あるときには食事の誤嚥を疑う必要がある．

表3-1　食事の誤嚥に関係する非定型的な症状

不顕性誤嚥を疑う食事中の症状	食事の誤嚥を疑う日常生活上の症状
・食事中の喘鳴（ゼロゼロ，ゼコゼコ）	・半日程度の発熱を繰り返す
・筋緊張の亢進，心拍数の上昇	・唾液の流出（流涎）の増加
・酸素飽和度の軽度低下	・分泌物の咽頭貯留
・食事摂取に時間がかかる	・食欲低下
・口の中に溜め込んで飲み込まない	・活気の低下
・食後にぐったり疲れている	・体重減少

❸ 誤嚥と誤嚥性肺炎

🔟 口から食べることを中止する基準

　誤嚥が明らかになれば，経口摂取の継続の可否について検討しなければならない．しかし，口から食べることは栄養を摂取する目的の他に，「味わい食べる人生の楽しみ」や「介助する人との相互作用の場」という意味があるため，無理のない範囲で経口摂取は継続したい．継続か中止かという二者択一ではなく，対象児（者）の状況によって**表3-2**を参考にしながら柔軟に検討したい．

①経口摂取継続

　誤嚥したときのむせがしっかりあり，痰等の気道分泌物の自己喀出ができる場合には，多少の誤嚥があっても誤嚥から気管支や肺を守ることが可能と考えられる．食事形態や量，スピード，摂食姿勢等の誤嚥を最小限にする対策を検討しながら経口摂取を続けたい．

　単純気管切開がある場合，カニューレの存在や気管内陽圧のかけにくさから誤嚥しやすいというデメリットもあるが，十分な換気量と喀出力があれば気管切開部から誤嚥した物を容易に排出できるため，意外に誤嚥性肺炎になるリスクは低く，経口摂取が継続できるケースが多い．

②経口摂取と経管栄養の併用

　誤嚥しないように一匙の量やスピード，食事時間等を配慮すると，結果的に摂取カロリー

表3-2　経口摂取と経管栄養の併用の目安

	嚥下障害の程度	経口摂取と経管栄養の併用法の例
最重度	・頻回吸引 ・咳反射減弱 ・不顕性誤嚥 ・咽頭での分泌物の貯留音 ・流涎の持続	・経口摂取は原則禁止
重度	・加齢による嚥下機能の低下 ・口腔機能は比較的保たれている ・好きな物ならば連続嚥下運動あり	・経管栄養主体．経口摂取は好きなものを少量ずつ味わう程度
中等度	・誤嚥したときのむせあり ・痰の自己喀出可能．時々吸引が必要 ・食事に時間がかかる ・経口摂取だけでは十分な栄養や水分が摂取できない	・経管栄養と経口摂取の併用 　例1　無理のない経口摂取の後，不足分を栄養剤注入 　例2　経口摂取の残りの食事をシリンジ注入 　例3　朝食は経管栄養，昼食と夜食は経口摂取
軽度	・少量の誤嚥でもしっかりむせる ・水分にはとろみが必要なことがあり ・体調を崩すとゼロゼロが強くなり，経口摂取量が減少する	・経口摂取主体 ・水分や薬は注入 ・体調不良時のみ一時的に経管栄養を併用

29

が不足して低栄養になったり，水分摂取量が不足して脱水になることがある．そのような場合は，経口摂取を主体としながら不足分を経管栄養で補う方法が望ましい．

近年では，栄養的観点や消化機能的観点から，経管栄養剤ではなくペースト食を注入することが推奨されている．ペースト食を誤嚥しない程度の量とスピードで経口摂取した後，食べきれなかったペースト食をシリンジ注入するという併用法が，誤嚥予防の観点からも望ましい．

③経口摂取の一時中止

体調が良い状態が続いているときは，気道の粘膜に異常がなく線毛運動や咳反射による異物排除機能がしっかり保たれているため，多少の誤嚥があっても誤嚥性肺炎になることは少ない．ところが，風邪等のウイルス感染等を契機に気道に炎症が生じると，これらの防御機能が弱まり誤嚥性肺炎や細菌性肺炎を起こしやすくなる．

いったん肺炎を発症すると，気道分泌物の多い状態が続き，体力も低下しているため嚥下機能が低下して経口摂取量が減少する．経口摂取量が減少すると栄養状態が悪化し，免疫機能も低下し，気道粘膜の回復にも時間がかかるため排痰機能も低下し，誤嚥性肺炎が繰り返されるという悪循環に陥る（図3-4）．この悪循環を絶つためには，一時的に経口摂取を中止し，十分な経管栄養を導入して栄養状態と免疫機能を回復させ，体力と気道粘膜の回復を図ることが有効である．

誤嚥性肺炎を繰り返すために胃瘻造設が検討された事例において，手術に向けて経口摂取を中止し経管栄養だけにして栄養状態の改善を図っておくと，胃瘻造設後に経口摂取を再開しても誤嚥性肺炎を起こしにくくなることをよく経験する．胃瘻造設だけではなく，一時的に経管栄養だけにしたことで，栄養状態と気道粘膜の回復が得られたことが誤嚥性肺炎抑制の大きな要因と考えられる．

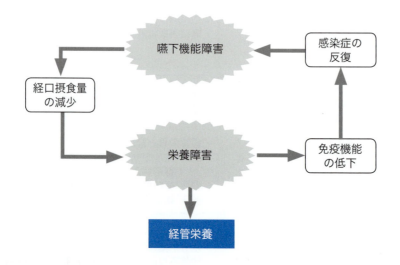

図3-4　嚥下機能障害と栄養障害の悪循環

④経口摂取の中止

経口摂取をしていない時間帯でも，口からの流涎が多い場合や，流涎は少ないものの咽頭に唾液が貯留してゼロゼロやゼコゼコといった貯留音がいつも聞かれる場合，さらにそのため気道の吸引が頻回に必要な場合は，嚥下障害が重度である．食物だけでなく唾液誤嚥のリスクも高い状態であり，このような状態が続いているときには，経口摂取は中止したほうがよい．

特に，咳が弱いために咽頭の奥まで吸引しないと分泌物の貯留音が改善しないような場合は，唾液が気管内に流れ込んでいる可能性が高い．このような状態では，経口摂取を中止しただけでは誤嚥性肺炎は防ぐことができず，口腔内の細菌増殖を抑制するための口腔ケアの徹底，唾液が気道に流れ込みにくい姿勢の配慮等が必要になる．

そして最も有効な方法は，気管切開によって喉頭と気管を分離する手術（喉頭気管分離術や喉頭全摘術等）である．侵襲的な方法であり，声が失われるというデメリットもあるが，術後は誤嚥の心配なく経口摂取が再開できる．重度の嚥下障害がある場合，誤嚥性肺炎の防止という観点だけでなく，経口摂取を再開したいという前向きな視点からも検討してほしい手術方法である．

📖 文 献

1) 藤島一郎：新版 口から食べる−嚥下障害Ｑ＆Ａ，中央法規出版，1995，pp 52-61.
2) 北住映二・他：子どもの摂食・嚥下障害−その理解と援助の実際，永井書店，2006，pp 59-74.
3) 田角 勝・他：小児の摂食嚥下リハビリテーション，第2版，医歯薬出版，2014，pp111-122.

基 礎 編

4 気管切開，喉頭気管分離等

❶ 気管切開の適応[1]

①高度狭窄や上気道閉塞がある場合

　鼻腔，口腔，咽頭，喉頭の器質的あるいは機能的な閉塞，または高度狭窄により換気が困難な場合や，腫瘍性病変や浮腫等の器質的な病変による場合，舌根沈下等の機能的な病態の場合に気管切開が適応となる．また，喉頭軟化症も適応となる．

　上気道閉塞が著明で経鼻エアウェイで改善できない場合は気管切開を考慮する．

②下気道の分泌物貯留の処置と予防を目的とした場合

　重症の肺炎等で大量の気道分泌物が貯留し自力での喀出が困難な場合に気管切開が適応となる．また，障害児(者)で咳嗽が十分ではなく，下気道分泌物を除去しきれず肺炎や無気肺を繰り返し，内科的な治療や呼吸理学療法，カフアシスト，肺内パーカッションベンチレーター等を利用しても呼吸状態が改善しない場合には，気管切開を考慮して気管から直接分泌物を除去する．

　嚥下障害がある場合は，誤嚥物を気管切開孔から除去することが可能となるが，誤嚥そのものは気管切開により改善することはなく，むしろ悪化することがある．

③呼吸不全等に対する呼吸管理として

　自力での呼吸が困難な場合，人工呼吸を目的として気管切開が適応となる．

33

❷ 気管切開の時期

　気管切開は，緊急気管切開と選択的(待機的，計画的)気管切開に分けられる．

　緊急気管切開は救急救命措置として他の方法での速やかな気道確保が不可能であるときに行われる．

　一方，重症児(者)に対する選択的気管切開は慢性的な状況の改善に対して行われる．実施時期は，生後1カ月以上で体重3〜4kg以上が望ましいといわれている[2]が，腫瘍性の上気道狭窄等では生後1カ月未満でも実施せざるを得ない場合もある．また，極低出生体重児や心疾患の児等で体重増加が十分でなくとも実施する場合もある．

❸ 気管切開等の術式とその特徴(図4-1)[3]

　緊急気管切開の場合や，将来的に孔を閉鎖することを念頭におく場合には，単純気管切開が行われる．単純気管切開は手術時に特別な処置をしない限り，気管切開カニューレの装用を中止することで気管孔は自然閉鎖する．また，気管皮膚瘻部の内面が粘膜でおおわれているためカニューレ交換の際に傷つきやすく，気管孔周囲に肉芽が生じやすい．したがって，将来的に閉鎖が望めない場合には，気管皮膚瘻部に前頸部皮膚を縫い込み，気管孔を形成する気管孔形成術が行われる．

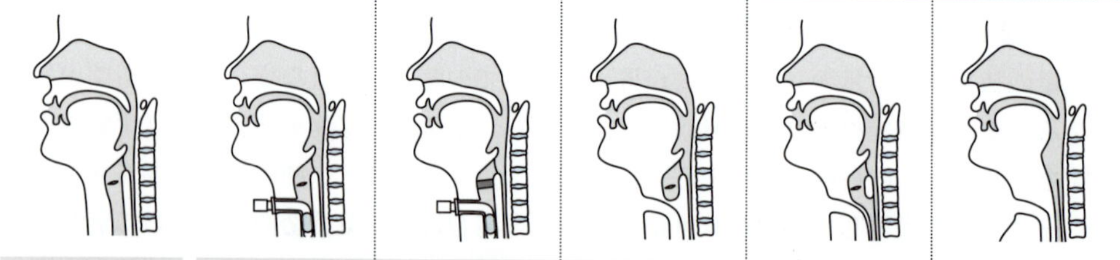

	正常	単純気管切開術	声門閉鎖術	喉頭気管分離術	(＋気管食道吻合術)	喉頭全摘術
手術難易		易	やや難	難	中〜難	中
手術侵襲		小	中	大	中〜大	中〜大
誤嚥防止		不可〜可	可	良	優	優
経口摂取		難	可	可	可	可
発音		可	不可	不可	不可	不可
喉頭再建		易	難	難	難	不可

(長瀬，2005)[3]

図4-1　気管切開の術式とその特徴

他にも，重度の嚥下障害や誤嚥で誤嚥性肺炎を繰り返す場合には，栄養摂取は非経口とし，経鼻カテーテルや胃瘻等を利用するが，唾液の誤嚥や胃食道逆流による誤嚥性肺炎を繰り返す場合は誤嚥防止手術の適応を考慮する．誤嚥防止手術は発声機能を犠牲にせざるを得ないことが多い．誤嚥はなくなるが術後の嚥下能力の改善を保証するものではない．

①単純気管切開

気管と頸部皮膚に瘻孔を形成する術式である．30分程度で終了する．誤嚥物を直接気管から吸引除去しやすくなる．カニューレやカニューレのカフを膨らませることにより下気道への誤嚥物の侵入をある程度阻止できるが，誤嚥自体は悪化する可能性がある．最終的には，喉頭気管分離術等を行わなければならない症例が多い．

②単純気管切開＋声門閉鎖術

声門を縫合することにより，喉頭から気管への誤嚥物の侵入を阻止することが可能である．しかし，声門後部で再開通してしまうことが多く，変法が数多く考案されている．喉頭気管分離術や喉頭摘出術の前に行うこともある．

③喉頭気管分離術，喉頭気管分離術＋気管食道吻合術

重症児（者）に対して第一選択とされることが多い術式である．喉頭気管分離術は第3,4気管軟骨輪間で気管を離断し，肺側気管断端は前頸部皮膚に開口し，永久気管孔とする．喉頭側気管断端は縫縮し盲端とする．手術時間は2時間前後である．底部に唾液や食塊が貯留し感染巣になる危険があるが，実際には嚥下動作時に食道へ移動して問題とならないことが多い．解剖学的には喉頭は自然な形で温存され，嚥下障害が改善した際の再建が理論的には可能であり，近年は再建される症例も出てきた．

気管食道吻合術は，離断した喉頭側気管断端を食道前壁に端側吻合する．喉頭に侵入した食塊を気管食道吻合部を介して食道に落とし込めるので，食塊の搬送機能の改善がなくても経口摂取が期待できる．さらに，食道に取り込んだ空気の吐出によって声帯を振動させることができ，発声の可能性を残す．

また，後述する喉頭全摘術とともに完全な誤嚥防止が可能となる．唾液の誤嚥がなくなるため吸引回数が著明に減少し，食物誤嚥や胃食道逆流がある場合の胃内容物の逆流性誤嚥による肺炎もなくなり，発熱や呼吸障害の頻度が減る．注意すべき点は気切孔を塞いで窒息しないようにする点と下気道分泌物が術前より固くなりやすい点である．

④喉頭全摘術

最も確実な誤嚥防止手術である．生涯において発声ができなくなるため，将来わずかでも回復が期待できる症例に対しては他の術式が優先されることが多い．

❹ 気管切開による誤嚥の悪化と嚥下機能の低下[3]

　気管切開は嚥下機能を改善するわけではなく，誤嚥物の除去等の下気道の管理を容易にするだけである．単純気管切開術では誤嚥はむしろ悪化する可能性があり，また喉頭気管分離術や喉頭摘出術でも嚥下機能自体が低下することがある．具体的な例を次に挙げる．

・嚥下第Ⅱ期における喉頭挙上が阻害される．気管切開孔周囲の瘢痕や挿入されている気管カニューレにより物理的に喉頭の動きが妨げられ，喉頭挙上のタイミングが遅れるため喉頭閉鎖が不十分となり誤嚥をきたしやすくなる．

・正常の嚥下では声門下圧が陽圧に保たれているので誤嚥しにくいが，気管切開後は喉頭閉鎖時に声門下圧を陽圧に保つことができないため誤嚥をきたしやすくなる．

・気管孔よりも吻側に呼気が流れないため，喉頭に流入してくるものを排除できない．

・気管カニューレが挿入されていることにより，その周囲の知覚閾値が上昇し咳嗽が起こりにくくなり，気管から異物を除去しにくくなる．

・気管カニューレ挿入の角度や過剰なカフ圧によって気管膜様部を介して食道が圧迫され，通過障害をきたすことがある．

❺ 気管切開による合併症とその対策[1]

①肉芽の形成等による気道狭窄

　吸引操作や気管カニューレ，カフによる慢性的な刺激により，肉芽や瘢痕が形成され気管孔や気管内腔が狭くなる．肉芽は気道の閉塞や出血の原因となり，カニューレの挿入も困難になる．さらに重度になればカニューレを装用しても気道が確保できなくなる．

　対策としては定期的に内視鏡による検査を行う必要があり，肉芽が形成された場合には適正なカニューレの選択やカニューレ固定法の検討，吸引操作の改善を行い，ステロイド軟膏を塗布する．軽快傾向を認めない場合は肉芽切除も考慮する．

②気管内出血

　カニューレの不適合や固定不良，気管内の乾燥や感染，外傷，粗暴な高圧での気管内吸引等により気管内出血をきたすことがある．重症児（者）では頸部や体幹の変形のため気管も屈曲していることが多く，既存のカニューレを使用する際には，太さや長さのみならず形状や機能も考慮し，固定方法等についても特別な配慮が必要である．また，加湿を十分に行って吸引操作を見直すことも必要である．出血が続く場合は医師に連絡し指示を仰ぐ．

③気管腕頭動脈瘻

　腕頭動脈は，第6～7気管輪の部分で気管壁の前方を走行している．カニューレが直接

腕頭動脈を圧迫したり，カニューレの先端やカフにより気管の圧迫壊死や肉芽形成が起こることで，腕頭動脈と気管に瘻孔が形成される．これを気管腕頭動脈瘻という．

気管腕頭動脈瘻は，気管内腔へ向けて動脈性の大出血をきたす．気管腕頭動脈瘻の合併頻度は0.3〜12.7％と報告によりかなりの差がみられるが，特に緊張や頸部の変形の強い重症児者では発症率が高い．最近では少量の新鮮血出血が持続する等，先行症状を認めた場合には早期に腕頭動脈切離術等の手術治療を進める報告もあるが，最も大切な点は予防である．気管切開後の定期的な気管内視鏡検査や適切なカニューレの選択，一定の場所にカニューレの先端を当てない工夫等が重要になる．

④感染

カニューレは異物であり，気管切開孔は開放創で，かつ気管内は無菌であるため，気管切開を受けている人は常に呼吸器感染の危険にさらされている．気管孔や気管内のびらんや肉芽は局所の感染によって増悪し，またそこが感染源となる．

⑤気道異物

カニューレあるいは気管切開孔から異物が侵入すれば，最悪の場合，窒息を招くことになる．そのような事態にならないように普段の注意が極めて重要である．

⑥カニューレフリー[4]

カニューレフリーとは，気管切開後にカニューレを挿入していない状態をいう．カニューレフリーは近年増加しており，カニューレを挿入していることによる合併症を防げる．気管内肉芽や気管内出血，気管内吸引回数が減少したという報告がある．気管腕頭動脈のリスクを避けるのに有用である．

しかし，自力排痰不能の症例では窒息することがあり，年少の例では気管孔が狭くなり閉塞をきたしやすい可能性があり，導入は慎重に検討すべきである．

❻ 気管切開の弊害[1]

気管切開を行うと発声困難になるため，スピーチカニューレ等の工夫が必要である．呼気も鼻腔，口腔を通らないため加湿，加温されず，気道が乾燥し喀痰が粘稠になるとともに，気道粘膜の線毛運動も抑制される．そのため，頻繁にネブライザーを行い室内が乾燥しないように気をつける必要がある．他にも麺類をすすることができないため，麺類等は避けるか短く刻む等の工夫が必要である．また，息を吹きかけて食物を冷ますことができないため，汁物等の温度にも注意が必要である．

排便の際には，通常は呼気努力をしながら喉で息を詰めることで胸腔内圧，腹圧を上げるが，気管切開後は腹圧をかけにくく便秘傾向になる．排尿時も同様で，前立腺肥大等があれば尿閉をきたしやすくなる．

❼ 気管軟化症の場合のリスク

　気管軟化症の場合に気管切開を受けると気管内圧が解放されるため，気管内の呼気時の生理的な気道内陽圧が消失し，気管が狭窄，虚脱しやすくなり内腔を保つことが困難になる．そのため人工呼吸器依存状態になる可能性がある．

📖 文 献

1) 堀口利之：①気管切開，誤嚥防止手術，合併症．重症心身障害児・者 診療・看護ケア 実践マニュアル(北住映二・他編)，診断と治療社，2015，pp39-44.
2) 工藤典代：小児における気管切開．日気食会報 **58**(5)：440-447，2007.
3) 長瀬美香：5. 気管切開の目的と効果．障害児者の摂食・嚥下・呼吸リハビリテーション その基礎と実践(金子芳洋監修，尾本和彦編)，医歯薬出版，2005，pp59-61.
4) 小沢 浩・他：喉頭気管分離術後のカニューレフリーの検討．脳と発達 **50** (5)：362-363，2018.

基礎編

5 食べる機能の発達と障害

❶ 摂食機能の定型発達

①摂食の6段階

　健常成人および乳歯が全部生えそろった2歳半以降の健常小児の食べる動作は，6つの段階に分けることができる（図5-1）．1983年にLeopoldが摂食の5期を提唱したが，藤島はさらに捕食という段階を加えた[1,2]．

　①先行期（認知期ともいう）は食物が口腔に入るまでの状態のことで，食物を見たり，においを嗅いだりすることで，食欲をそそられたり，逆に意欲がなくなったりすることもあり，準備期以降の摂食動作に大きく影響を与えることがある．言語によるコミュニケーションができない重症心身障害児（者）では自食できない場合が多く，子どもの気持ちを無視した介助者による無理強いが拒食の原因になる場合もある．②捕食期は主に食物を口唇で取り込むことをいう．③準備期は嚥下（飲み込み）するための準備段階をいう．取り込む食物の性状によって異なるが，液体の場合には取り込んだ後，通常そのまま嚥下に移行する．固形食の場合には咀嚼してから，半固形食では舌で食物を唾液とよく混ぜ合わせ嚥下しやすい状態にするまでの過程をいう．健常者は無意識に肉等を咀嚼するが，噛むとおいしい肉汁が出てくる場合はよく噛むが，いくら噛んでも肉汁が出てこない場合は途中で丸飲み込みしてしまう場合もある．つまり，健常者はただ単に嚥下しやすくするために噛んでいるのではなく，むしろおいしさを味わうために咀嚼しているのである．スイカをジュースにして飲むほうが，そのまま咀嚼して食べるよりもおいしいと感じる人はあまりいないと思われる．知的障害児の中には咀嚼せずに丸飲み込みをする場合があるが，丸飲み込みしてしまうとその食物のおいしさを味わうことなく単なる栄養物として摂取しているだけである．彼らにスイカや肉のおいしさ等，咀嚼の本当の楽しみ方を教えることはとても重要

39

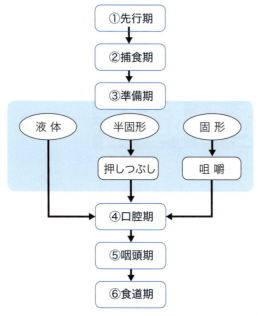

(Leopold, 1983)[1] (藤島, 1998)[2] を一部改変

図5-1 食物摂取と嚥下

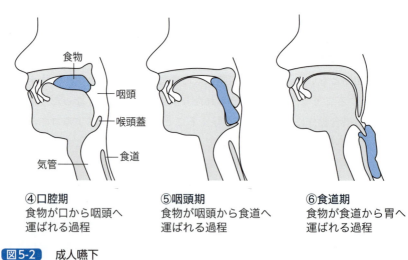

図5-2 成人嚥下

である．咀嚼ができるかできないかでは，食べられる食物のレパートリーに格段の相違がある．

次の④口腔期から⑥食道期までを通常嚥下といい，後述する乳児嚥下と区別するため，ここでは成人嚥下とする（図5-2）．④口腔期は随意相で本人の意思で嚥下動作を始めることができ，途中でやめることもできる．しかし⑤咽頭期と⑥食道期は，反射による不随意

⑤ 食べる機能の発達と障害

相のために途中で中断することができない．嚥下過程の中で特に咽頭期のところで嚥下反射が誘発され，このときに食物等が気管に入ると窒息や誤嚥を引き起こすことになる．これらの①～⑥までの動作のうち①先行期から④口腔期までは随意動作で，⑤咽頭期と⑥食道期は不随意動作である（表5-1）．

　生後4カ月頃までの哺乳期の乳児では後述するように吸啜機能を営んでいるが，これらの動作は基本的には反射に依存している．したがって，成人や小児のような摂食の6期に相当する機能はまだ確立されていない．つまり，哺乳期の乳児では先行期から口腔期までの随意動作はまだできず，乳首からsuckling（サックリング，反射的吸啜）によって取り込まれたミルクを反射動作である咽頭期と食道期を経て嚥下しているといえる．あるいは成人の先行期に相当するものが，乳児では探索反射で，成人の捕食期，準備期と口腔期に相当するのが乳児のサックリングとみることもできる．そして，生後5カ月頃から離乳が開始されると先行期から口腔期までの随意動作が徐々に獲得されていくものと考えることができる．多くの障害児においても健常乳児と同様に，先行期から口腔期までの随意動作がしっかり獲得されていないため，摂食嚥下障害が引き起こされると考えられる．

②栄養摂取法の定型発達

　健常児の栄養摂取方法は発達的にみると哺乳期，離乳期，離乳期以降の3つの段階に分けることができる（表5-2）．

1）哺乳期

　哺乳期はミルクを舌を前後に動かしながら口腔に取り込むもので，動作はすべて原始反射の支配を受けているのでサックリングあるいは反射的吸啜という．原始反射とは新生児

表5-1　乳児と成人（小児）の違い

成人，小児 （摂食機能）	乳児（0～6カ月頃） （吸啜機能）
①先行期−随意動作	探索反射−不随意動作
②捕食期−随意動作 ③準備期 ④口腔期−随意動作	サックリング（反射的吸啜）−不随意動作
⑤咽頭期−不随意動作	あり
⑥食道期−不随意動作	あり

表5-2　栄養摂取方法の定型発達

哺乳期	生後0～4カ月頃 までは必要な栄養を乳首による反射的吸啜から得ている
離乳期	5～18カ月頃までは必要な栄養を乳首による随意的吸啜と離乳食による摂食動作から得ている
離乳期以降	18カ月以降は必要な栄養をほぼ普通食による摂食動作から得ている

表5-3	口腔領域の原始反射
探索反射	口角等を指で刺激すると，刺激した方向に頭を回転させる
吸啜反射	口の正中部から指を入れると，指をリズミカルに吸う
咬反射	上下臼歯部歯槽堤の間に指を入れると，反射的に指を噛む

期から乳児期にかけて認められる反射で，大脳が発達すると消失していくものをいう．哺乳に関連した原始反射には探索反射，吸啜反射，咬反射等がある（表5-3）．吸啜に必要な原始反射は主に探索反射と吸啜反射で，これらの2つの反射は哺乳反射ともいわれている．哺乳反射は乳児が空腹でかつ覚醒しているときにのみ出現するので，栄養補給が必要になるとこれらの反射が出現して，吸啜動作を営む．咬反射（phasic bite reflex）も原始反射の一つであるが，吸啜動作には直接関係せず，乳汁以外の固形物が口の中に入るのを防いだり，健常児の場合にはやがて咀嚼に発展していったりすると考えられている．健常乳児に認められる生理的な咬反射はファジックバイト（phasic bite reflex）ともいわれている．一方脳性麻痺等では，スプーンや歯ブラシを反射的に噛んでしまうことがあるが，これも咬反射であるが原始反射ではなく病的な反射と考えられている．両者を区別するために後者のような病的な咬反射を，緊張性咬反射（tonic bite reflex）という．ファジックバイトは下顎がリズミカルに上下すると記載されているが，実際には持続的に噛むことも多く，噛む力はそれほど強くない．これに対して緊張性咬反射は極めて強い力で持続的に噛み込んでしまう場合である[3,4]．

これらの哺乳反射は吸啜動作を営むには好都合であるが，固形食を取り込んで咀嚼等の摂食機能を営むにはかえって邪魔になる．健常児では固形食を食べる時期にはこれらの原始反射が消失していくので問題はないが，障害児ではこれらの原始反射がいつまでも消失しないために摂食機能の発達が妨げられることがある．

2）離乳期

離乳期は哺乳期と離乳期以降の中間に位置する段階で移行期ともいう．固形食がまだ十分摂取できないので，栄養を補う意味で乳汁を必要とする時期である．この時期は乳児にとっての咀嚼をはじめとする新たな摂食機能を獲得するための練習期に相当する．障害児では離乳がスムーズに切り替えられないためにいつまでたっても上手に食べられないと考えられる．

3）離乳期以降

この時期は普通食を咀嚼して食べられる段階で，成人の食べる動作，つまり前述した摂食の6期のことである．実際は1歳6カ月頃はまだ乳歯が生えそろっていないので，生野菜や肉等を奥歯で咀嚼できるのは少なくとも乳歯が全部生えそろう2歳6カ月以降になる．哺乳期から離乳期を経て，摂食機能が獲得されるまでにはさまざまな発達変化が認められる（図5-3）．

健常児では生後5カ月頃になると中枢神経系の発達に伴って原始反射による動きが減少していくとともに，随意的な動きが増えていく．外見上区別はつかないが，吸啜動作が反

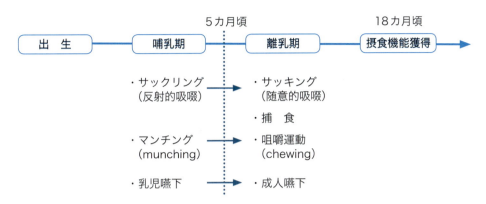

図5-3 摂食機能の定型発達過程

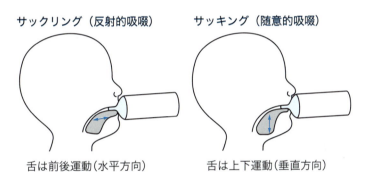

(Morris & Klein, 2000)[3] (Morris & Klein, 1987)[5]
(Arvedson & Brodsky, 1993)[6] (Arvedson & Brodsky, 2002)[7]

図5-4 サックリングとサッキングの主な特徴

射的なサックリングから随意的なサッキング（sucking）へと変化していく．さらに5〜6カ月頃になると哺乳期には認められなかった新たな機能として捕食（口唇による食物の取り込み）が発達してくる．また，顎の動きも生後8〜9カ月頃になるとマンチング（munching）から咀嚼運動（chewing）へ変化していく．嚥下運動も後述するように乳児嚥下から成人嚥下へと発達していくと考えられている．

③吸啜機能と摂食機能

　吸啜動作にはサックリングとサッキングの2つがあるといわれている（図5-4）[3,5-7]．サックリングは出生から6カ月頃までの反射的な吸啜動作で，舌を前後に動かし下顎を開閉しながらミルクを飲む動作のことである．サックリングは吸啜反射が大きく関与している．一方サッキングは，6〜9カ月頃に発達してくる随意的な吸啜動作で，舌を上下に動かして陰圧を形成し吸い込んでいく動作をいう（表5-4）．

　離乳初期〜中期（5〜7カ月頃）までの乳児の下顎の動きは，まだ咀嚼（食物をかみ砕いて唾液と混和し，嚥下しやすいように食塊形成すること）とはいわずマンチングとよばれ

表5-4 サックリングとサッキングの違い

特徴	サックリング（反射的吸啜）	サッキング（随意的吸啜）
運動特徴	反射運動 （吸啜反射）	随意運動
舌の運動方向	前後運動 水平方向	上下運動 垂直方向
口唇閉鎖	弱い	強い
出現時期	乳児期前半 （0〜6カ月）	乳児期後半 （6カ月〜小児，成人）

(Arvedson & Brodsky, 1993)[6]を改変

表5-5 咀嚼機能の発達

名称	顎運動	舌運動	出現時期
マンチング	上下運動 （単純運動）	前後運動 上下運動	5〜7カ月
咀嚼	咀嚼運動 （臼磨運動）	側方運動	8〜9カ月以降

ている（表5-5）．下顎が上下運動しかできない発達段階では舌の運動もせいぜい前後運動か上下運動しかできない．このためマンチングしかできない乳児に咀嚼を必要とする食物（要咀嚼食物）を与えても舌で口腔外に押し出すか，または丸飲み込みしてしまうだけである．多くの障害児ではこれと同じようにマンチングしかできないにもかかわらず要咀嚼食物を与えていることがよく見受けられる．その結果，丸飲み込みを助長してしまったり，窒息事故につながったりする可能性が高い．本当の意味で咀嚼ができるというのは，要咀嚼食物を舌で側方に移動させ，奥歯に繰り返しのせることができるということである．したがって，マンチングしかできない乳児や障害児には，原則として離乳初期〜中期程度の食物を与えることが誤嚥や窒息事故を防ぐためにも，また丸飲み込みを防いで口腔機能を発達させるためにも必要であると考えられる．

④乳児嚥下と成人嚥下の違い

　嚥下は発達的に乳児嚥下と成人嚥下に分けることができる．摂食の6段階のところ（p39）ですでに述べたが，成人嚥下は健常児（者）の嚥下をいう．これに対して乳児嚥下は生後6カ月頃までの乳児が哺乳をしているときの嚥下をいう（表5-6）．両者の違いは次のとおりである．成人嚥下では嚥下を開始する際に基本的には口唇を閉じ，舌尖を口蓋に押しつけながら食物を咽頭に送り込んでいる点についてはほとんど個人差がみられないと考えられる．しかし，上下の歯の接触状態（咬合）については個人差があると同時に，同一個人においても嚥下する食物の内容や食物量，一口飲みか一気飲みか等の違いによって咬合状態に違いがみられる．たとえば，液体をコップ等から一口飲みで嚥下するときは，人によって

⑤ 食べる機能の発達と障害

表5-6	乳児嚥下と成人嚥下の違い	
	乳児嚥下	成人嚥下
呼吸	必ず呼吸停止*	必ず呼吸停止
咬合状態	口を大きく開けたまま乳首をくわえて嚥下	上下の歯を咬合させる（コップ連続飲みは咬合せずに嚥下可）
口唇閉鎖	口唇は閉じていない	口唇を閉じたまま嚥下
舌の動き	前後運動	舌尖を口蓋に押しつける

＊1990年代以前には「乳児は嚥下時に呼吸している」という説があったがその後の研究では乳児も成人と
　同様に嚥下時に呼吸停止している.

は上下の歯を軽く咬合している場合もあれば，ほとんど咬合していない場合もある.

　一方，ペットボトルから連続して液体を一気飲みするときは，ほとんどの人で上下の歯を咬合することなく嚥下している. また，唾液をある程度口腔内に溜めた後に3回程度続けて嚥下しようとすると，1回目の嚥下は問題なくできるが，2回目，3回目の嚥下は，嚥下をしようとしても口腔内に唾液がなくなってしまうとなかなか完了することができないことがわかる. しかもこの場合，嚥下するのにかなり舌に力を入れているため，上下の歯はしっかりと咬合していることが多い. おそらく付着性の強い食物を嚥下する際にも，これと同じ状況が起こると考えられる. 以上のことから一般に嚥下を開始する際に，咽頭への送り込みがスムーズにいかないときは，上下の歯を咬合させることで舌に力を入れていると思われる.

　ペットボトルから一気飲みをするときには，液体は重力の手助けもあって，咽頭への送り込みの際に舌にそれほど力を入れる必要がないため，上下の歯を咬合しなくてもよいと考えられる. これに対して乳児嚥下についてはまだよくわかっていないこともあるが，前述したようにサックリング（反射的吸啜）という原始反射の一つである吸啜反射に基づいており，成人嚥下の口腔期のような随意動作ではない点が大きな違いである. さらに，乳首を口腔内に入れた状態で陰圧形成をしてミルクを口腔内に取り込み，舌を前後に動かしながらミルクを咽頭に送り込んでいる点でも成人嚥下とは大きく異なっている. ただし両者に共通しているのは，嚥下の際に必ず呼吸が停止していることである. 乳児嚥下からどのようなステップを踏んで成人嚥下に移行するかについては，残念ながらまだ解明されてはいないと思われる.

⑤離乳の考え方と食事支援への応用

　健常児における離乳の概念は，乳汁による栄養からしだいに固形食を咀嚼できるように発達していく過程をいい，その基本的発達は生後5～6カ月から11カ月頃までの間に行われる. 健常乳児では3カ月頃に首がすわり，7カ月頃お座りが可能となり，9カ月頃にはつかまり立ちができるようになるのと同じように，口の機能についても一定の発達の順序がある. すなわち，5カ月頃スプーンにのせたヨーグルト等を口唇閉鎖しながら捕食し，成人嚥下が可能となり，7カ月頃豆腐等を舌で押しつぶして嚥下できるようになり，9

45

表5-7	離乳期の摂食機能と食物形態			
	5〜6カ月 離乳初期	7〜8カ月 離乳中期	9〜11カ月 離乳後期	12〜18カ月 離乳完了期
摂食機能	成人嚥下 捕食	押しつぶし	咀嚼	
調理形態	なめらかに すりつぶした状態	舌でつぶせる 固さ	歯ぐきで つぶせる固さ	歯ぐきで 噛める固さ

(厚生労働省, 2007)[8]を改変

カ月頃では肉じゃがのじゃがいも等を奥の歯ぐきでつぶすこと(いわゆる咀嚼)ができるようになる.

　ここで特に重要な点は，摂食機能の発達レベルに合った適切な食物調理形態を用いることである(表5-7)[8].すなわち捕食や成人嚥下機能を発達させるには，最初はなめらかにすりつぶした食物が最も適しており，徐々に摂食機能が上達してきたら舌でつぶせる固さにし，咀嚼が可能になってきたら歯ぐきでつぶせる固さにするというように，軟らかい食物から硬い食物へと変化させることが摂食機能の発達を促すには必要だということである.この考え方は，後述する障害児の訓練食についても同様である.ただし，離乳食と訓練食は同じではない.離乳食は健常児を対象とした食物であり，たとえば，初期食といっても多少の粒々が混ざっていてもあまり問題はないが，障害児の場合には少しでも粒々が混ざるとむせたり，誤嚥したりする場合があるので，訓練食は離乳食よりもずっと厳密さが要求される.

　また離乳中期では，押しつぶし嚥下が発達するといわれているが，この押しつぶし嚥下は成人嚥下の一部であるので，障害児への訓練に際しては特別教えていく必要性はほとんどない.成人嚥下ができれば，むしろ咀嚼訓練を積極的に行ったほうがよい.詳細は後述する(p91).

❷ 摂食機能の障害(非定型発達)

①摂食嚥下障害の原因とその対応

　摂食嚥下リハビリテーション概要(p3〜)のところでも述べたように，本書では機能障害(捕食，咀嚼，嚥下機能障害)と心理行動的問題に分けてその対応を考えていくことにする(表5-8).

　機能障害の原因となる基礎疾患としては神経学的原因が中心で，誤嚥のリスクを伴うことが多いものとして非進行性疾患(脳性麻痺，知的障害，染色体異常等)と進行性疾患(福山型筋ジストロフィー症等)に分けることができる.一方，誤嚥のリスクをあまり伴わないものとして，知的障害や自閉症スペクトラム等がある.また器質的原因(扁桃肥大，唇顎口蓋裂，腫瘍等)は，何らかの食物の通過障害のために機能障害を引き起こすが，その

❺ 食べる機能の発達と障害

| 表5-8 | 摂食嚥下障害の原因と対応 |

①機能障害(捕食, 咀嚼, 嚥下機能障害)
●誤嚥リスクあり：過敏除去, 捕食・嚥下訓練, 間接訓練等
　➡非進行性疾患：脳性麻痺, 知的障害, 染色体異常等
　➡進行性疾患：福山型筋ジストロフィー症等
●誤嚥リスクなし：丸飲み込み改善, 咀嚼訓練, 食事マナーの指導等
　➡知的障害, 自閉症スペクトラム等

②心理行動的問題：知的障害, 自閉症スペクトラム, 健常児等
●拒食, 経管依存症, 食事恐怖症, 反芻症, 異食症等
●食事マナーに関する問題(食事中に歩き回る, 食べ方のマナーに問題がある等)

多くは運動機能そのものに障害があるわけではないので, 外科的な処置をすることで機能の回復がみられることが多い. したがって摂食嚥下リハの対象となることがあまりないので本書では省くことにする.
　一方, 心理行動的問題の基礎疾患としては前述した機能障害と共通しているが, さらに健常児も含まれる. 心理行動的問題はさまざまな要因が複雑に絡み合っているため, 機能障害のように定型的な支援や訓練をすることは難しい. 摂食嚥下リハの機能障害に対応する際にも, 個々の子どもの性格やこだわり等, 生活全般についての情報を集めることは大切だが, 心理行動的問題に対応する場合にはこれらの情報をより詳細に集めたうえで, 子どもの生活の場である保育園, 通園施設, 学校等のスタッフとの連携が特に重要である.
　経管依存症は経口栄養を拒否し経管からの栄養に依存している状態であるが, 出生後早期から経管栄養を行っている場合, 経口からの摂取が可能になっても食べようとしないことがある. 食事恐怖症は, たとえば食物を喉に詰まらせるような精神的ショックが原因で食事ができなくなってしまう状態で健常児にも認められる. 異食症は体内で栄養物として代謝されない物を食べることである. 一度嚥下した食物を再び口腔にもどしてしまう反芻症, あるいはこれに嘔吐を伴う場合もある. この他にも, 食事中にじっと椅子に座っていられない, ハンバーガーを食べるときにパンとハンバーグをバラバラにして小さくちぎって食べる等, 食事マナーに関する問題についても相談を受けることがある. 介護者からの相談にどこまで対処できるかは別として, 介護者の抱えている悩みを一緒になって考えていこうとする姿勢が重要であると思われる.

②定型発達と障害児発達の違い

　定型発達過程は前述したように一定の順序性があり, 一定の能力が獲得されていく順番に個人差はあまりない. しかし獲得される時期には, ある程度の個人差が認められる. 一方, 障害児では必ずしも健常児のような一定の発達順序性が認められないことがあり, 場合によっては順序が逆転するようなこともある(表5-9).
　実例を挙げると, 1つ目のケースは脳性麻痺の20歳男性で, キュウリやポテトサラダ等を捕食できないが, 咀嚼は可能である. また, スプーンやコップから液体摂取はできないが,

47

表5-9	障害児の摂食機能の発達特徴①

1) 発達に遅れがある
①発達順序は健常児に近いが，獲得時期が遅れる場合（軽度ダウン症等）
②発達順序が健常児と異なり，かつ獲得時期も遅れる場合（重度の障害児）
［症例］脳性麻痺（初診時20歳，男性）
　捕食はできないが，キュウリやじゃがいもを咀嚼して食べる．スプーンやコップからは液体摂取ができないが，ストローからはこぼしながらも吸って飲むことができる．

2) 乳幼児期に適切な介助を継続しないと，一度獲得した機能を失ってしまう場合がある
［症例］発達遅滞（初診時1歳7カ月，男児）
・1歳7カ月〜2歳7カ月までは捕食指導を行い，捕食が可能であった．
・その後指導が中断し，母親は適切な捕食介助を継続しなかった可能性あり．
・3歳10カ月に再び来院時には捕食はできなくなっていた．しかし，咀嚼は何ら指導していないのに可能になっていた．

ストローによる液体摂取はこぼしながらも可能である．このケースの摂食機能の評価，診断をする場合，健常児の発達段階（初期，中期，後期等）をそのまま当てはめようとすると，捕食については離乳初期以前に相当するし，咀嚼については離乳後期以降に相当することになる．液体摂取についても同様に健常児のような順序性は認められない．したがって，障害児の評価をする場合には，健常児の発達段階を無理に当てはめようとするのではなく，ありのままの状態をできるだけ客観的に評価することが大切である．すなわち摂食機能評価については，摂食時の口唇や下顎，舌等の動きを観察しながら障害児のもっている異常パターン（舌突出，緊張性咬反射，丸飲み込み，過開口等）がどの程度認められるかをまず評価し，次いで定型発達（口唇閉鎖，成人嚥下，咀嚼等）のどの部分に遅れが認められるかを評価していく．そして，これらの評価結果をもとに，異常パターンを抑制したり，定型発達を促進するための具体的な訓練プログラムに結びつけたりしていくことが大切である．

　2つ目のケースは1歳7カ月の発達遅滞の男児で，初診の時点では捕食ができなかったが，スプーンの使い方を助言したところすぐに捕食ができるようになった．しかしその後，家庭の都合で来院できず，3歳10カ月になってしばらくぶりに来院したときには捕食ができなくなっていた．おそらく支援が中断している間にスプーンの使い方が支援を受ける前にやっていた方法に戻ったためだと考えられる．このように一度捕食が獲得できた場合でも，適切なスプーンの使い方を継続しないとその能力は失われてしまうこともあると考えられる．

　3つ目のケースは脳性麻痺等でみられる異常パターン（舌突出）を伴った10歳の男児である（表5-10）．食物等を食べていないときには舌を頻回に突出させているが，液体をスプーンで飲ませようとするときには舌突出はみられない．このような場合，日常的に舌突出させることが習癖になっているかもしれないが，食事には直接影響していないので無理に舌突出を抑制する必要はないと考えられる．

　しかし，4つ目のケースは同じく脳性麻痺の3歳の女児であるが，クッションチェアーに座らせると食事中に舌突出が頻回にみられる．しかし，母親が抱っこして食べさせると舌突出がほとんどみられなくなる．おそらく母親に抱かれることで心理的に安心することで伸展

❺ 食べる機能の発達と障害

表5-10 障害児の摂食機能の発達特徴②

3) 異常パターンを伴うことがある
　[例]丸飲み込み，舌突出，過開口，緊張性咬反射(Tonic bite reflex)

4) 自食と全介助による口腔機能の違い
　・自食だと捕食しないが，全介助だと捕食できる場合がある.
　[症例]5p-症候群(初診時8歳3カ月，男児)
　・本人がスプーンを持って自食すると，捕食時に開口したまま前歯で食物をこすり取っている.
　・母親が全介助でスプーンを口腔に挿入すると，口唇を閉じながら捕食できる.
　　→自食ができるからといって自食だけを促すのではなく，全介助を併用していく必要がある.

5) 咀嚼機能の発達
　①咀嚼訓練をしなくても健常児と同じように自然に獲得されていく場合がある. ただし，咀嚼機能が未熟なときは咀嚼する食物と，しないで丸飲み込みする食物がある.
　　→窒息事故を起こしやすい
　②積極的に咀嚼訓練を行わないと獲得できない場合がある.

　反射が抑制され，舌突出が抑制されると考えられるので，当面は母親が抱っこして食事をするように助言した.

　5つ目のケースは染色体異常の11歳の男児であるが，スプーンを持たせると自食がある程度できる. しかし，手の機能が不十分なために捕食の際に口唇閉鎖が伴わず，スプーンを前歯や口角にこすりつけながら食物を取り込もうとする. しかし，母親が正中からスプーンを挿入して水平に引き抜くと口唇をすぼめながら捕食することができる. 一般的に障害児療育では自分で食具を持って食べられるようになると，自食を積極的に勧める場合が多いが，このケースのように手の機能と口の機能がまだ十分発達できていない場合には，自食だけでなく全介助による練習を並行して続けていく必要があると思われる. また，咀嚼機能の獲得については健常児と同じように自然に獲得される場合もある. しかし，健常児とは異なり咀嚼機能が未熟なうちはセンベイのようなものは咀嚼するが，ご飯や卵焼きのようなものは丸飲み込みするというように食物の種類によって咀嚼したりしなかったりすることが多くみられる. この場合は，咀嚼する食物は一口大で与えるが，丸飲み込みしやすい食物は形態を下げて与えるように助言した.

　一方，積極的に咀嚼の練習をしないとなかなか咀嚼機能が獲得できないケースも多くみられる. 多くの場合，低年齢の間は親も一生懸命に訓練を続けるが，年齢が上がるにつれて親自身が諦めてしまう場合もある. しかし，母親が10年近く熱心に咀嚼訓練を続けた結果，枝豆等も咀嚼して食べられるようになった染色体異常の女児のケースがある.

　以上が障害児の発達特徴の一部であるが，実践編ではさらにさまざまなケースについて詳細なアプローチの仕方を解説する.

49

📖 文 献

1) Leopold NA : Swallowing, ingestion and dysphasia ; a reappraisal. *Arch Phys Med Rehabil* **64** : 371-373, 1983.
2) 藤島一郎：脳卒中の摂食・嚥下障害，第2版，医歯薬出版，1998，p20.
3) Morris SE, Klein MD : Pre-Feeding Skills-A Comprehensive Resource for Mealtime Development, 2nd ed, Therpy Skill Builders, 2000, p83, 126.
4) 尾本和彦：乳幼児の摂食機能発達 第2報：咬反射，吸啜および咀嚼の筋電図学的検討．小児歯誌 **31**(4)：657-668，1993.
5) Morris SE, Klein MD : Pre-Feeding Skills-A Comprehensive Resource for Mealtime Development. Therpy Skill Builders, 1987, p11.
6) Arvedson JC, Brodsky L : Pediatric Swallowing and Feeding － Assessment and Management－, 1st ed, Singular Publishing Group, Inc., San Diego, California, 1993, p42-44.
7) Arvedson JC, Brodsky L : Pediatric Swallowing and Feeding － Assessment and Management－, 2nd ed, Singular Thomson Learning, San Diego, California, 2002, p30-31.
8) 厚生労働省：授乳・離乳の支援ガイド，2007.

基礎編

6 摂食機能の評価と診断

　食事支援，訓練等を適切に実施していくためにはより客観的な評価を行うことが重要である．特に保護者への問診や食事場面の観察等による臨床評価が支援や訓練に直接反映するため，後述する検査機器を用いた評価よりも重要である（表6-1）．しかし，臨床評価の最大の欠点は誤嚥の評価ができない点である．

　検査機器を用いる評価では，今のところ誤嚥の確定診断等ではVF（ビデオ嚥下造影検査）が極めて有効なものであるが，被曝や検査場所が限られている等の問題があるため頻回に検査することはできない．

　一方，VE（ビデオ嚥下内視鏡検査）は小児は成人と異なり喉頭蓋の形態によっては喉頭内がはっきりと見えないため，誤嚥の確定診断に用いるのは難しい場合が多いが，被曝の心配がなくベッドサイドで使える等VFの欠点を補うかたちで活用されている．

　また，簡易なスクリーニング検査としては咳反射テストと頸部聴診法がある．咳反射テストは酒石酸やクエン酸等を超音波ネブライザーで吸入させ，咳き込み回数を測定するも

表6-1　臨床評価の概要

全身状態・生活リズム等の評価	病歴，体調の安定性，食欲，便秘，睡眠，投薬，発作，タイムテーブル（起床，就寝，食事等の時刻）
心理・行動評価	心理的拒否，拒食，偏食，嘔気の亢進，経管依存症等
食物形態・栄養評価	食形態，必要な水分量や栄養量の確保，食具の選択
口腔形態・反射等の評価	口蓋形態，咬合状態，歯の萌出，歯ぎしり，原始反射等
感覚機能評価	味覚，触覚，温度覚，過敏，嗅覚
摂食機能評価	摂食時の口唇，舌，顎の部分的な動き，食物を取り込んでから嚥下するまでの全体としての動き，異常パターンの有無

ので，不顕性誤嚥の評価にその有効性が示されるようになってきた．頸部聴診法は聴診器を用いて乳幼児等で嚥下の確認をしたり呼吸雑音の状態を調べたりするには手軽に評価できてよいが，誤嚥の確定診断として用いるのは難しいと考えられている．

❶ 簡易臨床評価

本項で扱っている簡易臨床評価（表6-2）は，健常児と障害児の摂食場面の観察に基づいた研究[1]を元に作成したオリジナル版臨床評価法[2]がベースになっている（p198〜，付録1, 2）．このオリジナル版臨床評価法はかなり詳細な項目が含まれているために，本書では多くの職種の人たちが臨床現場で使いやすいように項目数を減らして簡易なものにした．

これらの評価法はまだ完成されたものではなく，実際の臨床で使いながらさらに修正していく必要があると考えている．また，この評価項目は歯科医師の立場で書かれたものなので，これらを参考にしながら各自の専門領域の内容を加えていき，より使いやすいものにしていくとよいであろう．

①全身状態・生活リズムの評価

全身状態については子どもの家族から直接問診するが，特に出生からの栄養摂取に関する経過を詳細に聞くことが過敏や心理的拒否の要因を探っていく場合等に大切である．

気管支炎や肺炎，特に誤嚥性肺炎の既往の有無も重要であるが，出生前後に肺炎の既往があったとしても，その後の経過によって経口摂取が問題ない場合もある．たとえば主治医からは経口摂取を禁じられているにもかかわらず，母親の判断でこっそりと少量の経口摂取をしている場合がある．母親の本音を聞き出すことが支援に欠かせないのは，結果的に少量の経口摂取を続けていても肺炎や気管支炎等の問題が起こっていなければ，母親のやってきたことはあながち間違いではなかったことになる．

また，毎回の支援の際には前回以降の体調の変化を必ず聞き，体調があまりに不安定な場合は小児科の主治医と相談して経口摂取を一時的に中断することも必要である．さらに，1日のタイムテーブル（起床時刻，食事時刻，経管栄養の注入時刻，就寝時刻等）を調べ，注入や食事間隔が短すぎないか否かのチェックをする．食欲があまりない場合には最低3〜4時間の食事間隔を設ける必要がある．その他，便秘や嘔吐，抗痙攣剤等の有無が食欲等に影響を与えていないか等も調べる．

②心理行動評価

拒食や偏食，咽頭反射，食事恐怖症，経管依存症，反芻症，異食症等についても調べる（表6-3）．広義の拒食の原因としては，無理やり食べさせられた過去の不快体験や，グレリン等の食欲に関係するホルモンの不足，出生後すぐに経管栄養となったために空腹や満腹という体験がない，食事に関連した窒息事故等の恐怖体験等が考えられる．特に拒食については病歴や実際の食事場面を観察しながら拒否の要因を検討していく（表6-4）．

❻ 摂食機能の評価と診断

表6-2　簡易臨床評価用紙

簡易臨床評価用紙

1805

氏名＿＿＿＿＿＿＿＿＿＿＿（男・女）

診断名　＿＿＿＿＿＿＿＿＿＿＿＿＿＿＿＿＿＿＿＿＿＿

生年月日　　20　　年　　　月　　　日　　年齢　　歳　　カ月

評価実施日　20　　年　　　月　　　日

<病歴>
・肺炎既往の有無（あり・なし）
・拒食・偏食等の有無（あり・なし）

<全身状態>
●アレルギー（食物：　　　　　　，薬：　　　　　　）
●食欲（不良・やや良・良）食欲のむら（なし・あり）
●嘔吐（なし・時々あり・あり）（食事中・食後・食事以外）
●抗けいれん剤服用（あり・なし）（　　　種類）
●体重　　　　　kg（着衣・脱衣）（増加傾向・変化なし・減少傾向），
　身長　　　　　cm　Kaup指数（　/15～19）Rohrer指数（　　/120-130）

<生活リズム>
●便通（毎日・1～2日毎・2～3日毎・4日以上毎）/下剤（−・＋）浣腸（−・＋）

●睡眠のリズム（規則的・不規則）睡眠剤（　　　　　　　　　　　　）

●1日の食事/注入時刻：起床，朝食，昼食，おやつ，夕食，就寝

<摂食状況>
●栄養摂取法（IVH・胃瘻・経管:NG・ED・哺乳・経口）
●粗大運動発達（首すわり不可・首すわり可・座位・つかまり立ち・介助歩行・独歩）
●食事の自立度（全介助・手づかみ・スプーンもてる・スプーン口に運ぶ・スプーンですくえる・自食）
●食事に要する時間（～15・～30・～45・～60・60～）
●食物形態
　給食（ペースト・やわらか食・きざみ・1口切り・普通）とろみ添加（−・＋）
　　　（まとまりペースト・ムース・まとまりマッシュ・軟菜）

　　　　（初期食・中期食・後期食）
●水分摂取具：経管・哺乳びん・すい飲み・スプーン・レンゲ・スポイト・シリンジ・マグマグ・ストロー・
　　　　・ペットボトルキャップ・スパウト・スクイーズボトル・スプーン付哺乳びん・コップ
●給食摂取量：全量・2/3・1/2・1/3
●食の好み：好きな食物，液体：
　　　　　　嫌いな食物，液体：
　　　　　　甘味嗜好の有無（なし・あり・不明）

<摂食機能評価>
　評価時の食内容：
●口唇閉鎖
　　捕食時　　　　（あり・なし）
　　嚥下時　　　　（あり・なし）
　　液体摂取時　　（あり・なし）
●舌運動
　　舌の動き（前後・上下・側方）
　　舌突出　　捕食時　　　（あり・なし）
　　　　　　　嚥下時　　　（あり・なし）
　　　　　　　液体摂取時　（あり・なし）

53

表6-2	簡易臨床評価用紙‐続き

●嚥下
　　むせ（あり・なし）（液体・固形食）
●口腔内での食物処理法
　　吸啜動作　　（あり・なし）
　　成人嚥下　　（あり・なし）
　　咀嚼　　　　（あり・なし）

●異常パターン動作
　　丸飲み込み　　（あり・なし）
　　舌突出　　　　（あり・なし）
　　過開口　　　　（あり・なし）
　　緊張性咬反射　（あり・なし）

＜評価基準と用語の定義 ＞

●口唇閉鎖：捕食時に平らなスプーン上の食物を口唇でこすりとれる場合を「あり」とする。

　　　　　　嚥下時に口唇を閉じていられる場合を「あり」とする。

　　　　　　液体摂取時スプーン上の液体に上唇を接触させて飲める場合を「あり」とする。

●舌運動：舌の動きは発達的に3段階に分けられ、舌尖の動きを見て前後、上下、左右とする。

　　　　　舌突出は捕食時、嚥下時、液体摂取時のいずれにおいても舌尖が口唇よりも外に

　　　　　出る場合は「あり」とする。

●嚥下：食物と液体を摂取した時の嚥下の際のむせの有無を調べる。

●吸啜動作：吸啜反射と同じように口唇をすぼめて舌を前後に動かしながらチュッチュッと音をたてながら食べたり，飲んだりする状態で健常児でも1歳前後では見られることがある。

●成人嚥下：嚥下時に口唇がしっかり閉じている場合「あり」とする。

●咀嚼：口の中の食物を舌で奥歯に載せようとする動きがみられる場合「あり」とする。
乳幼児の場合には奥歯が生えていない場合でもこれらの条件を満たしていれば「あり」とする

●丸飲み込み：咀嚼が必要な食物を咀嚼せずに飲み込んでしまう場合「あり」とする。ヨーグルトなど噛む必要のない食物を嚥下した場合は該当しない。

●舌突出：脳性麻痺などで舌を前後に動かし、急にしかも力強く口唇よりも外に突出する場合「あり」とする。『逆嚥下』も同じ意味で使われることがあるが、逆嚥下の定義が明確ではなくしかも、国際的には現在まったく使われていない。他にも『舌挺出』という用語もある。これはダウン症候群のような低緊張で認められるもので、舌が前歯ないし口唇より外に出るが舌突出のような力強さはない。

●過開口：捕食時や液体摂取時に口を急激に大きくに開く場合「あり」とする。

●緊張性咬反射

　脳性麻痺などでみられる病的な反射で，スプーンや歯ブラシなどが口腔内に入ると極めて強い力で持続的に咬み込んでしまう場合「あり」とする。

6 摂食機能の評価と診断

表6-3 心理行動的問題の定義

拒食（food refusal）	ある食物や飲み物を嫌がったり，拒否すること
経管依存症 （tube dependence）	出生後早期からの経管栄養等のために，摂食機能はほぼ正常と考えられるにもかかわらず，経口から摂取しようとしない状態
食事恐怖症 （food phobia）	嘔気，窒息，嘔吐等によって食べることへの恐怖が条件付けされた状態
異食症	体内に取り込まれても栄養にならない物を食べる
反芻症	一度嚥下した食物を口腔内に戻し，再度嚥下する
嘔気の亢進	わずかな口腔への刺激に対しても嘔気や嘔吐を誘発しやすい状態

表6-4 拒食の原因の観察方法

常に拒否する	過去に無理やり食べさせられたことがある等の既往の有無
食事の雰囲気によって拒否する	患児が最も機嫌の良い状態のときに試みる．たとえば床で寝ころんでいるときや音楽を聴いているとき等
特定の食物のときだけ拒否する	ざらざらした食物を嫌がる等の食感や好みの味覚の有無
特定の器具（スプーン，タオル，コップ，シリンジ等）を拒否する	スプーン等を使わずに指に食物をつけて与えてみる
特定の介助者（母親等）を拒否する	通園施設等の周囲に子どもがいる場所で第三者が試みる
食欲の有無	食事間隔を4時間以上あけても食べようとしない
過敏の有無	

③食形態・栄養評価

　現在摂取している食形態と水分や栄養がどの程度摂取されているかを調べる．

　食形態については従来，離乳食では初期食，中期食，後期食という呼称が使われ，調理の分野でもさまざまな呼称があるために混乱を招いている．ここでは離乳食の呼称の他，ペースト食，やわらか食，きざみ，一口切り，普通等を併記した．

　また最近では，日本摂食嚥下リハビリテーション学会が新たな発達期摂食嚥下障害児者のための嚥下調整食分類を提案している[3]．調整食分類は大きく食事（主食，副食）と液状食品に分けられている．主食は4つに分けられ，①ペースト粥（飯粒がなく均質なペースト状），②ゼリー粥（飯粒がなく均質なゼリー状で表面の付着性が低いもの），③つぶし全粥（離水していない全粥をつぶして，飯粒同士が容易に分離しない状態にしたもの），④つぶし軟飯（やわらかく炊いたご飯をつぶした状態）となっている．

　副食も同じく4つに分けられ，①まとまりペースト（立体的に成形したペーストで粒がなく均質である），②ムース（①に比べて付着性が低く簡単に切り分けられる），③まとま

55

りマッシュ（粒のある不均質な形態を立体的に成形したもの）, ④軟菜（食材の形をそのまま保ちつつスプーンで容易に切れる程度までやわらかくしたもの）となっている.

液状食品は5段階からなり, ①とろみなし（通常の液状食品）, ②薄いとろみ, ③中間のとろみ, ④濃いとろみ, ⑤ゼリー状となっている.

栄養士がいる場合は日常の摂取食材について栄養を計算し, 不足しているようなら高カロリーの補助食を併用していく. 水分を飲みたがらないことも多いが, 無理やり飲ませていることがある. しかし, 特に夏場に経口から食事が十分摂取できていて, 毎日の尿量が極端に少なくなければそれほど心配する必要はないと考えられる. 過去に脱水症等を起こした既往のある場合には, 小児科医に相談するとよいだろう.

④感覚機能評価

味覚については甘味, 塩味, 酸味の好き嫌い, 具体的な食物の好き嫌い, 触覚についてはざらざらした食物に対する拒否や咽頭反射の誘発の有無等を調べる. 温度覚については冷たい物, 温かい物の好き嫌いを調べる.

食事支援の基本は子どもの好きな食物や飲み物を積極的に使っていくことである. 特に拒食等の場合には, 甘いお菓子や果物などから始めることもあり, いわゆる偏食への対応は経口摂取量が安定してから考えたほうがよい. 少なくとも経口のみで1日に必要な栄養量が摂れるまでは偏食があってもかまわないと考えられる. 過敏については心理的拒否との鑑別を含めて調べるが, 近年過敏のケースは減少傾向にあるので, 簡易評価では省いている.

・過敏と心理的拒否の鑑別
【検査方法】

過去の病歴の中で指しゃぶりの経験の有無や, 嫌がるのを無理に食べさせた既往の有無について十分問診をしたうえで検査を行う.

過敏は指しゃぶり等の感覚体験不足が原因と考えられる感覚異常で, 直接皮膚や粘膜に触れた瞬間に泣いたり, 嫌がったりすることが多い. しかも子どもと親しい関係にある人であろうとなかろうと同じように拒否し, またその日の状態によって急に過敏がなくなるようなことはほとんどみられない.

一方心理的拒否は, 過去の不快な経験やこだわりの強い子どもによくみられるもので, 直接触らなくても手やスプーン, タオル等が近づいてきたり, 食物が運ばれてくる音等の視覚や聴覚的な刺激に対しても拒否行動をとることがある. また, 日を改めて検査した場合に拒否行動が変化することがある. 実際の検査は検査者の手で子どもの皮膚や粘膜に触れたときの拒否反応の有無を調べるが, 検査部位は正中線から最も離れた手指から始めて, 腕, 肩, 首, 顔面, 口腔周囲, 口唇, 口腔内へと進んでいく.

【注意事項】

検査の際は, 検査者の手が冷たかったり, 声かけをせずにいきなり触ったりするとたとえ過敏がなくても拒否することがある.

⑤口腔形態・反射等の評価

口蓋形態や咬合状態，歯の萌出，前歯の摩耗状態，歯ぎしりの有無，口腔奇形の有無，原始反射等を調べるが，簡易評価では省いている．

⑥摂食機能評価

摂食機能評価の基礎になるのは前述した定型発達（p39～）である．定型発達では5カ月で捕食や成人嚥下が可能となり，9カ月で咀嚼が可能となる等の機能の獲得には一定の順序性と出現時期があり，個体差は比較的少ない．一方，障害児では多くの場合こうした傾向が認められず，たとえば，咀嚼は可能だが捕食はできないというように健常児とは獲得される順序が逆転するようなことも十分踏まえたうえで評価することが大切である．

実際の摂食機能評価を行うにあたっては，まず摂食時の口唇，舌，顎の部分的な動きを評価し，さらに食物を取り込んでから嚥下するまでの全体としての動きを発達的な視点から評価していく．さらに異常パターン動作の有無も評価していく．評価に際しては固形食摂取機能と液体摂取機能は別々に行う．一般に固形食をスプーン等から捕食可能になるのは5カ月頃であるが，液体をコップ等からこぼさずに飲めるようになるのは10カ月頃とされている．

観察による評価はある程度経験を積む必要がある．口唇等の動きは粗大運動と異なり，極めてわずかな動きの変化の違いを見分けることが大切で，慣れるまでは摂食場面をビデオ撮影しスローモーション再生等をしながら評価するとよい．

・検査器具，食物

平らなスプーン，普通のスプーン，コップ，ストロー等．通常食べている固形食物と液体の他，必要に応じて増粘剤，エビセン等のスナック菓子．ビデオカメラ等もあるとよい．

1）口唇閉鎖

固形食については捕食時と嚥下時に分けて評価し，液体については摂取時のみ評価する．捕食時については子ども自身が口唇でスプーン上の食物をこすり取れるかどうかを評価することが重要なので，スプーンは上の前歯にこすりつけないように，水平に引き抜く必要がある．液体摂取時は，スプーンの場合は横向きにして前歯で縁を噛まないようにして評価する．

2）舌運動

舌運動は発達的に3段階に分類される．吸啜動作では「前後運動」，離乳中期になり食物を舌と口蓋で押しつぶす「上下運動」，そして咀嚼が可能になると「側方運動」になり，食物を繰り返し奥歯にのせることができるようになる．舌が前方に突出する場合，その程度は口唇を基準として評価する．また咀嚼時の舌の側方運動は，実際の動きとは異なる動きをしている．試しに読者は鏡で自分の口腔内を観察しながらスナック菓子を咀嚼してみるとよい．このとき口唇を閉じずに開いたまま咀嚼すると，舌でスナック菓子をすくい上げるようにして臼歯にのせていることがわかる．別の言い方では「回旋運動」ともいうが，ここでは側方運動とする．

3）顎運動

「スプーン噛み」は緊張性咬反射によるものを"反射的"とするが，これは全身緊張に伴って起こることが多いので脳性麻痺等でよくみられる．一方，知的障害児等が意識しながら噛んだり，遊びや習癖として噛んだりするような場合は"随意的"とする．"動き"については下顎運動を「マンチング」と「咀嚼運動」の2つに分けるが，マンチングか咀嚼運動かがはっきりしない場合は「移行」と評価する．また，食物が口腔内に入ってもほとんど下顎を動かさない場合は「ほとんど動かない」とする．これは子どもが食べる意欲を欠いているときによくみられる．

4）嚥下

「むせ」は必ずしも誤嚥を意味するものではないが，臨床的には重要な症状で，どのような食内容（固形食，液体）のときに引き起こされるかを観察する．固形食が原因の場合には，具体的な食物内容や形態（きざみ等）も記載しておくとよい．液体が原因の場合には，とろみの有無で違いが生ずるか否かも調べる．

5）口腔内での食物処理法

これまで部分的に評価してきた口唇，舌，顎，嚥下の動きを総合的に評価する．

「口腔内にためたまま」は，食物を口腔内にため込んだままなかなか嚥下しない状態をいい，食べる意欲のない子どもによくみられる．

「吸啜動作」は，吸啜反射と同じように口唇をすぼめて舌を前後に動かしながら，場合によってはチュッチュッと音をたてながら食べたり，飲んだりする状態をいう．コップやストローを使ったときに出たり，ペースト状の食物や逆に固形食を与えたときに出る場合がある．いずれにしても吸啜動作を誘発する器具や食物を使わないようにすることが大切であるが，コップについては例外で吸啜動作があっても使っていくことで徐々に消失していくことが多いので，使用に支障はない．

「成人嚥下」は，嚥下時に必ず口唇が閉じている場合である．

「咀嚼」は，舌の側方運動と下顎の咀嚼運動がともにみられる場合で，食物を舌で奥歯（奥の歯ぐき）にのせたり，口角が後方に引かれる動きが認められたりする．乳幼児の場合には奥歯が生えていなくてもこれらの条件を満たしていれば咀嚼が「あり」とする．

6）異常パターン

「丸飲み込み」は，咀嚼が必要な食物を咀嚼せずに飲み込んでしまう状態で，ヨーグルト等の噛む必要のない食物を嚥下した場合はあてはまらない．

「舌突出」は，緊張が高く舌が急激に口唇よりも外に出る動きをいい，突出しているときの舌は厚ぼったくみえる（p113，図2-17参照）．舌突出には異常パターン以外にも習癖として出している場合（p113，図2-18参照）や拒否の意思表示として出している場合もあるが，ここでは脳性麻痺等で不随意的に嚥下の際に舌が突出する場合をいう．

「緊張性咬反射」は，スプーンや歯ブラシ等が歯に接触すると急激に下顎が力強く持続的に閉じる病的な反射である．

❻ 摂食機能の評価と診断

❷ VF（ビデオ嚥下造影検査）

　臨床評価では誤嚥等の嚥下状態を客観的に評価することができないので，検査機器を用いた評価を適宜併用する必要がある．これらの評価は単に誤嚥の有無を調べるだけでなく，口腔咽頭や喉頭の解剖や嚥下の生理を評価したり，さらに訓練に結びつけた評価を行ったりすることが大切である．

　臨床観察による評価をある程度行ったうえで，本当に必要な場合にのみVF（ビデオ嚥下造影検査）やVE（ビデオ嚥下内視鏡検査）を実施する必要がある（表6-5）．実際の食事場面を評価する前にこれらの検査を実施すると食物をなかなか嚥下しない場合があり，必要以上に検査時間がかかってしまうとX線被曝等の患者への負担が大きくなってしまう．

① VFの名称について（表6-6）

　造影剤を用いる嚥下検査は英文の専門書ではVideofluorographic Study of Swallowing[4]やVideofluoroscopic Swallow Studies[5]等と記載され，省略してVFSSが使われることが多い．一方国内では，「嚥下造影検査」，「VF」が使われることが多いが，「嚥下造影検査」にはビデオという言葉が使われておらず，「VF」には嚥下という意味が含まれていないために本来はビデオ嚥下造影検査（VFSS）とするのが適切であると思われる．本書では国内で

表6-5　検査機器を用いた検査法の比較

	VF	VE
検査可能な領域		
準備期	○	×
口腔期	○	×
咽頭期	○	○
食道期	○	×
X線被曝	あり （検査時間，回数制限あり）	なし
検査場所	放射線管理区域内に限定 （子どもが緊張しやすい）	ベッドサイドでも可能
子どもに与える苦痛	なし	鼻腔に内視鏡挿入
検査材料	造影剤を混和する必要がある （食物の味が変わる）	通常の食物がそのまま使える （食物の色が粘膜と異なる必要がある）
誤嚥の同定	◎	△
欠点	X線被曝がある	嚥下中の評価ができない （嚥下の前後のみ）
利点	誤嚥の評価に最適 摂食の全過程が観察可能	咽頭腔の状態が直接観察可能

59

表6-6　ビデオ嚥下造影（VF）評価用紙

ビデオ嚥下造影（VF）評価用紙

1805

氏名＿＿＿＿＿＿＿＿＿　男・女　年齢　　歳　　カ月　　検査者＿＿＿＿＿＿　担当ST＿＿＿＿＿

検査日　20　　年　　月　　日

管電圧	V
管電流	mA
検査時間	分

・検査時の状況：覚醒レベル（覚醒・傾眠）
・態度（普通，泣く，多動）
・体幹角度（　　　°，　　　°，　　　°）

記録開始：　　分　　秒

・造影剤：硫酸バリウム（使用量　　　g）

　　　　　ビジパーク270（使用量　　　ml）

　　　　＿＿＿＿＿＿＿（使用量　　　ml）

●重要観察部位のビデオ開始位置
①開始　　分　　秒
内容：
②開始　　分　　秒
内容：
③開始　　分　　秒
内容：
④開始　　分　　秒
内容：

・検査食：①　　　　　②　　　　　③　　　　　④　　　　　⑤

	① トロミ/　　°	② トロミ/　　°	③ 液体/　　°	④ 液体/　　°	⑤ 固形食/　　°
口腔内残留	－・±・＋	－・±・＋	－・±・＋	－・±・＋	－・±・＋
鼻咽腔への逆流	－・±・＋	－・±・＋	－・±・＋	－・±・＋	－・±・＋
舌の送り込み不良	－・±・＋	－・±・＋	－・±・＋	－・±・＋	－・±・＋
早期咽頭流入	－・±・＋	－・±・＋	－・±・＋	－・±・＋	－・±・＋
喉頭蓋谷貯留	－・±・＋	－・±・＋	－・±・＋	－・±・＋	－・±・＋
梨状陥凹貯留	－・±・＋	－・±・＋	－・±・＋	－・±・＋	－・±・＋
喉頭蓋谷残留	－・±・＋	－・±・＋	－・±・＋	－・±・＋	－・±・＋
梨状陥凹残留	－・±・＋	－・±・＋	－・±・＋	－・±・＋	－・±・＋
喉頭侵入	－・±・＋	－・±・＋	－・±・＋	－・±・＋	－・±・＋
喉頭侵入/誤嚥：嚥下前	－・±・＋	－・±・＋	－・±・＋	－・±・＋	－・±・＋
喉頭侵入/誤嚥：嚥下中	－・±・＋	－・±・＋	－・±・＋	－・±・＋	－・±・＋
喉頭侵入/誤嚥：嚥下後	－・±・＋	－・±・＋	－・±・＋	－・±・＋	－・±・＋
Silent Asp.（不顕性誤嚥）	－・±・＋	－・±・＋	－・±・＋	－・±・＋	－・±・＋
むせ	－・±・＋	－・±・＋	－・±・＋	－・±・＋	－・±・＋
嚥下反射	－・±・＋	－・±・＋	－・±・＋	－・±・＋	－・±・＋

＜コメント＞

習慣的に使われていることを考慮したうえでビデオ嚥下造影検査(VF)を使うことにする.

②障害児(者)と成人の主な違い

　障害児(者)では成人に比べて検査への協力が得られず,指示に従うことが難しいことが多い.さらに次に示すようなさまざまな特殊性を考慮する必要がある.

・検査室が通常の食事場所と異なるために食べなかったり,泣いたりして本来の嚥下状態が評価できないこともある.そのため検査食を与えるのは母親等の家族にやってもらうことも多い.

・体の変形や拘縮,さらに筋緊張等によって姿勢保持が難しく,検査に用いる椅子や台等の器具に工夫が必要.特に頭部を安定させることが難しいので介助者が手で支える場合もある.

・指示による嚥下の開始が困難なことが多く,自由嚥下による評価が基本となる.そのため子どもによっては口腔内に検査食を溜め込んだままいつまでも嚥下しないこともあり,検査時間が必要以上に長くなることもある.

・検査食は成人では検査の必要性を理解してもらえれば,味が悪くても受け入れてくれることもあるが,障害児(者)では嫌いな食物を使うとなかなか嚥下しないだけでなく,好きな食物に比べてむせたり,誤嚥したりする可能性が高くなる.造影剤はできるだけ甘い味のものを用いるようにする.

・乳児嚥下から成人嚥下という発達的な変化を踏まえたうえでの正常,異常の診断評価を行っていくことが重要である.乳児嚥下がどのような経過で成人嚥下に移行していくかについてはまだよくわかっていないが,次のような特徴がある.原始反射(吸啜反射)に基づく舌の前後運動によって営まれるサックリングはおおよそ生後6カ月頃まで認められる.上下顎は接触せずに歯槽提の間に舌が介在している.下顎は顔面神経支配の顔面筋の収縮と上下顎間に介在している舌によって安定している(成人嚥下では下顎は三叉神経支配の筋の収縮によって安定).

・X線被曝による影響は小児のほうが成人よりも大きいために,照射時間がかなり制限される.放射線被曝をコントロールするための最も明確な方法は,X線照射時間を最小限度にすることであり,1歳未満の乳児の液体摂取の検査については60〜90秒以内,6カ月〜3歳までの小児の離乳食摂取検査では2〜3分以内が適切であるとされている[5].

③小児と成人の解剖学的な違い

　VF画像を評価する際の解剖学的な名称を図6-1〜6-3に示す.成人に比べて新生児では口腔容積が小さく,相対的に舌が大きく,下顎が小さく,披裂軟骨が相対的に大きく,喉頭の位置が高い等という特徴がある.新生児と成人の喉頭の違いについては,新生児では披裂軟骨自体が大きく,声帯と仮声帯は太く,声帯靱帯は相対的に短いとされている[6].また喉頭蓋軟骨は甲状軟骨や輪状軟骨や舌骨に比べてその形態が未成熟である.

　また,骨の石灰化が不十分なために舌骨や喉頭の軟骨等の硬組織や声帯等の軟組織をVF画像上で確認することが難しいので,診断時に咽頭期嚥下の開始時期の同定や喉頭侵

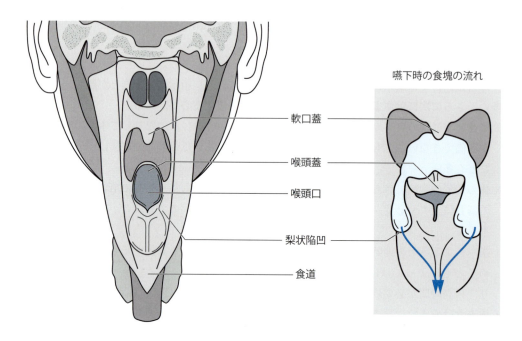

嚥下時の食塊の流れ

軟口蓋
喉頭蓋
喉頭口
梨状陥凹
食道

図6-1 咽頭・喉頭の解剖①

入と誤嚥の鑑別等が成人に比べて難しいことが多い．

1) 基本装置

　基本的に必要な機材はX線透視装置，ビデオ録画機器，モニターテレビ，マイクロフォン，姿勢保持のための座位装置である．とりわけマイクロフォンは検査に使用している食材名や造影剤名の他，子どもが泣いている場合等の検査の状況を記録するだけでなく，誤嚥とむせている音との関係を明確にしていくうえで欠かすことのできない機材といえる．

2) 造影剤

　造影剤としては硫酸バリウム（濃度：重量％で30〜40％）でも注意しながら使用すれば安全に検査できるが，誤嚥のリスクが高く，喀出力が弱いケースでは低浸透圧性非イオン系ヨード造影剤を使用するのが安全である．多くの低浸透圧性非イオン系ヨード造影剤は，苦味があるため実際より悪い検査結果を生ずる可能性があるが，甘みのあるビジパーク®を使用することでこの問題は避けられる．少量投与の場合は唾液により希釈されるので原液か2倍まで希釈し，多くの量の投与では2.5〜3倍希釈する．アレルギー検査を行う場合は，下口唇粘膜に2〜3倍希釈した造影剤をつけて，口唇粘膜の腫脹発赤や他の部分に発疹が出ないか10分以上観察してから検査を開始する必要がある[7]．

3) 検査食物

　検査に際しては造影剤に種々の食物や液体，増粘剤等を混ぜて用いるが，小児の場合は特に日頃から好んでいる味に近づける必要がある．国内では硫酸バリウムは粉末が主体で，一部ゲル状のものもあるがあまり使われていない．

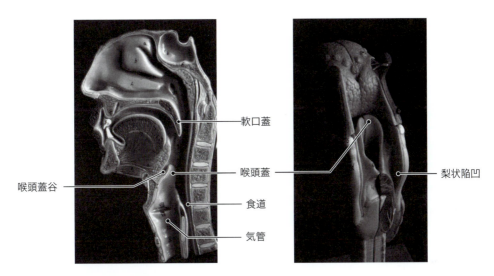

図6-2 咽頭・喉頭の解剖②

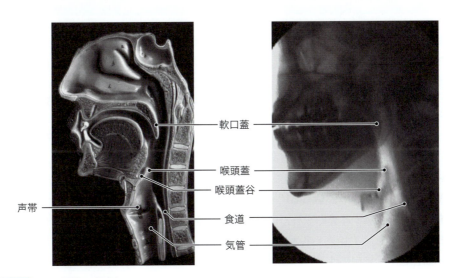

図6-3 VF画像の解剖

　固形食を検査に使う場合には硫酸バリウム粉末に水ととろみ調整食品を加えてペースト状のバリウムをつくっておき，おにぎりや食パン等に絡ませて用いることもできる．固形食は咀嚼が可能な人に用いるので，バリウムクッキーのようにあらかじめ均一にバリウムを混ぜ込んだものを用いなくても，咀嚼中に食物と造影剤が十分混ざるので，実用上はペースト状のものがあればさまざまな食形態のものに用いることができる．

4）主な用語の定義

　食物や液体が気道内に入った場合，その位置が声帯（声門）よりも上であれば喉頭侵入（laryngeal penetration）といい，声帯（声門）よりも下に入った場合を誤嚥（aspiration）という

表6-7 VFに用いる主な用語の定義

喉頭侵入，喉頭流入 (laryngeal penetration)	食物等が喉頭に入るが，声帯よりも上にある状態
誤嚥（aspiration ）	食物あるいは液体が声帯よりも下に入ること
不顕性誤嚥（silent aspiration）， 無症候性誤嚥，むせのない誤嚥	誤嚥を起こしているにもかかわらず，むせや呼吸苦， 声の変化等，他覚的に誤嚥の兆候がみられない場合 （誤嚥が起きてから20秒以内に明瞭な咳が出ない 場合とすることもある[8]）
早期咽頭流入（premature spillage, passive leakage, premature leakage, premature bolus loss）	嚥下反射が誘発される前(準備期または口腔期)に食 塊が咽頭や喉頭に流入すること．積極的な舌運動に よって引き起こされるのではなく，むしろ消極的に 流れ込んでしまう場合をいう

(Logemann, 1998)[9] (藤島，2000)[10]

表6-8 誤嚥の分類

分類	原因
嚥下前の誤嚥 （aspiration before the swallow）	① 嚥下口腔相において舌のコントロールが不良 ② 嚥下反射の遅れまたは休止
嚥下中の誤嚥 （aspiration during the swallow）	・喉頭閉鎖が不良（①声帯の閉鎖，②喉頭口の閉鎖， ③喉頭蓋の閉鎖）
嚥下後の誤嚥 （aspiration after the swallow）	・喉頭蓋谷や梨状陥凹に貯留した食塊があふれて気道 に入る

(Logemann, 1983)[11]

（**表6-7**）[8-10]．そして嚥下反射が起こる時期によって嚥下前誤嚥，嚥下中誤嚥，嚥下後誤嚥の3つに分類されている（**表6-8**）[11]（p24～参照）．

摂食嚥下リハ領域や耳鼻咽喉科では誤嚥を起こしているにもかかわらず，むせや咳き込みが出ない場合をサイレントアスピレーション（silent aspiration）というが，邦訳については不顕性誤嚥，無症候性誤嚥，むせのない誤嚥等がある．一方，内科や老年科では高齢者等が臥位，または夜眠っている間に唾液等を誤嚥することをマイクロアスピレーション（micro aspiration）というが，これも不顕性誤嚥と邦訳されている．不顕性誤嚥という言葉はmicro aspirationとsilent aspirationの両方の訳語として使われているので，どちらの意味で用いられているのかを区別する必要がある．

また，誤嚥の評価法として8段階評価がある[12]．この評価法は造影剤が気道のどの程度の深さまで入ったかということと，気道に入った造影剤が排出されたかどうかをみるものである（**表6-9**）．

早期咽頭流入（premature spillage）は咽頭期嚥下が開始される前（準備期ないしは口腔期）に食物や液体がコントロールを失って咽頭や喉頭に漏れ落ちてしまう状態であるが，誤嚥はこのようなときに起こりやすい．早期咽頭流入は積極的な舌運動によって引き起こされるのではなく，むしろ消極的に流れ込んでしまった場合をいう．

64

❻ 摂食機能の評価と診断

| 表6-9 | 8ポイント 喉頭侵入−誤嚥スケール |

カテゴリー	スコア	評価基準内容
喉頭侵入/誤嚥なし	1	造影剤は気道内に認められない
喉頭侵入あり	2	造影剤は気道で認められるが，声帯よりも上で，残留なし
喉頭侵入あり	3	造影剤は声帯より上で，残留がはっきり認められる
喉頭侵入あり	4	造影剤は声帯と接触しているが，残留なし
喉頭侵入あり	5	造影剤は声帯と接触していて，残留がはっきり認められる
誤嚥あり	6	造影剤は声門を通過し，声門下の残留ははっきり認められない
誤嚥あり	7	造影剤は声門を通過し，患者の（造影剤を排出しようとする）反応があるにもかかわらずはっきりした残留あり
誤嚥あり	8	造影剤は声門を通過し，患者の（造影剤を排出しようとする）反応もなくはっきりした残留あり

※1　括弧内は訳者による補則
※2　健常成人では通常はスコア1〜2であるが，高年齢（60歳以上）ではスコア3になることもある
※3　不顕性誤嚥（silent aspiration）はスコア8

(Rosenbeck et al, 1996)[12]

| 表6-10 | Feinbergによる嚥下分類（移行相に認められる2つの嚥下タイプ） |

one-step motion	口腔期の舌運動によって食塊頭部が咽頭に入るとすぐに嚥下反射が誘発される
two-step motion	大部分ないし全部の食塊が咽頭に運ばれた後に嚥下反射が誘発されるまでにはっきりとした休止が起こる

　咽頭期嚥下が誘発される前に喉頭蓋谷や梨状陥凹などに食塊が溜まる場合を貯留（pooling）といい，嚥下後に食塊が残る場合を残留（residue）という．また，食塊の先端部を食塊頭部（bolus head），食塊の後端部を食塊尾部（bolus tale）とよんでいる．

④ VF上の成人嚥下と乳児嚥下の違い

　VF上で乳児に認められる乳児嚥下には2つのタイプの嚥下パターンがあるといわれ，1つはミルクが咽頭に流入すると同時に嚥下反射が誘発される場合（休止しないタイプ）で，もう1つはいったん咽頭に貯留し，しばらく休止してから嚥下反射が誘発される場合（休止するタイプ）である[13]．

　一方，別の研究者によれば，乳児の吸啜時の嚥下反射が誘発される直前の食塊の位置について4つのタイプがあるという[14]．食塊がいったんどこに集められるかは別として，乳児嚥下では従来の成人嚥下とは異なる様相を呈していると考えられる．

　一方，成人嚥下においてもFeinberg[15]は口腔期から咽頭期にかけての移行相とよばれる時期に，one-step motionとtwo-step motionの2つのタイプがあるとしているが，乳児嚥下と同じような特徴をもっている（表6-10）．すなわちone-step motionは，口腔期の舌運動によって食塊が咽頭に入るとすぐに嚥下反射が誘発されるもので，乳児嚥下における

65

「休止しないタイプ」と同様である．またtwo-step motionは，大部分の食塊が咽頭に運ばれた後に明確な休止が起こってから嚥下反射が誘発されるもので，乳児嚥下における「休止するタイプ」と同様である．

　乳児嚥下では，乳首を用いてミルクという液体を原始反射に基づくサックリングによる吸啜によって嚥下に移行しているので，成人嚥下のようにコップやストロー等から随意的に飲むこととは基本的には異なる機序によると考えられるが，VF画像上の食塊の移動状態だけをみるうえでは同様の所見が認められる．近年，ヒト乳幼児を用いるVF研究が倫理上の理由から困難となり，その後の新たな乳児嚥下に関する報告がないため十分解明できていないのが実情である．そこで本書では乳児嚥下，成人嚥下どちらの場合でもFeinbergの嚥下分類にしたがって，休止しないタイプをone-step motionとし，休止するタイプをtwo-step motionとよぶことにする．

⑤ VFによる咽頭期嚥下の嚥下動態と食塊移送の評価

　咽頭期嚥下では，一定の順序で嚥下に関連する筋群が収縮し[16, 17]，喉頭を挙上させることで誤嚥を防ぎ，食塊を咽頭から食道へ移送する．健常成人では，嚥下時の舌骨および喉頭の運動は上方移動と前方移動に大別され，上方移動により喉頭を閉鎖して誤嚥を防ぎ，その後の前方移動で食道入口部の開大を補佐する役割がある[18]．舌骨と喉頭は靱帯で連結していることから，VFで舌骨の動きを観察することは，同時に喉頭の動きについても評価していることになり，VFで舌骨運動を観察できる場合には，嚥下障害の要因特定に重要な情報を得ることができる．

　その一つとして，障害児では舌骨が上方移動すべきときに後方に牽引される場合や，舌骨運動全体が乏しい場合があり，身体の変形や筋緊張の異常が嚥下時の舌骨運動に影響を与えているとする報告がある[19]．舌骨運動の異常や不足は誤嚥の危険性を高めるため，その要因を探索し，適切な支援につなげる必要がある（図6-4）．

　また，食塊移送の状態に対する嚥下運動の"遅れ"や"ずれ"を検出することも，VFの重要な評価項目である[20]．一般的には，舌骨や喉頭の挙上開始時の食塊移送の状態を評価し，正常嚥下と比較することで障害を判定する．しかし障害児では，VFで舌骨や喉頭が鮮明に映らないことが多いため，嚥下運動の開始を舌骨や喉頭以外のものを指標として評価する必要性がある．

　舌骨や喉頭の挙上開始時に代わって，舌根部と咽頭後壁が接触したときの食塊の位置を正常嚥下と比較した報告では，ペースト状の食品を嚥下するときの舌根部と咽頭後壁の接触時の食塊位置に関して，大部分の健常成人では食塊が喉頭蓋谷を通過することはなかったが，障害児では食塊が喉頭蓋谷を通過し，下咽頭に流入していた人数の割合が多かったとしている[21]（図6-5，図6-6）．

　健常乳児の哺乳時にも嚥下開始前に食塊が下咽頭に流入することがあると報告されているが[14, 22]，健常乳児の場合には，喉頭が高い位置にあることにより誤嚥の危険性は低い．そして，健常乳児は成長に伴って喉頭の位置が下がることにより誤嚥の危険性が高まるはずであるが，実際には誤嚥が問題となることはほとんどない．これは，健常乳児は成長に

❻ 摂食機能の評価と診断

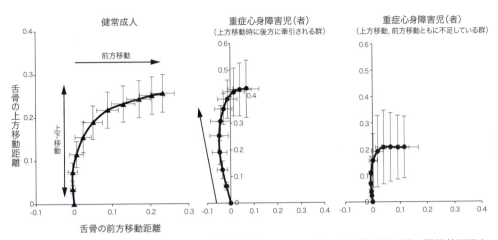

健常成人と重症心身障害児(者)の嚥下時舌骨移動について，第二頸椎前下端と第四頸椎前下端を結ぶ線分を基準線とした座標上で測定した結果の各群における舌骨移動距離の平均値と95％信頼区間を示す．重症心身障害児・者の舌骨移動軌跡は，健常成人に比較すると舌骨の上方移動時に後方に牽引される群と，上方移動と前方移動がともに不足している群に大別された．舌骨の上方移動時に後方に牽引される群は，腹側の舌骨上筋群の筋長が健常群よりも延長しており，頭部後屈姿勢をとりやすい重症心身障害児者の嚥下時舌骨移動の特徴と考えられた．また，上方移動と前方移動がともに不足している群は，低緊張型の脳性麻痺や遺伝子疾患等が多く含まれ，筋緊張低下による筋出力の不足が嚥下時舌骨運動に影響を与えていると推測された[19]．

図6-4　障害児の嚥下時舌骨移動の特徴

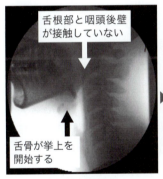
舌骨挙上開始時

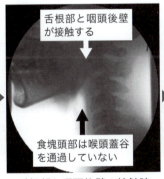
舌根部と咽頭後壁の接触時

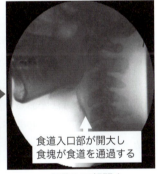
食道入口部開大
食塊頭部が食道を通過

図6-5　健常成人の嚥下動態

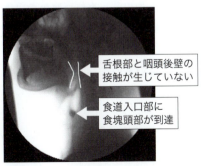

図6-6　食塊の移送状態に対して嚥下運動の開始が遅れている障害児のVF画像

伴って嚥下機能も成熟していくためと推測される．一方，障害児に関しては身体の成長が著しい時期に誤嚥が問題となることも多く，摂食嚥下機能が未熟な段階に留まることが多いにもかかわらず，成長に伴い喉頭の位置が下がるといった機能と解剖学的構造の成長の不均衡が現れることが要因の一つと考えられる．

❸ VE（ビデオ嚥下内視鏡検査）

　VEは内視鏡を鼻から挿入して嚥下時の咽頭および喉頭部での食塊の移動状態等を観察する方法である．元々，耳鼻咽喉科で耳鼻科的疾患や嚥下のスクリーニング検査として行われているものであるが，近年VFの欠点を補うものとして発展してきた嚥下検査法である（表6-11）．X線被曝等の侵襲がなく，しかもベッドサイドで行え，さらにリハ訓練のバイオフィードバックの道具としても活用できる等，VFにはない長所をいかして今後さらに発展していくものと考えられる．

　VFとの大きな違いはVFが嚥下全体の動きを継続的に評価できるのに対して，VEは嚥下の瞬間を記録することができず，嚥下の直前と直後の映像しか評価できない点である．しかし，食物が咽頭部でどのように移動していくかを実像で見ることができるので，患者や家族に説明する際には極めて有効なものと考えられる．

①基本装置

　検査に必要な器具は，有効長300mmくらいの鼻咽腔用内視鏡本体（できるだけ口径の小さい物），ビデオ録画装置，モニターテレビ，光源，マイクロフォン等である．経費をあまりかけずに手軽に映像を記録する方法としては，内視鏡の接眼部に家庭用ビデオカメラを直接接続する方法がある（図6-7）．この場合，内視鏡用ビデオアタッチメントとステップアップリングを使う必要があるが，モニターはビデオカメラのものを使い，音声もビデオカメラから画像と一緒に録音されるので，他には内視鏡用の光源があればよい．

②検査食物

　VFと異なり，造影剤を食材に混ぜる必要がないが，粘膜の色とはっきり区別できる食物を使う必要がある．筆者のこれまでの経験では，ヨーグルトや牛乳，杏仁豆腐等の白色の食物がよい．味については子どもの好みを考えて適宜甘味料や増粘剤を加える．緑色の食品色素等を食物や液体に混ぜる方法もあるが，味が変わってしまうのと，粘膜との識別が白色の食物に比べて劣ると考えられる．検査食として適さないものとしては，粘膜色と同化しやすいコーヒーやコーラ，透明のもの等がある．

❻ 摂食機能の評価と診断

表6-11 ビデオ嚥下内視鏡(VE)評価用紙

ビデオ嚥下内視鏡(VE)評価用紙 1805

カルテ No. _____

氏名_____ 男・女 年齢 歳 カ月 検査者_____ 担当ST_____

検査日 20 年 月 日

検査時の状況:覚醒レベル(覚醒・傾眠),態度(普通・泣く・多動),体幹角度(°, °, °)
・手術既往歴:頭蓋顔面・唇顎口蓋裂・気管切開・扁桃切除・アデノイド切除・胃瘻形成・喉頭気管分離
　その他 _____
・鼻出血の既往(あり・なし)経鼻チューブ(あり・なし),検査時の経管(入れたまま・はずして),内視鏡挿入部位(右・左)

●安静時の解剖・機能所見　　　　　　　　　　記録開始:　　　分　　秒

喉頭蓋:

喉頭蓋谷:

声帯:

披裂:

梨状陥凹:

●重要観察部位のビデオ開始位置
①開始　　　分　　　秒
内容:
②開始　　　分　　　秒
内容:
③開始　　　分　　　秒
内容:
④開始　　　分　　　秒
内容:

●摂食時
・検査食:①　　　　　②　　　　　③　　　　　④　　　　　⑤

	① トロミ/ °	② トロミ/ °	③ 液体/ °	④ 液体/ °	⑤ 固形食/
鼻咽腔逆流	−・±・+	−・±・+	−・±・+	−・±・+	−・±・+
早期咽頭流入					
喉頭蓋谷	−・±・+	−・±・+	−・±・+	−・±・+	−・±・+
梨状陥凹(左・右)	−・±・+	−・±・+	−・±・+	−・±・+	−・±・+
喉頭蓋谷貯留	−・±・+	−・±・+	−・±・+	−・±・+	−・±・+
梨状陥凹貯留	−・±・+	−・±・+	−・±・+	−・±・+	−・±・+
喉頭蓋谷残留	−・±・+	−・±・+	−・±・+	−・±・+	−・±・+
梨状陥凹残留	−・±・+	−・±・+	−・±・+	−・±・+	−・±・+
喉頭侵入/誤嚥	−・±・+	−・±・+	−・±・+	−・±・+	−・±・+
むせ	−・±・+	−・±・+	−・±・+	−・±・+	−・±・+

<コメント>

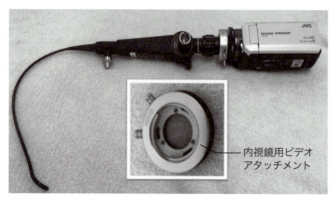

図6-7　家庭用ビデオカメラを用いたVE装置

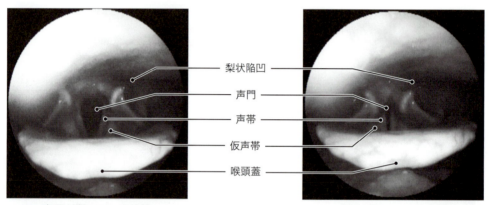

声門が開いている状態　　　　　　　　声門が閉じている状態

図6-8　VE画像の解剖

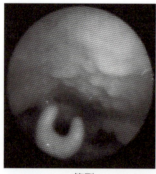
筒型

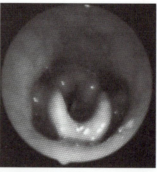
U字型

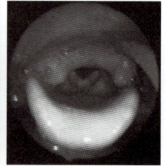
靴べら型

図6-9　喉頭蓋の形態分類の試み

③VEの解剖

　内視鏡で見たときの成人の解剖は図6-8に示したとおりである．しかし，小児の場合には成人と異なり解剖構造に違いがみられる（図6-9）．試しに喉頭蓋の形態をおおよそ3つに分類してみると，成人では「靴べら型」が一般的であるが，小児では「筒型」や「U字型」が

6 摂食機能の評価と診断

表6-12 VEの評価項目

安静時の評価	・咽頭，喉頭の形態の個人差（年齢差，男女差） ・唾液や粘液の貯留状態，呼吸雑音との関連性
摂食時の評価	・早期咽頭流入 ・喉頭蓋谷（貯留，残留） ・梨状陥凹（貯留，残留） ・喉頭侵入（誤嚥？）

みられることも多い．「筒型」や「U字型」では喉頭腔内を観察するのが難しいため，成人のように声門より下の部分の観察ができず，誤嚥の診断は難しいことが多い．成長に伴って喉頭蓋の形がどのように変化していくのかはまだよくわかっていない．

④検査手順

内視鏡の挿入の際にキシロカインゼリー2%®を使うこともあるが，咽頭に流れ込むと嚥下動作に影響を与える可能性があるので，局所麻酔を含まない医療用ゼリーを使うほうが望ましいと考えられる．内視鏡の位置は通常は喉頭蓋のすぐ上のところに先端部を置き，喉頭蓋，梨状陥凹，披裂，喉頭腔内の声帯（声門）等を観察する．

⑤評価項目

食物等を実際に食べさせる前に，あらかじめ咽頭や喉頭等の解剖学的な構造について評価しておく（表6-12）．喉頭蓋や披裂，声帯（声門）等の形態は，成人においても男女差や個人差があるが，障害児(者)では子どもの年齢等によっても，成人よりもさらに形態のバリエーションが認められることが多い．指示に従える子どもの場合には，発声をさせた状態で声帯(声門)や披裂等がどのように動くかを調べておくとよい．

唾液等が咽頭へ流入している状態や呼吸雑音が認められる場合は，雑音の発生の原因等を調べておく必要がある．

実際に食物(固形食または液体)を与えた場合には，早期咽頭流入，喉頭蓋や梨状陥凹等への貯留，残留，喉頭侵入等を主に評価していく．

4 咳反射テスト

咳反射テスト（咳テストともいう）は超音波ネブライザーを用いてクエン酸や酒石酸等の希釈液を吸入させ咳反射を誘発させるもので，咳反射が出ない場合には不顕性誤嚥を疑う．

検査法にはいくつかあり，成人を対象とした検査の例では1%（重量）クエン酸生理食塩水溶液を経口から超音波ネブライザーで吸入させ，1分間の咳の回数を測定する．5回以上であれば正常，4回以下であれば不顕性誤嚥を疑う[23]．一方，重症心身障害児（者）を対象とした検査の例では，20%酒石酸を吸入させ，咳が出るまでの時間を測定し，30秒

以上咳が出ない場合は不顕性誤嚥を疑う[24]．小児や障害児では検査時間はできるだけ短いほうがよく，前者に比べて後者のほうがよいと思われる．

浅野ら[24]によれば，重症心身障害児(者)の場合，何らかの摂食嚥下障害は幼少期より存在し，嚥下障害と共存しながら生活しているため，成人領域での概念や基準をそのまま当てはめることはできないという．たとえば，成人領域で経口摂取不可とされる唾液誤嚥は，重症心身障害児(者)ではしばしば遭遇する状態であるが，日常体位の工夫や吸引等を行うことにより，長年発熱等の臨床症状を認めず，経口摂取を継続できている例も存在する．また，VFで気管内誤嚥を認めても，長期にわたって発熱や肺炎を認めない症例が存在し，VFの誤嚥所見のみで安易に摂食の限界を見極めることは困難であるとしている．そして咳反射テストは，気道防御反応の低下を検出できる有用な検査方法であり，誤嚥性肺炎発症のリスクを検出する客観的評価法として活用できると述べている．

咳反射テストは短時間に行える簡易な方法であるが，あくまでもスクリーニング検査であり，この結果だけで安易な診断を下すのではなく，臨床経過やVFやVEなどの所見を踏まえたうえで総合的に判断することが重要である．

5 頸部聴診法

頸部聴診は聴診器を用いる方法とマイクロフォンや加速度計を用いて録音して音声波形等を分析したりする方法があるが，臨床的には聴診器による方法が一般的であるので，ここではその概要を述べる．

小児の頸部聴診については詳細に記載されているものはなく，Arvedsonら[25]によれば，頸部聴診はせいぜいスクリーニング検査としては役に立つが，確定診断に用いるには適切ではないと述べている．

①目的と適応

頸部聴診は頸部の喉頭上に聴診器を当てて，嚥下音や呼吸音を聴くことで臨床評価の一助として用いられる方法である．一般的に頸部聴診では嚥下音と呼吸音に分けて評価している．

頸部聴診はほとんどすべての摂食嚥下障害に適応できるが，とりわけ呼吸障害を有する子どもの嚥下状態の臨床評価をする際には重要であると考えられる．また，VFやVEの適応症を決める場合のスクリーニング検査としても用いられる．前述したように頸部聴診単独で誤嚥の確定診断をすることは難しいが，VFやVEの際に同時に嚥下音や呼吸音を録音することで，画像と音声との関連がより明確になり，頸部聴診の判定精度を高めることができると考えられる．

②検査方法

成人に比べて小児は首が短いので，聴診器が嚥下の妨げとならないようにチェストピー

6 摂食機能の評価と診断

表6-13 頸部聴診法の活用法

［評価項目］呼吸雑音，嚥下音
● 摂食前，摂食中，摂食後の呼吸雑音の比較
● 姿勢の違いによる呼吸雑音の比較
● 液体，固形食等食物性状の違いと嚥下音
● 嚥下直前の呼吸が吸気か呼気かのチェック

［利点］
● 臨床場面で手軽にいつでも使える
● VFやVEとの併用による誤嚥の予測

［欠点］
● 誤嚥の有無についての確定診断はできない
● 術者の習熟度によって評価が異なる

スは新生児用の最も小さいものを用いるとよい．通常，チェストピースは側頸部に当てるが，乳幼児では首が短いうえに頭部が前傾しているためオトガイ下部や顎下三角部に当てる．食事前に呼吸雑音が著しい場合は吸痰してから行うとよい．

③評価項目

　小児について呼吸音や嚥下音について筆者は以下のような項目について行っているが，さらなる検討が必要と思われる（表6-13）．脳性麻痺児等では呼吸音や嚥下音が姿勢や筋緊張等によってどのような影響を受けるかについても調べるとよいであろう．

・呼吸雑音

　食事前，食事中，食事後の吸気と呼気の雑音を比較する．特に嚥下の直前と直後の変化を聴く．また声を出せる子どもの場合，嚥下後に声の質が変わるか否かを聴く．声が震えるような場合（湿性嗄声）は声帯（声門）に食物ないし分泌物等が付着している可能性がある．食事中に呼吸雑音が増える場合は咽頭への食物等の貯留や残留や分泌物等の増加が考えられるので，食事を中断してから何分くらいで雑音が消失するかを調べる．このような場合は，連続して食べさせるのではなく何口か与えてから雑音が消えるまでしばらく休みを挟む場合もある．さらに必要に応じてVEやVFを実施する．

・嚥下音

　乳幼児では頸部の観察だけでは嚥下動作の確認が難しいことがあるので，その場合は頸部聴診で確認する．また，嚥下反射が誘発されない場合には，精製水を0.5～1mℓくらいをシリンジで口腔内に注入し，頸部聴診しながら嚥下反射の有無を調べる．食物内容によって固形食，半固形食，液体による音の違いについても検討するとよい．

📖 文 献

1) 尾本和彦・他：摂食障害児の口腔機能評価．小児歯誌 **24**(1)：138-145, 1986.
2) 金子芳洋 (監修)，尾本和彦 (編)：障害児者の摂食・嚥下・呼吸リハビリテーション，医歯薬出版，2005, pp 131-152.
3) 浅野一恵・他：発達期摂食嚥下障害児 (者) のための嚥下調整食分類2018．日摂食嚥下リハ会誌 **22**(1)：59-73, 2018.
4) Logemann JA：Manual for the Videofluorographic Study of Swallowing, 2nd ed, Pro-ed, Austin, Texas, 1993.
5) Arvedson J, Lefton-Greif MA：Pediatric Videofluoroscopic Swallow Studies, Texas, Communication Skill Builders, San Antonio, 1998.
6) Bosma JF：Functional anatomy of the upper airway during development. In Respiratory function of the upper airway, Mathew OP, Saint'Ambrogio G (eds), Marcel Dekker, New York, 1988.
7) 北住映二：小児の摂食嚥下機能評価．小児外科 **42**(3)：237-241, 2010.
8) Arvedson J et al：Silent aspiration prominent in children with dysphagia. *Int J Pediatr Otorhinolaryngol* **28**(2-3)：173-181, 1994.
9) Logemann JA：Evaluation and Treatment of Swallowing Disorders, 2nd ed, Pro-ed, Austin, Texas, 1998.
10) 藤島一郎(編)：よくわかる嚥下障害，永井書店，2000.
11) Logemann JA：Evaluation and Treatment of Swallowing Disorders, 1st ed, Pro-ed, Inc., Austin, Texas, 1983, pp68-69.
12) Rosenbeck JC et al：A Penetration-Aspiration Scale. *Dysphagia* **11**：93-98, 1996.
13) Kramer SS：Special swallowing problems in children. *Gastrointestinal Radiology* **10**：241-250, 1985.
14) Newman LA et al：Videofluoroscopic analysis of the infant swallow. *Invest Radiol* **26**(10)：870-873, 1991.
15) Feinberg MJ：Radiographic techniques and interpretation of abnormal swallowing in adult and elderly patients. *Dysphagia* **8**：356-358, 1993.
16) Kendall KA et al：Sequence variability during hypopharyngeal bolus transit. *Dysphagia* **18**：85-91, 2003.
17) Okada T et al：Dynamic change in hyoid muscle length associated with trajectory of hyoid bone during swallowing: analysis using 320-row area detector computed tomography. *J Appl Physiol* **115**：1138-1145, 2013.
18) Ishida R et al：Hyoid motion during swallowing：factors affecting forward and upward displacement. *Dysphagia* **17**：262-272, 2002.
19) 中村達也・他：重症心身障害児者の嚥下時舌骨運動の特徴–成人嚥下との比較–．日摂食嚥下リハ会誌 **22**(3)：205-213, 2018.
20) 梅﨑俊郎：嚥下の神経機構．高次脳機能研 **27**(3)：215-221, 2007.
21) 中村達也・他：重症心身障害児者のペースト食品嚥下開始時の食塊頭部の位置．日摂食嚥下リハ会誌 **22**(3)：185-192, 2018.
22) 蓜島弘之・他：エックス線テレビによる9か月乳児の嚥下動態の観察–乳児嚥下と成人嚥下の比較–．日摂食嚥下リハ会誌 **1**：33-44, 1997.
23) 若杉葉子・他：不顕性誤嚥のスクリーニング検査における咳テストの有用性に関する検討．日摂食嚥下リハ会誌 **12**(2)：109-117, 2008.
24) 浅野一恵・他：重症心身障害児者の誤嚥性肺炎発症リスク検出における酒石酸咳反射テストの有用性．日摂食嚥下リハ会誌 **15**(2)：183-189, 2011.
25) Arvedson JC, Brodsky L：Pediatric Swallowing and Feeding-Assessment and Management-, 2nd ed, Singular Thomson Learning, San Diego, California, 2002.

基 礎 編

7 姿勢運動と食べる機能の発達

　食べる機能を育てるためには，食行動の発達だけではなく，身体的・精神的・社会的発達を含め，子どもを統合的にとらえる必要がある[1]．さらに，乳幼児期から思春期，青年期にかけて，それらがどのように変化していくのかを見通し，その発育や発達の特徴を踏まえた取り組みを進めていくことが求められる．

❶ 離乳開始の時期

　離乳開始の目安は，月齢や体重，食物への興味関心の芽生え等，さまざまであるが，ここでは姿勢運動と食べる機能の発達という観点から解説する．

　出生した乳児は，哺乳反射によりすぐに乳首を口の中にとらえ，吸啜とよばれる動きで乳汁を取り込んでいく．哺乳反射は乳汁を取り込むには最適な機能だが，食物を捕食し嚥下するには不都合な動きであり，この反射がある程度消失していることが離乳開始の目安となる[2]．

　反射で乳汁を取り込んでいる間は，口だけでなく頸，肩，その他全身にわたって非常に強い力が入っている．こうした哺乳行動が，定頸をもたらすきっかけになっており，この定頸が離乳を始めるもうひとつの目安である．食べるために必要な定頸とは，食事時間全般を通して無理なく安心して食べることのできる頭部のコントロール機能である．食物を安全に食べ進めるためには，口を閉じて嚥下する機能（成人嚥下）が必要となる．このとき，取り込んだ食物が気道に入り込まないように気道の入り口となる喉頭を引き上げ，喉頭蓋でその入り口を塞ぐ．こうした喉頭や喉頭蓋の動きは頸部の前面筋が担っており，この筋が一定の張力を発揮するためには頭部が安定した状態を保持できていなければならない．

　一般的には月齢を目安に離乳を開始することが多いが，このとき，反射の有無や頭部の

安定性に関しても確認したい．無理して食べ進めることが，かえって発達を遅らせる原因になりかねないからである．種々の理由で頭部が不安定な場合は，1回の食事の量や時間を調整し，さらに，ハンドリングもしくは椅子等で姿勢を安定させるなどして，無理なく安心して食べることのできる状態をつくる必要がある．

2 運動発達と食べる機能の関係[3]

定型的な運動発達の過程では，3カ月を過ぎた頃から腹臥位，背臥位ともに対称性や正中線定位が優位となる．対称的な腹臥位（図7-1）は，繰り返し行われる頭頸部の伸展活動により，左右の上肢肩甲帯の支持性を高め，拮抗筋である屈曲筋を賦活し，正中線上における頭部のコントロール機能を高めていく．

背臥位では，手と手を胸の前で合わせたり（図7-2），引き上げた足を持つ（図7-3）等し

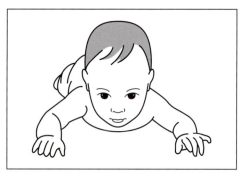

繰り返される頭頸部の伸展活動が，左右の上肢肩甲帯の支持性を高め，拮抗する屈筋群を賦活し，正中線上における頭部のコントロールを高めていく．

図7-1 対称的な腹臥位

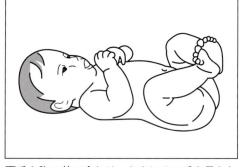

両手を胸の前で合わせ，ときにその手を見たりなめたりして遊ぶ．結果，頭部は顎を引き正中線上で保持することが増していく．

図7-2 背臥位（胸の前で手を合わせる）

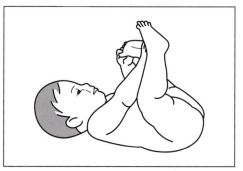

頭頸部や肩甲帯の安定が，足を引き上げ持って遊ぶ等を可能にする．この活動は腹筋群も賦活し，その後の座位の発達にも貢献する．

図7-3 背臥位（足を持つ）

7 姿勢運動と食べる機能の発達

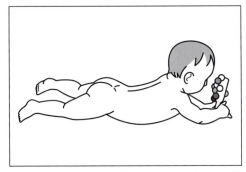

上肢肩甲帯の支持性が高まると，肘が肩より前に出せる（体重支持が前腕から肘に移行する）ようになり，手の自由度も増す．

図7-4　腹臥位肘支持

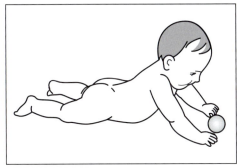

上肢肩甲帯の支持性がさらに高まると，重力に抗して頭部体幹を持ち上げることができるようになる．このとき，頭部が軽度前屈位（顎を少し引いた状態）で保持できていて，手指が緩み開いていることが望ましい．

図7-5　腹臥位手支持

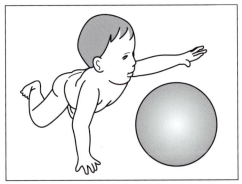

四つ這いで起こる体重移動は，手の多様な感覚を刺激し，特に母指を動かす筋群を発達させ，手のアーチ形成に貢献する．

図7-6　四つ這い

て遊ぶ様子が頻繁にみられるようになる．こうした活動の積み重ねが，頭頸部や肩甲帯，上部胸郭をさらに安定させ，この安定が舌や顎を動かす筋を賦活する基盤となる．同時に，腹筋群も賦活され下部胸郭や骨盤帯に安定性をもたらし，座位機能の発達も加速する．腹臥位，背臥位ともに，対称性，正中線定位は口腔機能の発達に欠かせない．

　腹臥位はその後，肘支持（図7-4）から手支持（図7-5），四つ這い（図7-6）へと発達していく．この肘支持から四つ這いへの発達が，種々の姿勢保持筋を強化し，重力に抗した伸展活動を可能にする．この伸展活動が，座位の安定に必須であり，口唇，舌，顎運動を成熟させる基盤となる（図7-7）．また，上肢肩甲帯のさらなる安定と相まって，肩の外旋や前腕回外の動きを伴った遊び（図7-8）を可能とし，こうした活動が手づかみ食べや食具操作の発達につながっている．

　腹臥位手支持や四つ這いが積極的に行われている間，支えている手掌の中では，体重の

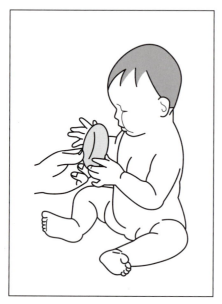

重力に抗した伸展活動による体幹の安定が，口唇や舌，下顎の運動を伴った頭部のコントロール機能や手指の運動発達を成熟させる基盤になる．

図7-7　座位①

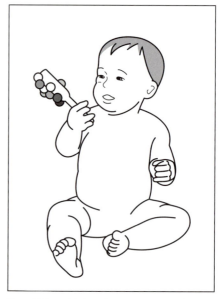

肩の外旋と前腕回外を伴う遊びは，1人で食べる機能の発達に大きく貢献する．

図7-8　座位②

移動が起こる．この体重移動が手内在筋，特に母指を動かす筋群を賦活し，手指の分離運動を高め，手のアーチを形成し，つまみ動作や食具を把持する機能を発達させる．

このように，さまざまな運動の積み重ねが，その後の食べる機能の発達に大きく貢献している．

3　遊びのもつ役割

指しゃぶりや玩具をなめる行為は，吸啜反射を弱め，口唇や舌，顎の多様な動きを経験するきっかけになっており，これも，離乳食を食べ進めるための準備になっている．また，前歯が生えそろい始めると，この前歯を使って玩具やテーブルの縁等を盛んにかじるようになる．こうした行為により，噛む力加減や方向を学習し，咀嚼力を高めていく．

頭部や口唇，下顎等の介助を苦手とする子どもたちも少なくない．この場合，まず，食事以外の場面で顔や身体に触れられる準備が必要である．無理に慣れさせようとせず，抱っこやくすぐり遊びを駆使して，心地良く触れられる経験を積み重ねていく．子どもが自身の手で自分の顔や身体を触る遊びも並行して行っていきたい．

自然との触れ合いも大切である．葉っぱのツルツルやザラザラした感触，石の形や大きさ，重さの違い，日なたと日陰の温度の差等は，実際に見て，触れて，初めてわかる感覚

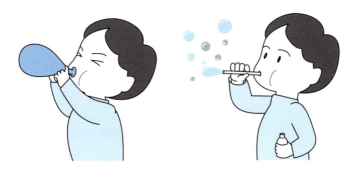

図7-9　ストロー練習におすすめの遊び

である．ドロドロやベタベタとした泥んこ遊びは，泥の感触や形の変化が楽しめる．こういった経験がさまざまな感覚を刺激し，食べる機能（特に手づかみ食べ）の発達を促進する．紙をちぎったり丸めたり，粘土や工作は，手の触覚や固有覚，指先の細かい動きを育てる魅力的な遊びである．ただし，こうした感触遊びが苦手な子どもには，無理に慣れさせようとするのは逆効果となる場合もあるため，慎重にかかわる必要がある．

その他にも，ガラガラを振る，タイコをバチで叩く，綱引き，鉄棒，ブランコ等道具や遊具を使う遊びは，スプーンやコップ等食具の形状に合わせた手の使い方，持ち方を学ぶよい機会となっており，子ども自身が試行錯誤しながら遊んでほしい．

風船を膨らませたり，笛やシャボン玉を吹く遊びは，ストローを使うときの口の形の練習になる（図7-9）．ストロー練習は，どうしても吸うことだけに注目しがちだが，ここで大切なことは，口をすぼめて口唇でストローをとらえることである．この口の形をつくれない状態でストロー練習をすると，ストローは口腔内へ引き込まれ，舌の前後の動き（吸啜動作のような動き）で吸うことになる．舌の前後の動きが長く続くと，コップ飲みや咀嚼動作の獲得にも影響を及ぼしかねない．このような事態を避けるためにも，さまざまな遊びを通してストローを吸いやすい口の形を学習していきたい．

このように，食べる機能に対する遊びのもつ役割は広範囲に及ぶ．さまざまな遊びが食べるために必要な感覚を磨き，機能を育て，無理なく安心して味わって食べる喜びを感じさせてくれる．

4　食べることの意義

子どもにとって食べることとは，おやつなどの間食も含めると1日に4〜5回，1回につき数分から数十分，毎日行う生活動作であり，決まった時間に取り組むという観点では，非常に学習効果が期待される行為でもある．しかも，その学習内容は食行動に留まらず，コミュニケーションや習慣，マナー，お手伝い，季節や文化等多岐にわたる．無理なく安心しておいしく味わって食べることは，食行動だけでなく身体的，精神的，社会的といっ

た子どもの発達全般と密接に関係している．子ども一人ひとりが広がりをもった食の体験を積み重ねていけるように，個々の場での取り組みを充実させるとともに，関連機関が連携し，子どもの発育，発達に応じた専門的支援を推進していくべきである．

📖 文 献

1) 厚生労働省：「食を通じた子どもの健全育成（–いわゆる「食育」の視点から–）のあり方に関する検討会」報告書について．
https://www.mhlw.go.jp/shingi/2004/02/s0219-4.html
2) 金子芳洋・他：食べる機能の障害，医歯薬出版，1998，pp12-22．
3) Lois Bly（著），木本孝子・他（訳）：写真でみる乳児の運動発達–生後10日から12カ月まで，協同医書出版社，1999．

実践編

実践編

摂食嚥下姿勢の工夫

❶ 摂食嚥下姿勢

摂食嚥下で優先されることは，第1に安全であること，次に無理なく安心して，そしておいしく味わって食べることである．姿勢筋緊張のコントロールが難しい子どもが，安全かつ無理なく安心して，おいしく味わって食べるためには，摂食嚥下時の姿勢が非常に重要となる．摂食嚥下姿勢に求められるポイントは，①中枢部（頭頸部から体幹，骨盤大腿部まで）の安定性と，②その中枢部と連動した末梢部（口唇，舌，顎，手指）の効率の良い運動性である．

摂食嚥下姿勢には，座位や背臥位，腹臥位，側臥位等種々あるが，これらの姿勢は，それぞれに特徴と配慮すべき点があるため，それらをよく理解し，子どもの状態や介助者，食事環境に応じて選択することが求められる．

①座位

摂食嚥下姿勢の中で最も一般的な姿勢であるが，姿勢筋緊張のコントロールが難しい子どもたちには，頭部体幹を保持すること自体に必要以上の努力を要し，本来なら可能な捕食や嚥下動作に支障をきたしていることも多い．重力に抗して体幹をどの程度起こすか（体幹の角度），その体幹に対して頭部をどの程度前屈させるか（頭部の角度）は，それぞれの筋緊張のタイプや変形拘縮，呼吸障害の程度，そして，頭部や体幹がどれだけ保持し続けられるか（耐久性）によって決めていく．頭部体幹の角度に加え，股関節の屈曲角度や肩甲帯，骨盤帯の安定性も座位を整えていくうえで重要な要素である．座位の特徴と配慮点については，本項の後半でさらに詳しく述べる．

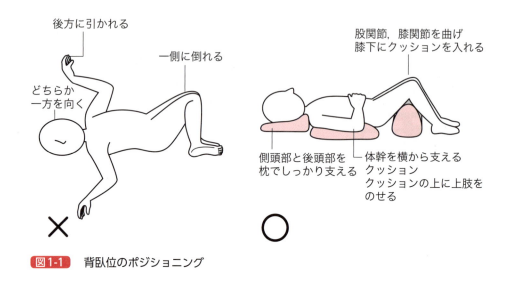

図1-1 背臥位のポジショニング

②背臥位

　頭頸体幹に対する重力の影響を限りなく減らした姿勢が背臥位である．この姿勢は，捕食した食物が重力によって自然と送り込まれるため，容易に飲み込むことができる．しかしその後，食道から胃に送られるときには重力が作用せず，場合によっては胃内容物の食道への逆流が起こる可能性がある．また，下顎や舌根が重力によって落ち込み気道を閉塞することで，呼吸がしにくくなる場合もあるため注意が必要である．さらに，頭部は左右どちらか一方を向き，上肢は後方に引かれ，そり返りやすい姿勢でもある．下肢もどちらか一側に倒れやすく，これは側弯や股関節脱臼の原因にもなるため，クッション等でしっかりポジショニングする必要がある（**図1-1**)[1]．

③腹臥位

　背臥位とは逆に重力による下顎の後退や舌根沈下が起こりにくく，さらに胸郭も安定するため呼吸がしやすい姿勢である．ただし，頭部が不安定な場合，かえって頸部の伸展筋を過度に緊張させ，嚥下しにくい状態をつくってしまう．口は下を向いているため，捕食から嚥下までしっかり口唇閉鎖が維持できなければ食べ進めることができない．そのため食前の準備姿勢としてはよいが，食事姿勢としては子ども，介助者ともに熟練した技術を要する．

④側臥位

　比較的呼吸がしやすく，かつ腹臥位と比べ子どもの表情も確認しやすいため，安全にポジショニングできるのが特徴である．ただし，背臥位や腹臥位に比べ，支持面（床に接している身体の面積）が狭く不安定な姿勢であり，頭部や上側の上下肢はクッション等で支え，体幹と骨盤を安定させる必要がある（**図1-2**)．側弯や股関節脱臼等の変形拘縮が強い場合は，さらに配慮したポジショニングをしなければならない．また，子どもの胸郭は大人に比べ柔らかく，下側の肩や胸郭を圧迫する場合もあり，必ずしも呼吸や摂食嚥下に有効

❶ 摂食嚥下姿勢の工夫

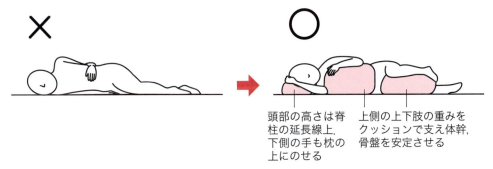

頭部の高さは脊柱の延長線上．下側の手も枕の上にのせる

上側の上下肢の重みをクッションで支え体幹，骨盤を安定させる

図1-2　側臥位のポジショニング

な姿勢とは限らない．左右どちらを下側にするべきか，どのようなポジショニングにするべきか，食事以外の場面でしっかり評価したうえで実際の食事場面に導入する必要がある．

❷ 座位の基本姿勢

座位の中でも代表的な介助座位，椅子座位の基本姿勢を以下に示す．

1）介助座位の基本姿勢（図1-3②）
・頭部は体幹に対して，やや顎を引いた状態
・両手は体の前に出す
・肩から体幹，骨盤，大腿部と包み込むように支える
・股関節，膝関節は適度に屈曲

2）椅子座位の基本姿勢（図1-4②）
・頭部は体幹に対して，やや顎を引いた状態
・体幹はまっすぐ，肩に力が入り過ぎていないこと
・深く腰掛ける（坐骨支持）
・大腿部が座面にしっかりついていること
・足は床や足台にしっかりついていること

　介助座位，椅子座位ともに，骨盤が前にずれてしまうと，筋緊張が亢進しやすい子どもは体幹がそり返り，頭部は後屈しやすくなる（図1-3①，1-4①）．この状態は，頸部の前面筋が過度に伸張され口唇や下顎の動きを阻害し，口唇が閉じにくくなる．また，喉頭の動きも阻害するため気道の入り口をしっかり塞ぐことができない．頭部と体幹の角度が大きくなるほど誤嚥の危険性は高くなる．この場合はまず，股関節や膝関節はしっかり屈曲させ，介助者のハンドリングや椅子のベルト等で骨盤，体幹を安定させる（図1-3②，1-4②）．重力に抗した姿勢を無理に取り続けると，筋緊張を過度に亢進させる原因になりかねないため，必要に応じて体幹を後傾させる必要がある．このとき，股関節の屈曲角度は維持したまま後傾させることが重要である（図1-5）．

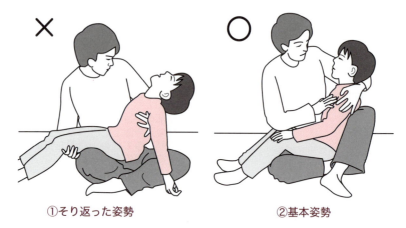

①そり返った姿勢　　　　　　　　　②基本姿勢

図1-3　介助座位

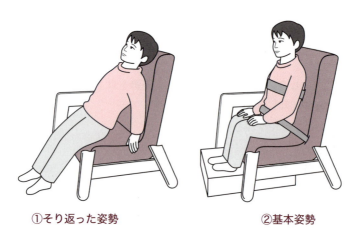

①そり返った姿勢　　　　　　　　　②基本姿勢

図1-4　椅子座位

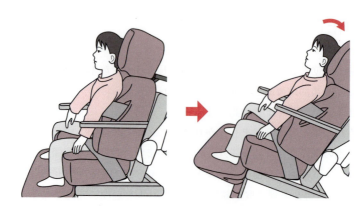

図1-5　体幹後傾（股関節の屈曲角度は維持したまま）

❶ 摂食嚥下姿勢の工夫

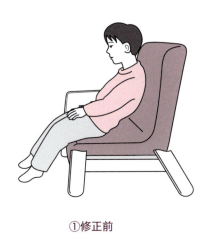

①修正前　　　　　　　　　　　②修正後

図1-6　骨盤後傾，体幹が丸まった姿勢

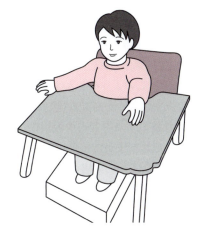

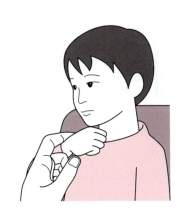

テーブルは基本より高めに設定している

図1-7　姿勢保持目的でテーブルを活用　　　図1-8　顎をひく目安

　反対に身体が全体的に柔らかい子どもは，骨盤が後傾し体幹が丸くなりやすい（図1-6①）．この状態では，頸部の前面筋が緩んでしまい，嚥下時に力が入りにくくなるため，1回に飲み込める量は減少する．1回量が減少すると，何回にも分けて頑張って飲み込まなければならない．もしくは，疲れてくると口腔内に溜め込むようになるかもしれない．これらは，食事時間が長くなる原因でもあり，誤嚥の危険性も高まる．この場合，まずは一口量を減らす必要があるが，同時に股関節を閉じ，膝関節をしっかり屈曲させ，骨盤をパッド（タオルでも可）等でサポートすることで，骨盤は少しの力でも起こせるようになり，体幹が丸くなりにくくなる（図1-6②）．さらに，テーブルを併用すると上半身からも姿勢の崩れを防ぐことができる．この場合，基本の高さよりやや高めに設定することで，通常より楽に姿勢を保つことが可能となる（図1-7）．

一般的には，やや顎を引いた姿勢のほうが誤嚥を防止することはよく知られている[1]．しかし，現場ではどの程度顎を引いたらよいか悩む場合も多い．目安としては，顎の下に子ども自身のこぶしが1つ入る程度（図1-8）から食べ始め，飲み込む様子次第で微調整する．こうすれば慣れていない介助者でも比較的短時間で体幹に対する頭部の角度を整えることができる．頭部のコントロールが不十分であったり，重力に抗した姿勢が保持できない場合は，体幹を後傾させるが，この場合も頭部と体幹の位置関係は変わらない（図1-9）．

❸ 姿勢を安定させる工夫

　基本姿勢が，不安定であったり持続しない場合，特徴に合わせて作製した椅子や車椅子を使用することが多いが，その作製には時間や費用を要する．またこれらの特別な椅子は，いつもどこでも用意できるわけでもない．そこでこのような場合でも簡単にできる，摂食嚥下姿勢を安定させる工夫を紹介する．

　100円ショップ等で販売されている滑り止めシートは非常に便利なグッズである．座面に敷くことで骨盤を前にずれにくくすることができる（図1-10）．テーブルの上に敷き，その上に皿を置くことで皿がずれにくくなるため，食具操作の練習に使われることも多い．

　また，上肢の重みが原因で姿勢が崩れることもある．このようなときは，テーブルやU字型のクッション等で重みを軽減すると姿勢の安定性や耐久性が高まる（図1-11，1-12）．

　下肢の重さは体重の約3割を占め，この重みが骨盤のずれを起こす原因になりやすい．そのため，足は床や足台にしっかりとつけたい．ただし下肢が突っ張りやすい子どもの場合，床や足台を支点に全身がそり返ってしまうこともある．この場合は，足底ではなく下腿全体をクッションやタオルで支えるような工夫が効果的である（図1-13）．

　この他，自由自在に変形可能なワイヤーにウレタン等の柔らかい素材を巻いてつくった

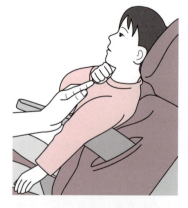

図1-9　体幹後傾位の場合も頭部と体幹の位置関係は変わらない

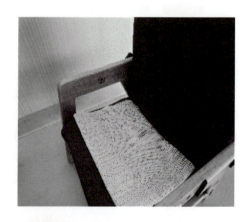

図1-10　滑り止めシートの活用

❶ 摂食嚥下姿勢の工夫

ネックロール（図1-14）は，頭部のコントロールを助けるとともに，口唇，舌，顎の運動性向上も期待できる．

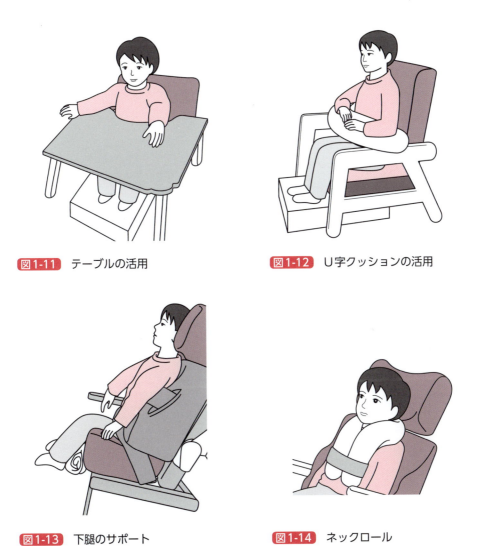

図1-11　テーブルの活用

図1-12　U字クッションの活用

図1-13　下腿のサポート

図1-14　ネックロール

文 献

1) 北住映二・他：子どもの摂食・嚥下障害 その理解と援助の実際，永井書店，2007, p138, 156, 159.

実 践 編

2 食事支援の実際

❶ 支援や訓練の考え方

　障害児(者)のリハを考えていくうえで,定型発達を基礎とすることに異論をとなえる人はほとんどいないと思われる.しかし,定型発達をどのように応用していくかについては明確な考え方はないように思われる.

　摂食嚥下障害の分野においては,従来,定型発達と障害児発達は同じであるという観点から,定型発達をそのまま障害児に押しつけるような支援がされていた.特に発達の順番にこだわり,捕食ができたら次は押しつぶし嚥下,そして咀嚼,というように捕食ができるようになるまでは咀嚼訓練をしない,といったことが行われていた.結果的に咀嚼機能を獲得していたとしても,捕食ができないという理由で噛むような食材を与えてもらえないようなこともあった.このことは障害児(者)の発達を阻害していることに他ならないと考えられる.

　基礎編で述べたように定型発達と障害児発達にはさまざまな違いがあり,障害児発達を詳細に検討しながら個々のケースに合った支援をしていくことが重要であると考えられる.むしろ,定型発達にあまりこだわらずに合理的な支援や訓練を続けていくことが重要であろう.そして支援の際には,可能な限り当事者である障害児(者)の気持ちを受け止めていくことが重要である.

①押しつぶし嚥下訓練は不要と考えられる

　定型発達は,捕食,押しつぶし嚥下,咀嚼という順序で発達していくが,これらのうち,訓練が可能なものは捕食と咀嚼である.押しつぶし嚥下は訓練が難しいだけでなく,その必要性については次のような理由からあまりないと考えられる.

91

押しつぶし嚥下訓練には適切な食材がほとんどなく，せいぜい豆腐やプリン等に限られてしまう．一定の機能を獲得させるには長期間にわたって訓練を継続する必要があるが，使える食材が限られているため毎日同じような食物を食べさせ続けることになり，当事者にとっては苦痛になるだろう．まして，豆腐やプリン等が嫌いな子どもにとってはさらに難しい．そして定型発達の一部とはいえ，押しつぶし嚥下は嚥下動作の一部であり，嚥下機能に問題がなければあえて訓練する必要性はないと思われる．さらに，押しつぶし嚥下を訓練することの一番の問題点は，舌でつぶせる食材をある程度大きいまま口腔内に入れることになるので，丸飲み込みを助長してしまう恐れがあることである．丸飲み込みは異常パターンの一つであるが，窒息事故を引き起こす可能性があり，一度獲得してしまうと年長になって改善することが難しいため，低年齢のうちに防いでおくことが重要である．

摂食機能の獲得の最終目標は咀嚼なので，むしろ咀嚼を積極的に獲得させることに多くの時間と労力を費やす必要があると考えられる．

②経口摂取訓練は離乳初期食から始めるとは限らない

経口摂取を開始する場合，通常ペースト食ないし離乳初期食を使うことが多いが，子どもによってはペースト食を嫌がる場合もある．特に拒食等の心理行動的問題を抱えている場合にその傾向がある．このような場合，液体や固形食（お菓子も含めて）を受け入れるようであれば，こうした食物から始めたほうがよいときがある．

実際の例で生後8カ月の経管栄養の脳性麻痺の女児は当初，食物を見せただけで泣いてしまい拒否していた．しかし，たまたま母親がドーナツを与えたところモグモグして嚥下したという．その後，チーズ蒸しパン等の口溶けのよい固形食等をきっかけに経口摂取量が増えて1歳時に経管離脱した．

子どもの生活をよく知っている介護者や通園施設スタッフ，学校教員等からその子の好きな食物やこだわりについて情報を得て，それを支援の場で活用することが大切である．

③捕食の獲得が難しい場合は咀嚼を促していく

捕食機能の獲得は液体摂取能力の獲得や嚥下時の口唇閉鎖能力の獲得等の他，摂食機能にとって重要な役割を果たしていると考えられるが，捕食が摂食嚥下障害に与える影響については実はまだよくわかっていない．5歳くらいまでの健常児や健常成人でも口を開けたまま咀嚼する場合もあるが，そのことが大きく摂食嚥下に影響を与えているとは思えない．

6歳以下の低年齢の子どもでは可能な限り早期に捕食機能を獲得させる支援をすることの重要性は従来と変わらないと思われる．筆者の経験では，知的障害等があって学齢期前に捕食機能が獲得されない場合，その後の獲得は極めて難しくなると考えられるからである．捕食機能の獲得には最適期というものがあり，その時期を過ぎてしまうと難しくなると考えられる．従来の定型発達にこだわった食事支援の中では，捕食が獲得されなければ咀嚼を促す訓練はさせないようなことがある．しかし，摂食機能の最終目標を咀嚼と考えるなら，捕食機能の支援をある程度実施してみて，獲得が困難であると考えられた場合はいつまでもそこにこだわらず，むしろ咀嚼を促す方向にシフトすべきであると考えられる．

④咀嚼ができなくても噛む楽しみを経験させることは大切

咀嚼訓練には2つの目的があると考えられる．1つ目は低年齢の子どもに舌の側方運動を促し本来の咀嚼機能を獲得させることである．2つ目は長年咀嚼訓練を続けてもなかなか獲得できない場合，介護者がスナック菓子等を臼歯に挿入して安全な方法で歯を使って食物を噛む楽しみを経験させることである．咀嚼が獲得されていない場合，食物形態はペースト状の食物が提供されるが，毎日そうした食物ばかり食べていると少なからずストレスが溜まると考えられる．

重症心身障害児（者）施設に入所している成人の中には，咀嚼が可能であっても窒息事故等の既往があると，安全を考えてペースト食が与えられていることが多い．しかし，彼らにエビセン等を食べさせると通常の食物以上に意欲的に食べていることがみられる．昼食時等にスタッフの人数が比較的多くいる場合，食後に少量のスナック菓子を使って咀嚼の楽しみを続けることは，彼らのQOLを高める意味でも重要であると考えられる．

⑤支援の進め方

支援や訓練を実施していく場合には，可能な限り多職種〔小児科医，歯科医，栄養士，言語聴覚士（ST），理学療法士（PT），作業療法士（OT），看護師，保育士，教員，介護福祉士等〕の協力のもとに行うことと，在宅児（者）の場合は介護の中心的担い手である母親等が過重負担にならないように考慮する必要がある．訓練の中心はあくまでも食物を使った直接訓練で，直接訓練を行うにあたって大前提になるのが心理行動面や食内容，姿勢等の支援である．食物を使わない間接訓練は直接訓練を補うためのものであるから，間接訓練だけを単独で行ってもあまり効果は望めないと考えられる（表2-1）．なお，本書では直接訓練に重点を置いて解説し，間接訓練についてはすでにいくつかの本が出版されているのでそちらを参照していただきたい．

従来行われている支援や訓練の方法が本当に適切であるのかどうか，リハを実施しながら当事者やその家族とのコミュニケーションをとりながら，常に問い続ける姿勢が重要で

表2-1　支援・訓練の概要

心理・行動	子どもの経口摂取への意欲の向上 過敏の除去（脱感作）
食形態・器具	食物形態，器具，栄養必要量 水分必要量の確保
姿勢	誤嚥疑いあり→誤嚥防止に重点 誤嚥疑いなし→抗重力姿勢を促す
直接訓練	異常パターンの抑制 （舌突出，緊張性咬反射，丸飲み込み等） 発達の促進 （口唇閉鎖，成人嚥下，咀嚼等）
間接訓練 （本書では省く）	歯肉マッサージ バンゲード法 その他（アイスマッサージ等）

あると思われる．現時点では次のような考え方が適切ではないかと考えている．

　小児（18歳頃まで）は発達が特に著しい時期なので，摂食嚥下機能を可能な限り発達させていくようにする．固形食摂取については，捕食と咀嚼の獲得に重点をおいていく．液体摂取については，スプーン飲みとコップ飲み，ないしストロー飲みを促していく．

　一方，成人（20歳以降）では小児と同様に摂食嚥下機能を促す努力を続けながら，特に高齢者では新たな機能の獲得は難しくなってくるので，食事を楽しませるとともに，安全性（誤嚥や窒息等を起こさない）をより重視していくようにする．単純に何歳になったら新たな訓練をしても効果がみられなくなるということはいえず，健常者と同様に個々人によって，また支援の仕方によって違いがみられるようである．

⑥障害児（者）と介助者の相互関係

　障害児（者）の多くは自分の手で食具を持つことができず，また介助者から無理な食べ方を強いられても言語によるコミュニケーションができないために，障害児（者）側の意思が介助者に伝えられない傾向がある．しかし，介助者側が障害児（者）の示す行動を注意深く観察することで，彼らの意図をある程度理解することはできると思われる．

　たとえば，施設入所中の脳性麻痺，知的障害，てんかんを伴った男児は入所した6歳頃は咀嚼も可能で液体もコップから飲み，特に問題はなかった．しかし，増齢に伴い食事時間が当初は10分くらいだったが，12歳になると20〜30分かかるようになった．さらに食事を拒否することが増えてきた．思春期になったからとも考えられるが，注意深く観察すると本人が今食べたくないと思われる食物が口に近づくと手で払いのけるが，食べたいものが近づくとすぐに開口して食べる．最初に嫌がった食物を，しばらくして再度試みると食べることもある．さらにデザートの入った容器におかず等を入れると食べたり，液体をコップからは飲まないがスプーンからは飲んだり，また食物形態を下げたりすることで拒食が改善してきている．

　このように言語によるコミュニケーションはできなくても，介助者側の障害児（者）に対する誠実な働きかけの中に改善の糸口を見いだすことができることもある．重症心身障害児（者）施設などでは食事介助中に障害児（者）への言葉かけを全くせずに，同僚との会話に夢中になっていることがあるという．言葉かけをしないということは，同時に食事中の障害児（者）の口の動きの観察はしていないということにもなる．認知症のある高齢者の場合も知的障害のある障害児（者）の場合も，「話しかけてもどうせ返事はない」という障害児（者）の人格を認めようとしない気持ちが介助者側にあると，障害児（者）側もそうした介助者からは食べようとしないという行動をとることもある．食事支援を効果的に行っていくには障害児（者）が食事を楽しみながら食べられる状況をつくることがまず必要であり，障害児（者）の食事への意欲の増加に伴って摂食機能の向上が期待できると考えられる．食事介助中に原則として介助者は次のようなことを心がける必要があると思われる．

・返事が返ってこなくても声かけをしていく．

・食物をいきなり口に入れず，食物を障害児（者）に見せて開口したら入れるようにする．

・口に食物を運ぶ速度は速すぎてもよくないが，遅すぎても障害児（者）がいらいらするの

で，口の中の食物を嚥下したら次の食物を入れるようにして，注意深く観察しながら速度を決めていく．
・食物のおいしさを損なわないために，おかず同士をやたらと混ぜないようにする．まして薬を食材に混ぜることは極力避ける．
・薬は服薬用ゼリー飲料を利用するか，どうしても食材に混ぜる場合はできるだけ少量の食物に混ぜて与えるようにする．
・在宅の場合はできるだけ介助者や家族も一緒に食べるようにし，1人だけで食べさせないようにする．

2 誤嚥や窒息事故の注意と対応

誤嚥や誤嚥性肺炎についての詳細は，基礎編「誤嚥と誤嚥性肺炎」(p23～)を参照されたい．内容的には本項と重複している部分もあるが，表現スタイルが異なっていることと，摂食嚥下リハにおいては極めて重要な内容なので，基礎編を読んだうえで次を読むとより理解が深まるだろう．

誤嚥とは食物等が誤って気管に入ってしまうことで，正確には声帯（声門）よりも下に液体や食物等が入り込むことをいう．子どもが硬貨等を誤って飲み込んで食道や胃等の消化管に入ってしまうことを誤飲というが，誤嚥と誤飲は区別されている．

誤嚥が原因となって起こる誤嚥性肺炎の要因は，次の3つが考えられている（図2-1）．1つ目は食事中の嚥下の際に食物と細菌が気管や肺に入る場合．2つ目は睡眠中に唾液や口の中の細菌が気管や肺に入る場合．3つ目は胃液が逆流して気管や肺に入る場合で，や

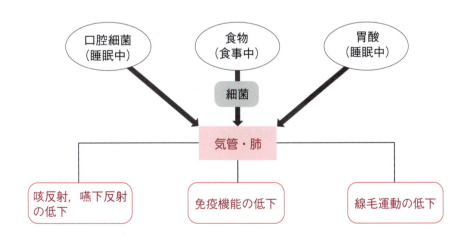

図2-1　誤嚥性肺炎の要因

はり睡眠中に起こることが多く，経管チューブが胃に入っている場合に起こりやすい．気管や肺に細菌や食物等が入っても全身の抵抗力（咳反射，免疫機能，線毛運動による異物排除）がしっかりしていれば肺炎になることはないが，抵抗力が落ちていると肺炎になりやすくなる．

①むせと誤嚥の関連

「むせ」と誤嚥は全く同じ意味ではない（表2-2）．むせ＝誤嚥の場合と，むせ≠誤嚥の場合がある．

むせは生体防御反応の一つと考えられ，正常な嚥下機能をもっている人では食物等が気管に入ろうとするのを防ぐために引き起こされて，実際には食物等が気管に入らないか，入ったとしても喉頭侵入の段階となる．この状態は生命には何ら危険性はないと考えられる．

また，嚥下機能に問題がなくても，嫌いな食物や飲み物を嫌々嚥下するときにもむせは起こるので，むせ＝嚥下障害と決めつけないようにすることが大切である．このような場合は本人の好きな食物や飲み物でも同じようにむせが出るかどうかを比較することで嚥下障害の有無を確認する．

一方，嚥下障害のある人が食物等を誤嚥した場合にはむせが起こる場合と起こらない場合（不顕性誤嚥）がある．そして誤嚥に引き続いて肺炎を引き起こすこともあり，気道を閉鎖して呼吸困難となる窒息事故につながることもある．

したがって，むせという現象は生命に危険を及ぼさない場合（これを仮に「良いむせ」とする）と，生命に危険を及ぼす場合（これを仮に「悪いむせ」とする）とがある．しかし，むせという現象が起きたときに，そのむせの音を聞いただけで良いむせであるか悪いむせであるかを診断することはできない．両者を区別するにはVF（ビデオ嚥下造影検査）を行う必要がある．

表2-2 むせと誤嚥との関係

● 良いむせ（誤嚥なし）
  食物や液体等が気管に入りそうになったときに"むせ"が引き起こされる場合

● 悪いむせ（喉頭侵入ないし誤嚥あり）
  食物や液体等が気管に入ってから"むせ"が起こる場合

  （注）良いむせと悪いむせの鑑別はむせの音だけでは無理であり，VF等との併用が必要

● 不顕性誤嚥（silent aspiration）
  ①定義1：誤嚥しているにもかかわらず，"むせ"が出ない状態
    （耳鼻咽喉科・リハビリテーション科）
  ②定義2：睡眠中等，口腔内分泌物や胃液が少量ずつ肺内へ吸引される誤嚥
    （内科・老年科）

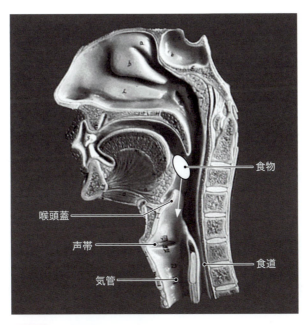

図2-2　誤嚥を防ぐしくみ

②誤嚥を防ぐしくみ

　誤嚥を防ぐしくみ（図2-2）は，食物等が口から食道に運ばれる途中で，①喉頭蓋（気道を塞ぐ弁）が気管の入口を塞ぐことである．しかし，喉頭蓋は完全に気管を塞ぐことができないので，食物の一部が気管に入ろうとするが，このときに②呼吸を止めて声帯（声門）を閉じることによって食物が声帯（声門）より下に行くのを防いでいる．さらに，③喉頭の入口付近で食塊を喉頭から排除している．また，気管に食物等が入ろうとすると，④むせや咳が起こり息を吐き出すことで誤嚥を防いでいる．しかし，重度の嚥下障害がある場合にはむせや咳が出ないにもかかわらず誤嚥が起きていることがあり，このような場合をsilent aspiration（サイレントアスピレーション），または不顕性誤嚥という．

③経口摂取を中止する条件

　経口摂取を継続するか中止するかは，最終的には小児科医ないし内科医の判断によるところが多い（基礎編「誤嚥と誤嚥性肺炎」，p29～参照）．障害児（者）で呼吸障害を伴っているケースでは風邪等の症状に伴ってゼロゼロ等の喘鳴がひどくなると誤嚥の疑いがあるとのことで経口摂取を禁止される場合がかなり多い．

　また，あるケースで筆者が臨床評価をした際には，経口摂取にはあまり問題ないと考えられたが，ある診療所でVFを実施し，喉頭侵入が認められたので経口摂取を禁止したという．VF画像上で喉頭侵入は，以前は現在の誤嚥と同義語として使われていた時代がある．しかし，Daggettらの研究では液体摂取において健常者の50歳未満の7.4%，50歳以上の16.8%に喉頭侵入が認められたという[1]．したがって，喉頭侵入は正常嚥下の一部と考え

表2-3	誤嚥が許容範囲を超えているという可能性を考えるべき状態

- 気管支・肺炎の反復
  上気道感染徴候（くしゃみ，のどが赤い等）を伴わない
  周囲に感染流行がない状況下での感染
- 発熱の反復
- CRP の慢性陽性化〜悪化
- 経口摂取時（後）の強い喘息様状態
- 肺 CT 検査での慢性病変：特に心臓陰影と重なる病変は，単純 X 線撮影では不明
- VF（嚥下造影検査）でのハイリスク所見
  少ない摂取量でも誤嚥する
  中等量以上での誤嚥でもむせない

(北住・他，2007)[2]

られるので，喉頭侵入を誤嚥と同じ意味合いで受け止めることには問題があると考えられる．

　また，初診時年齢2歳の脳形成不全のある女児で，大きく体調を崩すこともなく少量の経口摂取を続けてきたが，9歳のときにVFを実施したところ少量の誤嚥と診断されたケースがあった．しかし，本人や親の希望でその後も少量の経口摂取を毎日3年以上続けている．12歳となった時点では1日1回100gくらい経口摂取しているが肺炎や気管支炎等を疑わせる発熱等の問題を全く起こしていない．

　北住らはVFで誤嚥が認められても，実際に肺炎等を起こすことなく，問題なく過ごせているケースもあると述べている[2]．誤嚥しても防御機能がしっかり働いているからである．実際に誤嚥の対策をするのかの判断のポイントは，誤嚥があるかないかというよりも，誤嚥がどの程度あって，それぞれの許容範囲を，量的，質的に超えているかどうか，誤嚥がその子にとって許容できる範囲内であるかということである．実際的な判断としては，VFで少量の誤嚥が認められても，しっかりとむせることができていて，かつ経過上表2-3に示したような問題が生じていなければ，誤嚥は許容できる範囲内にあると判断し，誤嚥を軽減できる条件を検討しながら慎重に経過をみていくことでよい場合が多い．

④窒息事故や誤嚥を防ぐには

　窒息事故や誤嚥を防ぐには食物形態をはじめ，姿勢等のさまざまなことに注意を払う必要がある（表2-4）．早食いや丸飲み込みしやすい子どもは事故が起こりやすいので，たとえ自食ができる場合でも食事中の見守りは欠かせない．

　一般的に液体はむせやすいが，これは液体が咽頭を通過するスピードが早いためで，これを防ぐためには適度なとろみ調整食品を加えてスピードを遅くするが，とろみ調整食品を過剰に使いすぎると咽頭に付着してしまって，むしろ嚥下を妨げることになる．また，挽き肉等のきざみ食も咽頭に付着してむせやすいので，とろみ調整食品を適度に使うようにする．

2 食事支援の実際

表2-4	窒息・誤嚥の防止

● 食物形態：液体がむせやすい場合にはとろみを加える（液体のスピードを遅くする）
　　　　　　きざみ食はむせやすいので使わない
　　　　　　付着性食物（水分の少ないおかゆ）やとろみのつけすぎは窒息の原因になる
● 摂食姿勢：食事中にむせないように仰向け姿勢で体幹の角度を変えてみる
　　　　　　頭部が後方に反り返らないようにする
　　　　　　急激な姿勢変動（食事中のてんかん発作等）に注意する
● 介助方法：食事中の口腔内や嚥下の様子をしっかり見守る
　　　　　　子どもの嚥下のタイミングを妨げない
　　　　　　嚥下時の口唇閉鎖と下顎閉鎖を妨げない（コップの縁を前歯で噛ませない）
　　　　　　一口量が多すぎないようにする
● 子どもが嫌いな食物は無理に食べさせない
● 経管栄養：夜間胃液の逆流を防ぐために，経管は夜間には外すようにする
● 夜寝かせる前には必ず口腔ケアを行い，睡眠中の唾液誤嚥による肺炎を予防する
● 体調不良や覚醒状態不良の時には無理に食べさせない

　食事姿勢は頭部が後屈しないようにするとともに体幹角度をいろいろと変えてみて，むせをできるだけ起こさない位置を探すようにする．重度の場合は体幹を15～30度くらいに倒し，あまり起こさないほうがよいことが多い．ただし，体幹を倒すことで誤嚥を誘発した例もあるので，一律に体幹を倒すことには注意が必要である．

　また，食事中にてんかん発作を誘発する場合，発作の症状にもよるが，上半身が激しく動くようであれば窒息事故を起こす可能性があるので注意が必要である．介助方法は介助者が食事中の子どもの口の中や嚥下の様子をしっかりと見守ることが大切で，できるだけ口唇や下顎を閉じさせたまま嚥下させるようにする．

　コップやスプーン等の器具の種類や使い方によっては嚥下を妨げる場合があるので注意が必要である．

　また，一度に多量の食物を口に入れないようにする．嚥下の際は必ず呼吸が停止するが，そのときに食物を口腔内に入れないようにする．嚥下のタイミングはあくまでも子ども自身が決めるので，介助者がそのタイミングを邪魔しないようにすることが大切である．

⑤睡眠中に起こる誤嚥性肺炎の予防

　誤嚥性肺炎は，嚥下機能が低下している高齢者や摂食嚥下障害をもつ人たちによくみられる．最近，特に注目されているのはこうした人たちが眠っている間に唾液等を誤嚥してしまい，唾液中に含まれている細菌が原因となって肺炎を引き起こしているということである．

　健常な成人でも45％の人が睡眠中に唾液誤嚥を起こしているという報告があるが[3]，健常者では肺の防御機構がしっかりしているために肺炎にはならない．しかし，摂食嚥下障害をもつ人はもちろんのこと，日常の食事にそれほど問題がない人でも全身の免疫力が低

下している人であれば，たとえ風邪をひかなくても肺炎になる可能性がある．誤嚥性肺炎は歯周病（歯ぐきの病気）を引き起こしている細菌によっても起こるので，歯周病を放置したまま，しかも口が汚れたままになっていれば肺炎が起こりやすくなる．

しかし，唾液等の誤嚥が睡眠中に起こっても，唾液中に肺炎を起こす細菌が少なければ肺炎になる確率は下がる．したがって誤嚥性肺炎の予防には特に就寝前のブラッシングや薬用洗口剤（リステリン®，イソジンガーグル®等）で口の中の細菌数を減らすことが大切である．ただし，薬用洗口剤の長期間の使用については副作用が不明なので避けたほうがよい．日常的にブラッシングをする際には緑茶をコップに入れ，歯ブラシをときどきすすぎながら使うとよい．緑茶にはカテキンが含まれているのでその抗菌作用が期待でき，また，緑茶は食品として摂取しているので長期間使用しても副作用の心配はないと考えられる．

また，歯石が付着しやすい人は口の中の細菌が増えやすいので，定期的に取り除いてもらうとよい．

⑥窒息事故の例

1）新聞に掲載された窒息事故

新聞に掲載された健常小児に関する窒息事故には次のようなものがある．9カ月女児が「7カ月頃から食べられる」と表記のあるウエハースを食べたところ，喉に張り付き，呼吸ができなくなって一時意識を失った．ほかに，センベイやビスケットといった乳児用のおやつで喉を詰まらせたり，チーズスティックと卵ボーロを喉に詰まらせた等がある．また，10歳の女児がアーモンドを口に入れた後に咳き込み，しばらくして痙攣しはじめた．その後救急搬送されたが脳死状態となり3カ月後に亡くなった．これはアーモンドが水分を吸って大きくなり，ちょうど気管にはまったといわれている．さらに小学1年生の男児が学校給食の汁物に入っていた白玉団子を喉に詰まらせた事故もある．担任教諭らが背中を叩いたり，体を逆さにしたりしたが吐き出させることができず，心肺停止で病院に搬送された．その後意識が戻らないまま3年後に10歳で亡くなった．白玉団子の直径は2cmだった．同様の事故では，2歳の女児が保育園でおやつのフルーツポンチに入っていた白玉団子を喉に詰まらせて亡くなった例ある．

日本小児呼吸器学会の全国調査（2005 ～ 2006年）によると3歳以下の子どもの誤嚥事故の1位はナッツ類である[4]．臼歯が生えそろっていない幼児には噛みつぶしにくく，ピーナッツ1粒でも詰まることがあるという．食道と気管は隣り合わせのため，口に物を入れたまま驚いたり笑ったりすると，息を吸い込む拍子に気管に入る恐れがある．

2）特別支援学校等での窒息事故

最近の障害児（者）の事故報道の例として，重度知的障害のある高校3年の女子が給食時に窒息事故を起こして亡くなった．縦横2cm，厚さ1cmほどの卵焼きが女子の気管支からみつかったという．おそらく卵焼きを丸飲み込みしたのだと思われる．この女子がどの程度咀嚼が可能であったかは不明だが，普通食に近いものが日常的に提供されていたと推察される．

筆者が実際に報告を受けた例としては次のようなものがある.

・コルネリア・デ・ランゲ症候群，てんかんのある14歳の男児で過去に2回窒息事故を起こしている．学校での食物形態は普通食で，スプーンで食物をすくってあげれば自食が可能である．捕食はできないが，咀嚼は不十分ながら可能である．スプーンに食物をのせるとすぐに口に入れようとする．男児はうれしいと首を振る傾向があり，一口大のメロン（男児の大好物）を与えたときに首を振って喉に詰まり，背中を叩いて嘔吐するとそのまま出てきたという．また，一口大のさつま揚げを食べたときにも事故が起こり背中を叩いてそのまま出てきたという．幸い大事には至らなかったが，先に述べた高校3年生の女子と似たケースである．このようなケースでは障害児（者）の摂食機能の発達の特徴や，子どもの行動の特徴を十分踏まえたうえで，首を振りやすい食物（男児の好きな食物）については細かくきざんで食べさせるような配慮が必要だと考えられる．

・染色体異常（5p－）の12歳の男児で，摂食嚥下機能は，捕食は可能でありスプーンで自食できるが咀嚼はまだ獲得できていない．咀嚼訓練は，母親が固形食を手に持った状態で臼歯部に入れて噛ませるように指導している．学校で担任の判断で咀嚼練習のため，スライスしたりんごを一口かじらせて食べさせた．帰宅後，普段よりも涎が多く，いつものようにおやつを欲しがらなかった．学校では特に苦しそうな様子はなかったとのことだが，帰宅後は弱く咳き込んで声変わりしたような様子だった．夕食を食べているときに母親が舌根部を指で押したら咳き込んでりんごのかけらが出てきた．担任と筆者とは残念ながら連携がなく，担任の独自の判断で咀嚼訓練を実施したことが事故につながったと考えられる．一般に大きいものより小さいもの，厚いものより薄いもののほうが安全と考えたのかもしれないが，大きさや厚さだけでなく硬さや唾液によってふやけるかどうか等を考慮しながら食材を選んでいくことが重要である．

この他にも重度の脳性麻痺児が日常的にペースト食を食べているが，眠っているのを無理に覚醒させて食べさせたところ，食物が喉に詰まってしまった．幸い大事には至らなかったが意識レベルが低い状態では経口摂取は避けるべきである．また，ファミリーレストランでカレーライスを食べていた知的障害の幼児がじゃがいもを早食いして喉に詰まらせてしまった．母親が背中を叩いて大事には至らなかったが，早食い，丸飲み込みの子どもは一口量を飲み込んでから次の一口を食べさせる必要がある．また，基本的に咀嚼ができず，丸飲み込みをする染色体異常（5p－）の子どもが花見の席で親戚の人からいちごを口に入れられてしまい窒息事故を起こした．母親が子どもを逆さにして背中をたたき大事には至らなかった．さらに，とろみ調整食品の使いすぎによって粘膜への付着性が強くなった食物を食べさせることで窒息事故を誘発することもある．ある重症心身障害児（者）施設で，食事介助の際に出された食物のとろみが強すぎて嚥下できず，あわてて口腔内の食物を掻き出したという例もある．毎年必ずといっていいほど正月明けに高齢者が餅を喉に詰まらせて亡くなったという報道があるが，これと同じことが過剰にとろみ調整食品を使うことで起こり得るのである．とろみ調整食品を使えば安全に食べさせられると思い込んでいる人が多いが，薬でもサプリメントでも使いすぎや誤った使い方をすればむしろ害になるの

である.

　また，学校等ではその子どものことをよく知っている担任が急に休んで，代わりの人が食事介助したときや，新年度になって新しい担任になったとき等に事故が起こることがある．食事中の事故を未然に防ぐには見守りが重要であるが，自食ができ，咀嚼がある程度できる場合に見守りが手薄になり，重度の障害児よりもかえって事故を起こす可能性が高いと考えられる．そして教育現場と医療との連携が何より重要であると考えられる（表2-5）.

⑦窒息事故への対応

　健常児（者）を対象とした気道異物の処置法と心肺蘇生法については，日本小児呼吸器学会や日本小児救急医学会，日本蘇生協議会等が1歳以上の小児と1歳未満の乳児に分けて応急処置の解説をしている（表2-6）[4-6]．また，インターネット上で日本赤十字社や消防署等が実際の応急処置に関する動画を提供しているのでそれらを参考にするとよい（表2-7）.食物等が気道に詰まったときに意識がある場合には，まず異物の除去を試みる．そして意識がなくなったら直ちに心肺蘇生を行う必要がある（図2-3 ～ 2-6）.

表2-5　障害児（者）の窒息事故を防ぐために

- 早食い，丸飲み込みしやすい人で事故が起こりやすい
  - ①丸飲み込みへの対処
    - 早食い防止（本人の前に全部の食物を置かない）
    - 咀嚼訓練の実施
    - 基本的食物形態は離乳初期から中期食にする
  - ②たとえ自食ができる場合でも，全介助を併用していく
- 覚醒レベルが低いときは無理に食べさせない
- てんかん発作の症状で上半身が激しく動く子どもは要注意
- 献立内容を再検討する（窒息事故を誘発しやすいものは避ける）
- 咀嚼訓練を実施する場合の食材の選択（りんごのスライスは危険）

表2-6　気道異物事故の対処法［健常児（者）］

- 意識がある場合：気道異物の除去を試みる
  - ①ハイムリック法（腹部突き上げ法）：成人，1歳以上の小児
    - 腹部，胸部臓器の破裂や裂創等の合併症をきたすことあり
    - →胸骨剣状突起や胸郭下縁を圧迫しないようにする
    - →握り拳はへそのすぐ上の正中線上に置いて，内上方に圧迫する
    - 乳児の肝臓は肋骨により保護されていないため，腹部臓器損傷を合併する危険性が高いので乳児には絶対行わない
  - ②胸部突き上げ法：1歳未満の乳児
  - ③背部叩打法：1歳未満の乳児，小児
- 意識がなくなった場合：心肺蘇生を行う
  - 心停止と判断し，迅速に心肺蘇生（CPR）を行う

(木下，2014)[6]

表2-7　心肺蘇生のガイドライン（2015年）*

- 以前は「まず気道を確保して人工呼吸」といわれていたが，最近は「まず胸骨圧迫」に変わっている．
- 心臓の動きに関しては素人には判断が難しいため，脈をとったりする必要はない．まず呼吸があるかどうかの確認だけで，最近は呼吸がなければ胸骨圧迫と人工呼吸を始める．
- AEDについては，以前は乳児には使用せず，小児用電極パッドは1歳以上8歳未満とされていたが，最近は，AEDは乳児にも使用できて小児用電極パッドは6歳くらいまでと変わっている．
  また小児用電極パッドがない場合は成人用で代用するが，成人に対して小児用を用いてはならない．

＊生存率を上げるために約5年ごとに見直されている

意識がある場合→気道異物の除去を試みる
① 咳が出せる場合はさせる
② 咳が出せない場合→背部叩打法
③ 背部叩打法で効果がない場合→ハイムリック法

背部叩打法

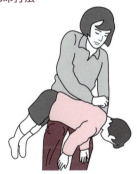

太ももで子どもの胸を支え，頭を低くして，手掌の付け根で左右肩甲骨の間を叩く

ハイムリック法（腹部突き上げ法）

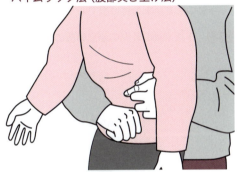

握りこぶしの位置に注意
（みぞおちの上にある剣状突起を折ると危険）

図2-3　1歳以上の子どもの窒息事故の対処法

意識がない場合→心肺蘇生を試みる

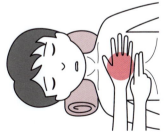

胸骨圧迫30回
↕
人工呼吸2回

- 胸骨（胸の中央の骨）の下の端から指2本上のあたり（赤い丸の部分）に手のひらをあてる
- まっすぐ下に向かって胸が1/3へこむ程度押す
- 1分間に100回のペースでリズミカルに押す

図2-4　1歳以上の子どもの心肺蘇生法

意識がある場合→気道異物の除去を試みる
（術者は椅子などに座る）
背部叩打法と胸部突き上げ法を繰り返す
注：ハイムリック法は禁止

背部叩打法　　　　　　　胸部突き上げ法

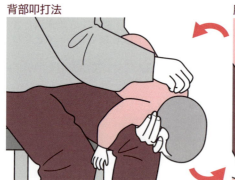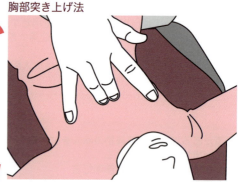

左手で顎と首をしっかり支え，頭を叩かないように右手を軽く握り，左右肩甲骨の間を手掌の付け根で叩く

2本の指を揃えて，左右乳首を結んだ線の少し下を真っ直ぐ押す（心肺蘇生法と同じ部位）

図2-5　1歳未満の乳児の窒息事故の対処法

意識がない場合→心肺蘇生法を試みる

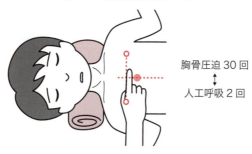

胸骨圧迫 30 回
↕
人工呼吸 2 回

・指 2 本を使って押す
・両方の乳首を結んだ線の中心から指 1 本下
　（赤い丸の部分）を押す
・胸が 1/3 へこむ程度に真っ直ぐ上から押す
・1 分間に 100 回くらいのペースで

図2-6　1歳未満の乳児の心肺蘇生法

　ただし，気道内の食物形態がきざみ食等の場合は吸引器（できれば中央配管吸引）等で食物を吸引したうえで心肺蘇生を行わないと，人工呼吸によって食物を気道内に押し込んでしまい気道閉塞させてしまう危険性がある．健常児（者）への対応と肢体不自由等を伴った

障害児（者）への対応とでは異なる面があると思われるが，これらについて明確に書かれたものはほとんどなく，次のものを参考にするとよい．

北住らは，食事中に食物が喉に詰まってしまった場合，軽く前かがみにして背中をタッピングすることが多いが，これによって梨状陥凹や喉頭に停滞していた食物が気管に振り落とされる場合もあると述べている．確実な対応法は，しっかり下向きにして背中を叩くことで，それが難しければうつむき気味の横向きにして後ろからしっかり叩くことである[2]．

福山型筋ジストロフィー症に関しては，村山は仰臥位よりも座位で誤嚥は増加すると述べている[7]．これは仰臥位では気管が食道より上になるので，食物は重力によって食道に行きやすくなるのに対して，座位では梨状陥凹に溜まった食物が溢れると，簡単に気管に落ち込むからである．一般に座位で食事中にむせると，上体を前屈みにして背中を叩くが，この動作は梨状陥凹に溜めていた食物を気管に落とし込むことになり非常に危険である．

❸ 経口摂取訓練の基礎

定型発達では固形食を口唇で捕食できるのが生後5カ月頃，咀嚼が認められるのが8～9カ月頃である．一方，液体をスプーンやコップからこぼすことなく飲めるようになるのは10カ月頃である．したがって障害児の経口摂取訓練をする場合にも原則として固形食と液体とは区別して対処することが望ましく，固形食の訓練がある程度進んでから液体摂取訓練を導入していくようにするとよいであろう．しかし，定型発達と障害児発達にはいろいろな違いがあるので，個々のケースに柔軟な対応をしていくことが重要である．

経口摂取訓練を進めていく際の基本的な考え方は次のとおりである（表2-8）．

- 異常パターンがある場合は，これをできるだけ抑制していく．
- 発達を促していく．最初は捕食や嚥下を促し，その後咀嚼を促していくようにする．基本的にはその子どもがすでにもっている能力を最大限に使わせていくことが重要である．たとえ捕食が十分できなくても，咀嚼が可能な場合は後述する安全な方法（p123～参照）で要咀嚼食物を与えて咀嚼を楽しませる．そして並行して捕食の訓練も進めていくようにする．しかし，嚥下障害が明らかである場合には，誤嚥や窒息を引き起こす危険があるので，あまり積極的に咀嚼訓練を行わないほうがよい．
- 固形食が一定量食べられるようになったら，液体摂取の練習を始めていく．

①顎および頭部の介助法

捕食や嚥下，咀嚼機能を獲得させていく場合，原則として子ども自身が自分から口唇を閉じたり，下顎を動かしたりする動きを引き出すことが重要である．以前は筆者も口唇閉鎖介助を積極的に行うことが多かったが，最近ではむしろ顔や口唇にできるだけ触らないような対応をとることが多くなってきた．食事の際に顔や口の周囲を触られることは，過敏や心理的拒否がなくても不快なものであり，子どもが嫌がることはできるだけしないよ

表2-8 経口摂取訓練（直接・間接訓練）の概要

異常パターンの抑制	発達の促進
［舌突出］ ・捕食時にスプーンで抑制 ・舌訓練（バンゲード法，口外法） ・口唇閉鎖介助（捕食〜嚥下） ［緊張性咬反射］ ・ソフトスプーンの使用（金属製以外） ・歯肉マッサージ ［丸飲み込み］ ・基本食形態を初期から中期にする ・咀嚼訓練 ［過開口］ ・いったん下顎を閉じさせて，その後少し開口させた下顎中間位で取り込む練習	［口唇閉鎖］ ・SUD（平らな）スプーンによる捕食訓練 ・麺類の取り込み練習 　　吸い込み食べ（ラーメン等） 　　たぐり込み食べ（焼きそば等） ・ストロー練習 ・口唇閉鎖介助 ・口唇訓練（バンゲード法） ［成人嚥下］ ・ペースト状（液体＋とろみ） ・口唇閉鎖介助 ［咀嚼］ ・スティック状の要咀嚼食品（エビセン等）を用いて，介助者が臼歯に挿入する ・ざらざらした食感に慣らすために，エビセンを粉にしたものをスプーンで与える ・スティック付きのアメ（チュッパチャプス®）等を舐めさせる

うにすることが重要だからである．

　支援効果を高めるには子ども自身のやる気をいかに引き出すかにかかっていると考えられ，そのためには子どもの気持ちを可能な限り受け止め，その子にとって嫌なことを極力排除することが大切であると考えられる．障害児（者）の介護者の多くは過剰な介助を行っており，その結果子ども自身が潜在的にもっている能力の発達を阻害している場合もあると考えられる．その子ができることはその子自身にさせていくことが基本である．

　しかし，なかなかそうした子ども自身の動きがうまく引き出せない場合には，最初は次のような介助法を用いて徐々に介助を減らしていくとよい．

　介助法には前方介助，側方ないし後方介助の2種類があるが，その目的は主に口唇閉鎖や顎運動のコントロールを教えることである．

　前方介助は子どもと向き合うためコミュニケーションが取りやすく口腔内がよく観察できるが，口唇閉鎖を介助したり頭部をサポートすることは難しい．しかし最近は口唇閉鎖介助を必要とするケースが以前よりも少なくなり，また最近の車椅子や座位保持装置の姿勢保持機能が高まっているので，側方ないし後方介助よりも前方介助の利点が多くなっていると考えられる．

　上唇介助を必要とせず下唇や下顎の動きのみをサポートする場合は，前方介助①（図2-7）を用い，口唇閉鎖をサポートする場合は前方介助②（図2-8）を用いるとよい．

　一方，側方ないし後方からの介助は子どもの頭部を支えることができるので，頭部が動きやすく，不安定な場合や口唇閉鎖を積極的に支援していく場合に用いられる（図2-9，2-10）．しかし，欠点として子どもの口の中を見ることができず，またコミュニケーションが取りにくい．介助者はどこの介助に重点を置くかを考えて介助法の選択をするとよい

② 食事支援の実際

介助者の位置	使う指	押さえる場所	目的
前方から	中指	オトガイ下部	下顎を閉じさせる
	示指	下顎下縁	介助者の手を安定させる
	母指	オトガイ部	下唇を挙上して閉じさせる

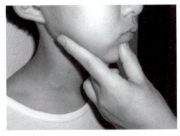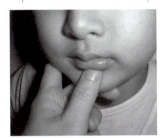

図2-7　前方からの介助①

介助者の位置	使う指	押さえる場所	目的
前方から	中指	オトガイ下部	下顎を閉じさせる
	示指	オトガイ部	下唇を閉じさせる
	母指	上唇	上唇を閉じさせる

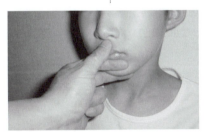

図2-8　前方からの介助②

介助者の位置	使う指	押さえる場所	目的
側方・後方から	薬指	オトガイ下部	下顎を閉じさせる
	中指	オトガイ部	下唇を閉じさせる
	示指	上唇	上唇を閉じさせる

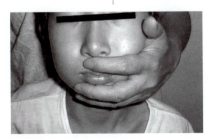

図2-9　側方・後方からの介助①

介助者の位置	使う指	押さえる場所	目的
側方・後方から	中指	オトガイ下部	下顎を閉じさせる
	示指	オトガイ部	下唇を閉じさせる
	母指	上唇	上唇を閉じさせる

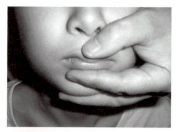

図2-10　側方・後方からの介助②

表2-9　一般の金属スプーンの欠点

- 金属スプーンそのものが緊張性咬反射を誘発しやすい
- 緊張性咬反射を誘発したときにスプーンを無理に引き抜くことによって歯が磨耗したり，抜けたりすることがある
- ボール部の弯曲やサイズ（横幅）が大きいと捕食の際の口唇閉鎖を阻害する
- 介助者がスプーンを引き抜く際に上顎前歯にこすりつけながら上方に向かって抜く傾向がみられやすく，その結果捕食機能の獲得が阻害されやすい
- 一口分の摂取量が多くなりやすい

であろう．側方ないし後方の介助では指使いが2種類あるがどちらを使うかは介助者にとってやりやすいほうを選択するとよい．

②摂食器具の選択

　スプーンやフォーク等の器具の選択はとても重要で訓練効果を左右することが多い．特にスプーンについては大きさや形，材質の違いが介助の仕方によっては歯に影響を与えることがある．器具選択の基準としては，①能動的な動きを促す，②口唇閉鎖や嚥下動作を妨げない，③スプーンは一度に嚥下できる量がのせられる大きさにする等である．

　緊張性咬反射のある子どもに金属製スプーンを用いたために，スプーンを強く噛み込んだまま無理に引き抜いているうちに前歯が摩耗したり，また，別の子どもの場合では金属製の大きなスプーンを使っていたところ，緊張性咬反射によってスプーンが歯列にはまってしまい，無理に引き抜こうとしたときに乳歯が抜けて飲み込んでしまったという例がある．この他にも一般的に使われている金属製のスプーンには口唇閉鎖を阻害したり，介助者が誤ったスプーンの使い方をしてしまう傾向がある（表2-9）．したがって次に示すように，訓練の目的を考慮したうえで器具の大きさ，形や材質を選ぶ必要がある．

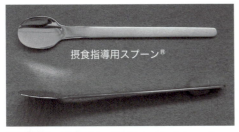

図2-11 捕食訓練に推奨される平らなスプーン

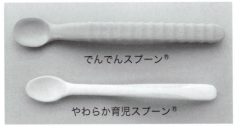

図2-12 緊張性咬反射の場合に推奨されるスプーン（TPE：熱可塑性エラストマー）

1）固形食摂取用
・スプーン

　捕食がまだ十分できない場合には原則として平らなスプーン（SUDスプーンなど）を使ったほうが，効果的に口唇閉鎖能力を高めていくことができる（図2-11）．一般の金属スプーンを使った場合にはボール部分が弯曲しているので，介助者はスプーンを上顎前歯にこすりつけながら上方に向かって引き抜く傾向がある．このような介助方法を続けていると捕食の際に上唇を降ろすことがなくなり，いつまでも捕食できるようにはならない．そこでボール部分が平らなスプーンを用いると介助者はスプーンを上方に向かってよりも水平方向に引き抜く傾向がみられる．そのため上唇が少しでも降りてくるとスプーン上の食物を容易に取り込むことが可能になってくる．子どもの上唇が降りるのを待ってからスプーンをゆっくりと引き抜くようにしていくと捕食機能が徐々に獲得されやすくなる．

　緊張性咬反射が認められる場合には柔軟な素材のスプーンを使うことで緊張性咬反射の誘発を減らすとともに，スプーンを引き抜く際の不快感を軽減することができる．従来はシリコン製のスプーンを推奨していたが，シリコンは強く噛んでしまうと容易にちぎれてしまい，万一飲み込んでしまうとX線造影性がないので体内のどこにあるかわからず，腸閉塞の要因になることもあり得る．また，シリコン製のスプーンは亀裂が入りやすく，そこに食物が入り込んでしまうと腐敗して雑菌が繁殖するので衛生上の問題もある．そこで現在入手できるものとしてはTPE（熱可塑性エラストマー）（図2-12）を使ったもののほうがシリコン製に比べて耐久性や安全性が高いと思われる．

　捕食が可能になると通常のボール部分が弯曲したスプーンに移行させていくが，スプーンの大きさに注意する必要がある．スプーンのサイズを選ぶ基準としては，子どもの口の幅（口角間距離）よりも小さいものを選ぶ必要がある．カレーライスを食べるときに使うような大きなスプーンを子どもに用いると，捕食の際にスプーンが口角を横に広げてしまうために口唇閉鎖を妨げてしまったり，スプーンを口腔内に挿入したときにスプーンの先端で口蓋を傷つけたりする．また一口量が多くなるために嚥下がしづらくなり，誤嚥や窒息事故の原因になることもある．

・フォーク

　フォークは捕食ができて，しかもある程度咀嚼ができる場合に，部分介助ないしは自食の練習をするのに適していると思われる．また，スプーンにのせた食物を口に運ぼうとすると落としてしまうような場合は，食物をフォークに突き刺してあげると落とさずに口に運ぶことができ，自食の楽しさを経験させることができる．しかし，捕食がまだ十分できないうちにフォークを使うと，口唇ではなく前歯で食物を噛みとることが多くなるので，そのような場合は部分介助で捕食後フォークをゆっくりと引き抜くようにさせるとよい．なお，フォークは手掌握りの場合，通常の持ち方（先端を上に向ける）ではなく，上下を逆にして先端が下を向くようにすると捕食がしやすい．

2) 液体摂取用

・スプーン，コップ

　液体摂取に用いるスプーンは一般の金属スプーンでかまわないが，緊張性咬反射がある場合にはTPEを使ったスプーンのほうがよい．

　スプーンによる一口飲みができるようになったらコップの練習に移るが，通常の不透明なコップよりも，コップの一部を切り取った透明のプラスチック製が使いやすい（図2-13）．通常のコップは口腔内にどのくらい液体が入ったか介助者が確認しにくく，過剰に液体が入ってしまいむせてしまうことが多い．コップの上端を一部カットしたものをカットアウトコップというが，このコップの特徴は①コップを傾けたときに普通のコップのように縁が鼻にぶつからないため頭部が後屈しにくく，②口元が観察しやすいため過剰に液体が入らないようにできることである．緊張性咬反射がある場合にはコップの縁を噛み込むので，材質の硬いコップだと口腔閉鎖を妨げることが多い．そこでシリコン製のコップの上端を切り取ってカットアウトコップにして用いるとよい．

3) 訓練用として不適切と思われる食具

　一般的に乳幼児用ないし障害者用に市販されている液体や固形食を取り込むための食具の中には，そのまま障害児に用いるとかえって摂食機能の発達を阻害してしまうものもあるし，使い方を工夫すれば問題なく使えるものもある．食具を選ぶ場合はその形態や材質が訓練用として適切であるか否かを考える必要がある．

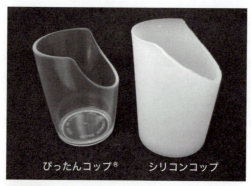

図2-13　カットアウトコップ

❷ 食事支援の実際

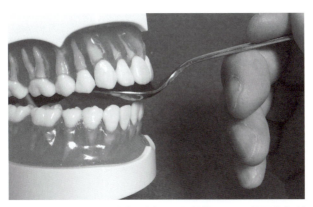
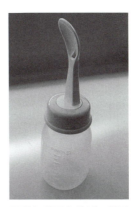

通常，スプーンを口腔内に挿入した状態では，嚥下動作ができない．無理にこうした飲ませ方を続けると誤嚥したり，異常な嚥下を覚えたりしてしまう

正常な嚥下を妨げる器具の例

図2-14 嚥下動作を妨げるスプーンの使い方とそれを助長する器具

　不適切な原因としては，口腔内に入れた場合に上下前歯の間に器具が介在してしまい，嚥下の際の上下顎閉鎖を妨げる場合や，捕食に際して口唇閉鎖を妨げる場合等である．スプーンを使って液体摂取をさせるときに使い方を誤ると誤嚥を誘発したり，異常な嚥下の仕方を獲得してしまう場合がある（図2-14）．試しに図2-14の左図のようにスプーンを口腔内に挿入したまま嚥下してみると，この状態では嚥下動作ができないことがわかるであろう．しかし，実際の食事介助ではこのような状態で行われていることが多い．さらに「離乳スプーン」として市販されているものは，スプーンから連続した液体摂取ができるようになっている．このような器具は介助者にとっては都合のよいものかもしれないが，上記のような誤った使い方をするとむしろ危険であり，正しい嚥下動作の獲得を阻害する可能性がある．

❹ 異常パターンへの対応

　顎関節（図2-15）は，頭蓋骨の下顎窩に下顎頭がはまり込む構造となっている．その動きは単純な回旋運動だけでなく，下顎骨が前方に移動しながら回転する滑走運動も行う（図2-16）[8]．また，左右の関節が別々の運動を行うことで下顎骨を左右に動かすこともできる．顎関節のこうした特徴が，複雑かつ繊細な摂食行動を可能にしている．
　一方で，姿勢筋緊張のコントロールが難しい子どもたちには過度な努力を要することになり，さまざまな異常パターンを出現させる原因にもなっている．異常パターンへの対応としては，まず，その子どもにとって無理のない安定した食事姿勢を確保することが前提である．そのうえで口唇閉鎖や舌，顎関節の多様な運動を誘導し積み重ねていく必要がある．

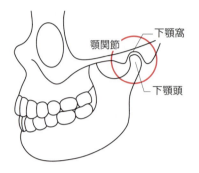

図2-15 顎関節

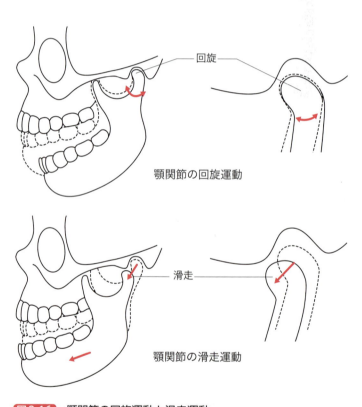

図2-16 顎関節の回旋運動と滑走運動

①舌突出

　臨床的に舌突出（図2-17）を観察していると，舌突出にはいくつかのタイプがあるようである（表2-10）．食事中の捕食や嚥下の際に認められる異常パターンとしてのものだけでなく，食事を拒否する意思表示として舌突出する場合や，食事とは無関係に習癖性の舌突出があると考えられる（図2-18）．これらの中で訓練の対象となるのは異常パターンとしてのものである．

❷ 食事支援の実際

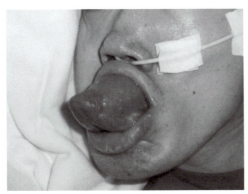

緊張した舌が力強く口腔外に出ている

図2-17 典型的な舌突出

表2-10 舌突出の分類

異常パターンによるもの	食事中ほぼ常に，捕食時や処理時，嚥下時に舌突出する（全身的な筋緊張に伴ってみられることが多い）
拒否の意思表示としてのもの	食事中，通常は舌突出しないが，ある特定の食物（特に嫌いなもの）が近づいてきたり，満腹になったりしたときに舌突出がみられる
習癖性のもの	食事中，安静時や嚥下後の食物が口腔内になくなったときに舌突出がみられたり，食事以外のときにみられたりする

安静時

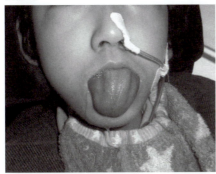

液体摂取時

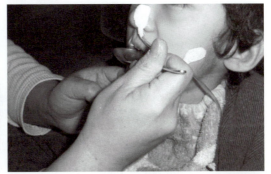

安静時には強度の舌突出が認められるが，液体をスプーンから摂取しているときは舌は口腔内に収まっている

図2-18 習癖性の舌突出

　舌突出は捕食した食物がこぼれやすくなるだけでなく，丸飲み込みを助長し，咀嚼機能の発達を阻害することも懸念されるため見過ごせない．舌突出に対しては捕食から嚥下までの間口唇閉鎖を維持し，舌を口腔内に収めておく経験が重要である．このとき，頭部を軽度前屈させることで頭頸部や体幹の過度な伸展を防ぎ，姿勢筋緊張の影響からくる舌突出を軽減できる．

　口唇閉鎖を維持できない理由は，姿勢筋緊張だけでなく乳児嚥下の残存や舌の発達の未熟さ，呼吸パターン，舌や下顎の形態上の問題等さまざまであるため，丁寧な観察分析が必要である．舌突出のタイミングも捕食時か嚥下時かそれとも常に突出しているのか，一回の食事の中で前半だけみられるのか常にみられるかの等，個々のケースによって異なる．食事中に限らず日常的に確認されることも多い．そのため，食前にバンゲード法の舌訓練

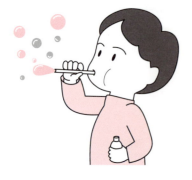
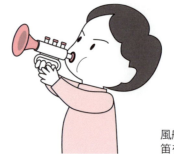

風船を膨らます，
笛を吹く等でもよい

図2-19 口をすぼめる遊び，活動

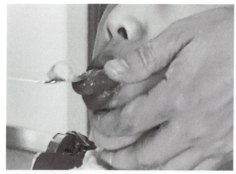

①食物をのせたスプーンの先で舌を口腔内に押し込む

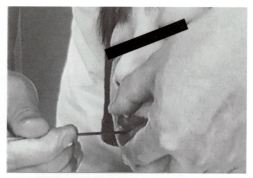

②口唇閉鎖介助の始まり

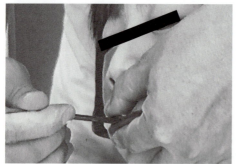

③口唇閉鎖介助の終わり

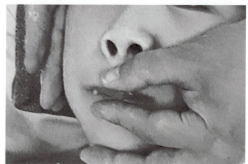

④嚥下が終わるまで口唇閉鎖を続ける

図2-20 後方介助による舌突出抑制の例

等を行うことも効果的である．また，日常生活の中に口をすぼめる遊びや活動（図2-19）を多く取り入れることが改善のきっかけとなることもある．

実際の介助の手順は次のとおりである（図2-20）．通常は，①後方介助をしながらまず頭部を少し前傾させる．そして捕食時に②食物をのせたスプーンの先端で舌尖を繰り返し口腔内に押し込むように刺激しながらスプーンを口腔内に挿入し，③口唇閉鎖の介助をし

ながらスプーンをゆっくりと引き抜く．④スプーンを抜いた後も嚥下が完了するまで口唇閉鎖は維持する．

この他に舌突出の力が強いために口唇閉鎖だけでは食事を食べさせるのが難しい場合は，次のような対応をすることも可能である．

1）シリンジで食物を口腔内に入れる方法

舌突出が著明で前述したスプーンによる方法では抑制が難しく，食物を食べさせることが困難なケースでは，経口からの栄養摂取を確実にさせるために最初から後方介助で下顎と口唇を閉じさせたままにし，口角からシリンジを挿入して食物や液体を口腔内に注入し，嚥下が終わるまで介助を続けるようにする（図2-21）．この場合，特に注意しなければならないのは，シリンジの先端を前歯で噛まれないようにシリンジを口角から頰粘膜方向に挿入することである．この方法は緊張性咬反射にも応用できる．

2）スプーンを口腔内に押しつけたままにしておく方法

舌突出するケースでは開咬（奥歯が噛み合っていても上下の前歯が大きく隙間がある状態）を伴っていることが多く，口唇閉鎖介助だけでは舌突出を抑制できずに食べさせることが難しいケースも多い．その場合，まず前方介助を用いてヘッドレストで頭部が後屈しないようにしっかり支えておく．次に前歯が舌突出のために開咬になっているので，食物をのせたスプーンを口腔内に入れてスプーンの背で舌が前方に突出するのを抑制したまま嚥下するのを待つ（図2-22）．

3）咀嚼訓練を応用する

舌の突出を抑制する目的で咀嚼訓練を応用する方法もある．応用できるケースはあまり多くはないが，スナック菓子等を口角から臼歯に挿入することで舌尖の側方へ動きを誘発し，結果的に舌が前方突出するのを抑制できる場合もある．スナック菓子の実際の使い方は咀嚼訓練の項（p123～）を参照してもらいたい．

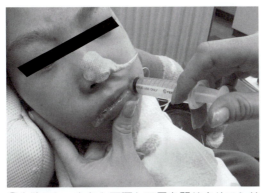
①介助でしっかりと下顎と口唇を閉じさせてシリンジを口角から挿入する

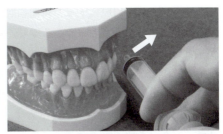
②シリンジ先端を少し外側にひねり，先端が歯で噛まれないようにして食物をゆっくり注入する

図2-21 シリンジによる舌突出や緊張性咬反射への対応
（栄養摂取を確実にすることを目的としたシリンジによる経口摂取）

開咬（オープンバイト）

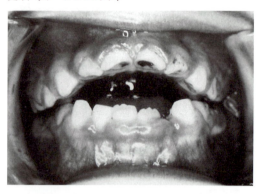

臼歯が噛み合っていても前歯が噛み合わずに大きく隙間ができている状態（多くの舌突出でみられる）

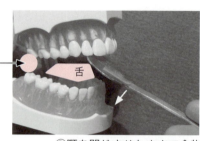

①顎を閉じさせたままで食物をのせたスプーンの背で舌突出を抑制する

実際は奥歯が咬み合っている

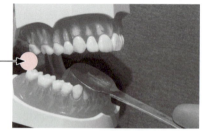

②スプーンが下顎前歯に当たったらスプーンは入れたまま嚥下するのを待つ

図 2-22　開咬を伴った舌突出への対応

②緊張性咬反射

　緊張性咬反射とは，口腔内の発達の未熟さ等からスプーン等の刺激で誘発される異常パターンのひとつである．

　口腔内に挿入されたスプーンを噛む場合，原因としては緊張性咬反射による場合と，子どもが遊びとして随意的に噛む場合が考えられる．前者の場合は金属製等の硬いスプーンが歯や歯肉に触れることで反射的に誘発され，全身的な筋緊張亢進を伴うことが多く，ほぼ常にスプーンが口腔に入った瞬間に起こる．しかし随意的に噛む後者の場合は必ずしも硬いスプーンでなくても，むしろ柔らかいスプーンのほうが誘発しやすい場合がある．しかも常に噛むわけではなく，またスプーンを口腔に入れてからすぐに噛むとは限らない．訓練の対象となるのは緊張性咬反射による前者の場合である．

　緊張性咬反射がある場合には原則として金属やプラスチック等の硬いスプーンは使わないほうがよい．柔らかくて平らなスプーンを使うことで緊張性咬反射の誘発を少なくし，スプーンを引き抜く際の前歯の抵抗を減少させるようにすることが大切である（p109，図2-12参照）．硬いスプーンから柔らかいスプーンに変えただけで緊張性咬反射が減少していった症例もある．

　スプーンを噛み込んでしまった場合，原則としてスプーンは無理に引き抜くことは避けたい．まずは，頭部や下顎を安定させ口唇をしっかり閉じ筋の緊張が緩むのを待つ．ゆっ

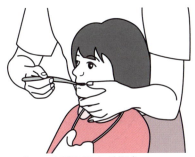
スプーンを噛み込んだ場合

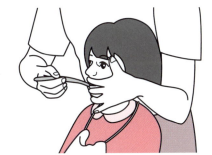
①頭部，下顎を安定させ口唇をしっかり閉じる

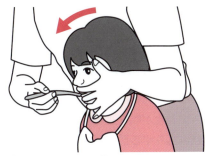
②頭部をゆっくり前屈
（介助者も一緒に体を前屈）

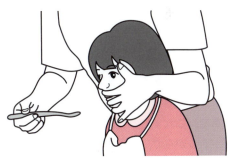
③咬筋が緩むのを確認してスプーンを抜く

図2-23　緊張性咬反射への対処

くりと頭部を前屈させる等の頸部や全身の緊張を緩める介助も効果的である（図2-23）．また，間接訓練として歯肉マッサージを食前に併用していく方法も用いられている．

　一般的にはスプーンを噛まれないようにするために，スプーンを口腔内に入れるとすばやくスプーンを上の前歯にこすりつけながら，すばやく引き抜く介助が行われているが，これもある程度やむを得ないと考えられる．前述した原則に従って最初から終わりまで介助しようとすると食事時間が異常に長くなってしまい，一定の時間内に食べさせることができない場合がある．したがって，全体の食事時間を考慮しながら，原則に従った介助を徐々に増やしていくことが最も現実的である．また，スプーンをできるだけ噛まれないようにするために，スプーンを液体摂取のように横向きにして捕食させるとうまくいく場合がある（図2-24）．他にも舌突出の場合と同様にシリンジを使うことも応用できる．

③丸飲み込み

　丸飲み込みは，咀嚼を必要とする食物を咀嚼せずにそのまま嚥下してしまう場合である．したがって，ヨーグルトのように咀嚼を必要としない食物はそのまま嚥下したとしても丸飲み込みとはいわない．自食が可能な知的障害児や自閉症スペクトラム障害児に比較的多

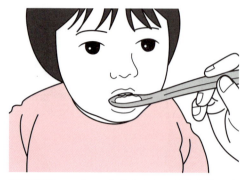
図 2-24　スプーンを噛まれないような使い方

くみられるが，空腹を満たすために口の中に食物を一杯に詰め込み，早く食べようとするところに問題があると考えられる．

　食事支援に際しては，まず食形態を咀嚼する必要のない離乳初期から中期食に下げる必要がある．これまでの一口大ないしはそれよりも大きい食物が喉を通過する習慣を改める必要があるからで，低年齢の時期に大きい食物を丸飲み込みする習慣が身についてしまうと改善していくことがなかなか難しい．これは丸飲み込みが快感になってしまうからである．楽しいことがなかなかやめられないのは誰も同じである．

　そして食事時間全体を引き延ばすことと，口の中に食物をたくさん詰め込んで頬張らないようにすることが重要で，そのためには子どもの前に置いた器には一口分の食物だけを置き，その食物を嚥下したら次の一口量を入れるようにする．ただし，これまで5分くらいで食べていた場合，急に10分で食べさせようとすると子どもにストレスがかかるので，1カ月くらいかけて1分くらいずつ徐々に食事時間を長くしていく必要がある．そしてある程度空腹が満たされたら，咀嚼訓練を実施して咀嚼への関心を高める働きかけをする．咀嚼訓練を食事のどのタイミングで取り入れるかは子どもの様子を見て判断する．食事開始直後は，通常は空腹なので子どもにとって受け入れないことが多いが，かといって食後に導入すると満腹になってしまい受け入れないこともある．食事を半分くらい食べてから，ないしは食事の後半に導入してみて，その子にとって最も受け入れの良いタイミングで導入するとよい．

④過開口

　過開口は食物や液体を取り込む際に口を最大限に大きく開けてしまう状態である．これも全身の筋緊張亢進に伴って起こることが多い．過開口はスムーズな顎の開閉運動を阻害するだけでなく，顎関節に過度な負荷をかけるため食事時間がつらい時間になりかねない．前述したとおり，顎関節は頭蓋骨の下顎窩に下顎骨の下顎頭がはまり込む構造となっており，咬筋，側頭筋，内側翼突筋，外側翼突筋，舌骨上筋等の活動により開閉運動を行っている．筋緊張のコントロールが難しい子どもにとって，顎関節にぶら下がる状態の下顎骨

❷ 食事支援の実際

を複数の筋肉により空間で適度に保持することは過度な努力を要し結果として過開口になりやすい．この場合，オトガイ下部から下顎骨の重さを軽減するように支え，同時にスムーズな筋活動（開閉運動）を誘導する必要がある．

具体的には，まずオトガイ下部から下顎をしっかり支え，いったん口を閉じる．この状態から下顎を支えたまま捕食に伴いゆっくりとスプーンが入るくらいまで開口を促しその状態を維持する．このとき，頭部は後屈しやすいため後方から介助し，頭部や下顎は常に安定させておく必要がある．そのままスプーンを入れ，口唇で捕食した後，スプーンは引き抜く．スプーンを抜いた後も嚥下が完了するまでは下顎介助による口唇閉鎖を維持する．

この手法は実際にはとても難しく，特に口をゆっくり開けるための介助や適度に開けた状態を保つ介助は技術を要する．しかし，過開口の状態で無理に口を閉じさせようとするとスプーンを強く噛み込んだり，口腔内を傷つけてしまう恐れがある．したがって，顎関節の構造や運動の特徴とともにその子どもの過開口のパターンも十分理解して取り組む必要がある．

また，過開口は筋緊張等身体的な課題だけでなく精神的に不安定な状態でも起こり得るため，過度な声かけ等は逆効果にもなりかねない．介助の際はそういった点にも配慮し，落ち着いた対応が求められる．他の異常パターンと同様に一度習慣化してしまうと改善に時間を要するため，できるだけ早い段階からコツコツと積み重ねていくことが望ましい．

⑤ 固形食摂取訓練

経口摂取訓練を着実に進めていくためには，子どもが1日に必要とされる栄養量を無理のない方法で確保することが前提である．乳幼児では固形食（半固形食も含む）は嫌がるが，哺乳ビンからミルクないし経腸栄養剤等を飲んでくれる場合はそれを併用して訓練を行う．

しかし，ミルク等を飲んでくれない場合は経管栄養を使わざるを得ないが，チューブが鼻や咽頭に介在しているとチューブ交換に伴うストレス等のために経口摂取がなかなか進められないこともある．

子どもへの負担が最も少なく確実に栄養や薬を与えることができるのは，現時点で胃瘻であると思われる．経鼻経管等と同様に胃瘻も必要がなくなれば閉鎖することができるので，胃瘻を第一選択肢としてできるだけ低年齢のうちに経口栄養を確立していくことが望ましいと考えられる．

家族の希望等でどうしても経管栄養が使えず，経口から与える場合には現在摂取可能な食事にラコール®やエネーボ®等の経腸栄養剤を添加させたり，これらを直接飲ませたりすることもある．しかし，これらの経腸栄養剤は糖分が多いので長期間経口摂取させると虫歯の増加を促すこともある．

一方，必要栄養量の確保と併用して経口摂取訓練を導入していくが，摂取量は最初少な目にし，必要に応じて適切な介助をしながら，子どもが食事を楽しみながら摂取できるよ

119

うにゆとりをもって行っていくようにする．経口摂取訓練を行う場合の基本原則は，異常パターンの抑制と発達の促進を平行して行っていくことである．次にその具体例を示すが，この方法だけにこだわらずいろいろと新たな試みをするとよいであろう．

6 口唇閉鎖を促す訓練

口唇閉鎖機能を高めることは摂食嚥下機能全体を向上させていくうえで重要であると考えられるが，その方法には捕食訓練，ストロー練習，麺類の取り込み練習等がある．

口唇閉鎖を促すために以前は積極的に介助者が口唇を閉じさせるよう指導していたが，最近は子ども自身が自分から口唇を閉じようとするのを促すようにしている．すなわちスプーンを口腔内に挿入してもすぐに口唇閉鎖介助をせず，しばらくスプーンを口腔内に入れたままにして自分から閉じようとするのを待つ．この際スプーンにのせる食物は本人の好きそうなものにする．こうした介助をすることで，たとえばスプーンにのせられている食物の好みや，今食べたいのかそれとも食べたくないのか等を口唇の動きからある程度その子の意思を判断することができる．食事を自食できない場合，当事者である子どもの意思を確認していくことが重要である．言語によるコミュニケーションができなくても，スプーンを口元に近づけたときの子どもの行動（口唇を閉じてしまったり，手でスプーンを払いのけようとしたり，顔を背けようとしたり）を注意深く観察することで，当事者が何を要求しているかを理解しようとする努力が介助者に求められており，そこが食事支援の根底に必要であると考えられる．

①捕食訓練

捕食訓練に用いるスプーンは一般に使われているボール（食物をのせる部分）が彎曲したものでなく，平らなものが推奨される（図2-11，p109参照）．潜在的には捕食機能を獲得しているにもかかわらず，介助者がスプーンを上顎前歯にこすりつけながらスプーンを引き抜くような方法をとっていると，捕食ができないというより，捕食をさせていないことになる．

初診の摂食機能評価の際は，まず食物をのせたスプーンを口腔内に挿入して約5秒間待って，子どもが口唇閉鎖をどの程度できるかを確かめてみるとよい．少しでも捕食ができる場合にはゆっくりとスプーンを水平に引き抜くことで，徐々に捕食能力が高まっていく場合が多い．介助者がスプーンを素早く引き抜いてしまうと口唇閉鎖がその動きに追いつかないので，結局捕食はいつまでたっても獲得できない．スプーンを口腔内に挿入してしばらく待っても捕食ができない場合は，その足りない部分を介助者が補うとよい．実際の捕食訓練の手順は次のとおりである．前方介助ないし側方・後方介助のどちらでも可能だが，前方介助のほうが子どもの口腔内が確認しやすく，表情も確認しやすい．

1. 食物をのせたスプーンを口唇中央部から水平に挿入し，5秒くらい待つ．
2-1. 自分で上唇が降ろせる場合は，そのまま本人に捕食させる（図2-25）．

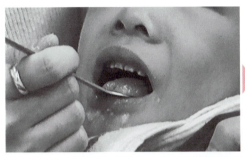
①スプーンを口腔内に挿入し上唇が降りるまで待つ

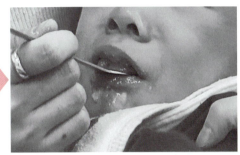
②上唇が降りたらゆっくりスプーンを水平に引き抜く

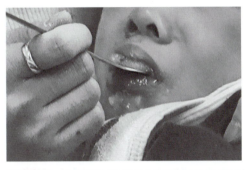

図2-25 捕食訓練（自分で上唇が降ろせる場合）

2-2. 上唇を少し降ろせるが捕食できない場合は，上唇を介助しながらスプーンをゆっくり水平に引き抜く．介助者はスプーンを上方に向けて引き抜かないように注意する必要がある．
3. 上唇が全く動かない場合は上唇を介助しながらスプーンをゆっくり引き抜く．
4. 「2-2」や「3」の場合は，1～2カ月したら再度「2-1」ができるかをチェックする．

②口唇閉鎖を促すためのストロー練習

ストローから液体を吸うためには口唇がしっかり閉じなければならないので，やはり口唇閉鎖を促す方法として用いる．詳細は液体摂取訓練（p130～）を参照してほしい．

その他，間接訓練としてバンゲード法式Ⅰの口唇訓練や，バンゲード方式Ⅱ等を併用するとよいであろう．

③麺類の取り込み練習

麺類の取り込み練習は嚥下機能に問題がなく，しかも麺類の好きな子どもに応用してみるとよい．原則として咀嚼ができる子どもが対象であるが，素麺やカップ麺等の細くて柔らかい麺類であれば，咀嚼ができない場合であっても可能である．健常者は麺類をいったいどの程度咀嚼して食べているか，自分で確認してみるとよい．多くの場合，素麺等の細くて軟らかい麺類はほとんど咀嚼せずに丸飲み込みに近い食べ方をしているが，讃岐うど

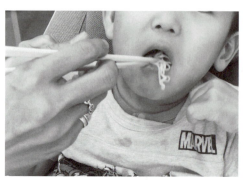 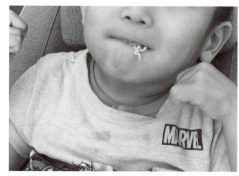

箸を使って麺類を口腔内に入れるが，一部を　　口唇と舌を使って口腔内にたぐり込んだり，
口の外に出したままにする　　　　　　　　　　吸い込んだりして食べるのを促す

図 2-26　麺類の取り込み練習

んのようなコシが強くて太い麺は咀嚼して食べている．

　麺類の取り込み方法には吸い込み食べと，たぐり込み食べの2つがある．ラーメンや冷麦等の汁物の付着した麺は口唇をすぼめてつるつると吸い込みながら食べることが多いが，スパゲティや焼きそば等は口唇と前歯を使ってたぐり寄せるようにして食べることが多い．どちらにしても口唇をすぼめたり，吸い込んだり，舌の動きを引き出したりする機能を高めるにはよいと思われる．麺を少し長めにしておいて，箸を使って麺を口腔内に全部入れずに，むしろわざと5〜10cmくらい出したままにしておく．そうすると口腔外に出た麺を何とか食べようとして吸い込んだり，唇を使ってたぐり寄せたりしようとする（図2-26）．

❼ 嚥下機能を促す訓練

　成人嚥下の訓練には一般にペースト状のものを使う．できるだけなめらかで粒々が入っていない，しかもべとつかないものがよいが，子どもが好きな味のものを使うことが大切である．ジュース等にとろみを加えたものやヨーグルト，ゼリー飲料等が一般に用いられる．

　成人嚥下は嚥下の際に口唇がしっかりと閉鎖していることが重要であるので，口唇閉鎖が不十分な場合には介助する．成人嚥下訓練はこれだけを単独で行うというより，捕食訓練と併用して行うのが一般的である．捕食後なかなか嚥下反射が誘発されない場合は前頸部を下から上に向かって2本の指（母指と示指ないしは示指と中指）で5〜6回さすると誘発されることがある（図2-27）．

❷ 食事支援の実際

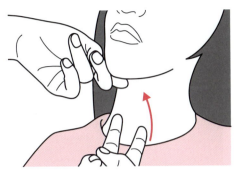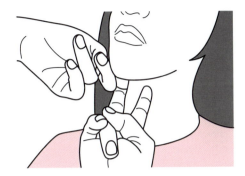

下顎を閉じさせたまま，2本の指（示指と中指）を開き，前頸部を下から上に向かって5～6回さすってあげる

図 2-27　嚥下を促す刺激

8 咀嚼訓練

　咀嚼訓練は単に低年齢の障害児に咀嚼機能を獲得させることだけが目的ではない．他にも舌突出等の異常パターンを抑制したり（前述），障害を伴った成人や高齢者で日常ペースト状の食物ばかり食べている人に歯を使って噛む楽しみとして導入したりする場合がある．

①咀嚼機能の獲得を目的とする場合

　障害児では健常児と同じように何ら訓練をしなくても咀嚼機能が獲得される場合もあるが，多くの場合積極的に咀嚼訓練を導入しないとなかなか獲得できない．また，障害児では健常児とは異なり，一部の食材を咀嚼できたとしても他の食材は丸飲み込みしてしまうといったことがみられる．

　咀嚼訓練を開始する時期としては，誤嚥の危険性がなければ口唇閉鎖ができない段階においても舌の側方運動（実際の動きは舌がすくい上げるようにして食物を臼歯にのせている）を促す目的では導入してもよいのではないかと考えられる．

　咀嚼訓練を開始するにあたっては，いきなり健常者が日常食べている普通食を用いるのは窒息事故を起こす可能性があるので危険である．最初は安全性を考えて容易に唾液でふやけるスナック菓子（図 2-28）や果物を入れたお茶パック等を用いるようにする．そして，舌の側方運動ができるようになったら，1～2回噛むとすぐに崩れて嚥下できるような煮野菜（カボチャ，サトイモ，ダイコン，ニンジン等）等の普通食を導入していく．

・舌の側方運動ができるかどうかの確認

　スナック菓子そのものの受け入れが可能の場合，スナック菓子を口腔に挿入したとき，舌尖がスナック菓子を追いかける動きがあるかどうかを調べる．次に舌の側方運動が可能であるかをチェックする．

　舌の側方運動の確認には，口を開けて咀嚼している場合は直接口腔内を観察して舌尖が

塩味のスナック　　　　　　　　甘味のスナック

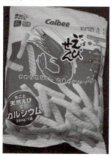 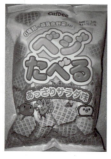 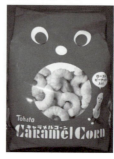 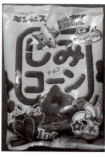

スナック菓子を選ぶときは粉々にして舐めると容易に唾液でふやけるもので，かつ歯で噛むとカリッと音が出るものがよい．

図2-28　スナック菓子の例

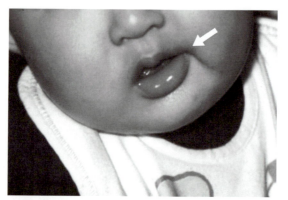

口唇が閉じている場合：左側で噛んでいると，左の口角が後方に引かれる（写真では凹みになっている）

図2-29　舌の側方運動のチェック①

すくいあげるようにスナック菓子を奥歯にのせられるかどうかを評価する．

　一方，口を閉じて咀嚼している場合には，左右の口角を観察して左右どちらかの口角にえくぼのような凹みがみられた場合，そちらの奥歯で食物を噛んでいると考えられる（図2-29，2-30）．ただし，スナック菓子を本当に咀嚼している場合には必ず噛む音が聞こえるので，上記のような口角の特徴や舌の動きがみられたとしても噛んでいる音が聞こえない場合には咀嚼していないと評価する．

　スナック菓子を見ただけで顔を背けてしまう場合は，子どもの味の好みに応じて，塩味のエビセンまたは甘味のキャラメルコーン®等をすり鉢で粉々にしたものをスプーンで食べさせてみる．最初は舌を出して嫌そうな表情をすることもあるが，数回試みると受け入れる場合には1カ月間くらい食事のときにスナック菓子の粉をスプーンで食べさせて，その後スナック菓子そのものを受け入れる場合は上記の評価を試みる．しかし，粉々にしたスナック菓子を明らかに拒否する場合はそれに水を加えて，しっとりさせた状態にしてス

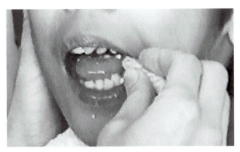
①舌尖がまだ正中にある状態

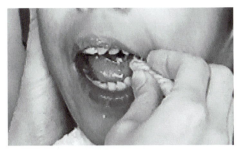
②舌尖がエビセンのほうに動き始める

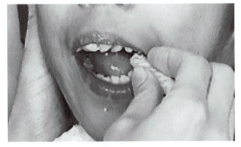
③舌尖がさらにエビセンのほうに移動

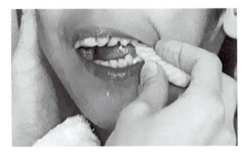
④臼歯がエビセンを噛み始める

図2-30　舌の側方運動のチェック②

プーンで食べさせてみる．これを受け入れる場合はしばらくこれを食べさせてから，上記の粉々のものに切り替えていくようにする．しっとりさせたスナック菓子でも嫌がる場合は，後述するお茶パックを使った方法を試みる．

　ダウン症候群等ではザラザラした食物を極端に嫌がるケースがあり，これが受け入れられない場合はいきなりスナック菓子等の導入は難しいので，時間をかけて徐々に慣らして行く必要がある．

1）舌の側方運動ができない場合

　前述の評価を行って舌の側方運動ができない場合は，次の訓練を行う．スティック状のスナック菓子を介助者が必ず手に持って糸切り歯のすぐ後方にある臼歯部（第一乳臼歯ないし第一小臼歯付近）にのせて噛ませてみる．スナック菓子を持つときは指を噛まれないように注意する必要がある（図2-31）．安全な持ち方は人差し指の爪でガードしながら，歯が指に直接当たらないようにすることが重要である．また，スナック菓子は口腔内に挿入する部分はせいぜい5mmくらいにしないと歯で噛みとった後，口腔内に大きなかけらが残ってしまい窒息事故の原因になることがある．スナック菓子の挿入の方法としては，エビセンを口角部から斜めに入れ，先端部を少しずつ噛ませていくのが最も安全である．エビセンを奥に入れすぎると途中で折れてしまい，大きなかけらをそのまま嚥下すると危険である．介助者が手に持って挿入しやすいように細長いスティック状の形態のものが使いやすい．また安全性を考えると噛んだ後の食片が喉に詰まらないように，唾液ですぐにふやけて軟らかくなるようなスナック菓子がよい．スナック菓子は毎日繰り返し訓練する

安全な持ち方　　　　　　　　　　危険な持ち方

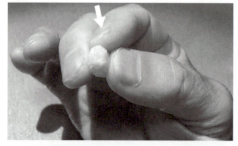
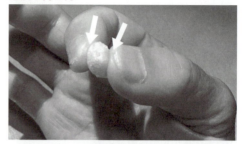

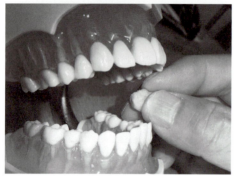
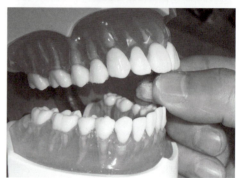

人差し指の爪が歯に当たり，指が噛まれにくい　　指が歯に直接当たって，噛まれてしまう

図 2-31 スナック菓子の安全な持ち方

場合には手軽に使えるという利点がある．

・お茶パックと果物を使う場合

　スナック菓子そのものが嫌いで，たとえ粉状にしても，さらにそれに水分を加えても食べない場合には，お茶パックに果物等を入れて噛ませる方法を試みる（図 2-32）．お茶パックは手軽に入手でき，ポリエチレンとポリプロピレンの複合繊維であるため薄いにもかかわらずかなりの強度がある．しかもガーゼ等と異なり噛んだときの食感も悪くなく，食物の味を損ねることがないうえ，衛生的で価格も安いので使い捨てができる．このお茶パックにスイカ，メロン，モモ，ブドウ，ミカン，りんご等の果汁を多く含んだ果物の小片を入れて前歯や奥歯で噛ませてみると，噛んだときに果汁が口の中に広がりおいしく，しかも安全に果物を噛むことの楽しみを経験することができる．お茶パックを口に挿入してもすぐに噛まない場合があるが，その場合には介助者の指で果物を押しつぶして，果汁を口の中に少し絞り出してあげるとよい．また，同一部位を繰り返し噛んでいると穴があいてしまうこともあるので注意が必要であるが，穴があくほど噛んだ状態の果物はそのまま嚥下しても窒息事故を起こす危険性はかなり低いと考えられる．スナック菓子が苦手で果物が好きな子どもにはよいかもしれない．また，最初からお茶パックのコーナーをハサミで少し切り取って使うと，噛んでいるうちにその穴からいちご等の果肉が口腔内に入っていき，果汁だけでなく果肉を食べる満足感を与えることもできる．果物は季節のものを使うのがもちろんベストだが，缶詰のモモやパイナップル等だと 1 年中いつでも手軽に使うことができる．

❷ 食事支援の実際

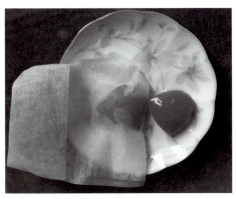
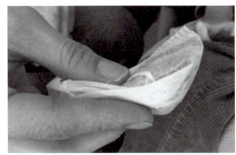
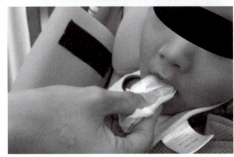

果物を大きめに切って袋のコーナーに入れる

図2-32　お茶パックを使った咀嚼訓練

　お茶パックを使わずに伊予柑等の薄皮が厚めの柑橘類をそのまま用いる方法もある（図2-33）．伊予柑等の薄皮に楊子で穴を多数あけて，房をしっかりと介助者が保持して臼歯に挿入すると，噛むことで果汁が穴から出てくるので咀嚼への興味を引き出すきっかけになる場合がある．

2）舌の側方運動ができる場合

　スナック菓子やお茶パック等を使って舌の側方運動ができるようになったら，いよいよ普通食のおかずを使って咀嚼練習をしていくようになる．安全性と使いやすさを考えて，最初は煮野菜（ニンジン，ダイコン，サトイモ等）やバナナ等を少し大きめ（約1〜2cm角くらい）にして与えるとよいが，子どもの好みの食材を使うことが重要である

　舌がまだ随意的に十分動かせない場合には，小さい食物よりも大きいほうが臼歯にのせやすく，ある程度硬いもののほうが噛んだときにはっきりと食物の感触が歯に伝わりやすいと考えられる．

　咀嚼がまだ確実に獲得されていない場合には，センベイのような硬いものは咀嚼するが，卵焼きやご飯のような中途半端な硬さの食物は丸飲み込みしてしまうことがある．食物は1品ごとに与えたほうがよく，硬さや大きさの異なる食物を同時に与えてしまうと丸飲み込みしやすくなる．したがって，味噌汁の具やシチューの具を与えたりする場合は，違った種類の具を同時に与えないようにする必要がある．

　また，繰り返し噛む練習には，ゆでたエビや少し厚めの牛肉等をスティック状にして介助者が臼歯に挿入してあげるのもよい．原則として前歯で噛み切る練習は舌の側方運動ができるようになってから導入しないと，丸飲み込みを助長してしまうので注意が必要である．しかし，1〜2歳前後の乳幼児の場合はまだ前歯しか萌出していない場合があり，こ

127

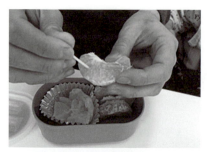
果汁が出やすいように楊枝等で穴を開ける

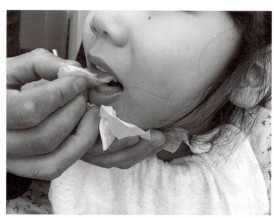
伊予柑は薄皮が厚いので，噛んでも容易にちぎれない

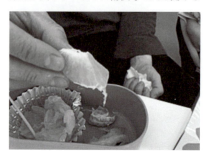
果汁が出やすいように半分にカットしてもよい

図 2-33 伊予柑を使った咀嚼訓練

のような場合はベビー用センベイ等を前歯で噛ませるようなこともある．
・氷の小片を使った咀嚼訓練
　液体摂取でむせないような嚥下機能にあまり問題のない子どもでは，氷の小片（5〜10mmくらい）を用いることも可能である．紙コップで提供される自動販売機の飲料に入っている氷の小片や細かいキューブ状になった氷菓子を用いると便利である．冷たいものが好きな子どもでは氷の小片を口に入れるとカリカリと意欲的に噛もうとする場合がある．好みの問題もあるので利用できるケースは限られると思われるが，氷は仮にそのまま嚥下したとしても溶けてくれるので窒息事故を誘発する危険性はほとんどないと考えられる．

②噛む楽しみを経験させることを目的とする場合
　施設に長年入所している障害児（者）の中には咀嚼ができるにもかかわらず，過去に窒息事故の既往があったりすると安全を考えて食物形態をペースト状にしている場合が多い．また，もともと咀嚼機能が獲得されていないために，やはりペースト状の食物を長年にわたって食べている場合もある．どちらにしてもこれらの人たちにとって，歯を使って噛むことの経験は食事に対する意欲を引き出す意味でも重要であると考えられる．使う食材と介助の仕方さえ間違えなければこれらの人たちにも安全に噛むことの楽しさを経験させることは可能である．毎日柔らかいものばかり食べていると，ときには歯ごたえのあるものを食べたくなるのは健常者だけでなく障害児（者）の場合も同様であると考えられる．使う食品や食べさせ方は，「舌の側方運動ができない場合（p125〜参照）」と同じである．

❷食事支援の実際

9 液体摂取訓練

　液体は固形食よりも重力の影響を受けやすく，姿勢が不安定だとすぐに咽頭に流れ込んでしまい誤嚥を誘発しやすくなるので，固形食摂取訓練よりも慎重に進めていく必要がある．
　したがって原則として嚥下障害がある場合には液体摂取訓練は行わないほうがよい．水分補給と液体摂取訓練は目的が異なるので両者を混同しないようにする．水分補給は1日に必要とされる水分を体内に入れることが目的であるため，経管を使っている場合にはそこから注入し，経口から与える場合にはとろみ調整食品を加えて半固形食として食べさせてもよい．
　一方で液体摂取訓練は液体をむせることなく安全に経口から摂取できるようにさせることが目的であるので，必ず液体を使って練習する．

①スプーン，コップ飲み練習

　スプーンで一口飲みの練習から始め，徐々にコップに移行していくとよい．健常者は上唇で液体の温度や性状，量等を感知しながら液体を飲むが，障害児（者）に訓練させる場合も上唇が必ず液面に接触しながら口腔内に流れ込むように介助することが大切である．液体は通常口腔に取り込んだ直後にそのまま嚥下に移行するので，最初からすぐに嚥下動作ができる状態にしておく必要がある．スプーンもコップも基本的な介助法はほぼ同じである．
　実際には，後方ないし前方からの介助で，まず下顎を閉じた状態にしておき，スプーン（コップ）を口唇の間に挿入し，下顎前歯の外側にスプーン（コップ）の縁をしっかりと当てたまま上唇を少し降ろして液面と接触させ，スプーン（コップ）をゆっくり傾ける（図2-34，2-35）．そして，嚥下動作が完了するまで口を閉じたままにしておく．
　スプーンによる一口飲みができるようになったら，大きめのスプーンを用いたり，中華用のレンゲを用いたり，さらにコップへ移行していく．スプーンとコップの使い方の違いは，スプーンでは口腔内に入る液体量は一定であるが，コップの場合は使い方を誤ると多量の液体が口腔内に入ってしまい，むせたり誤嚥したりすることがある．そこでコップの

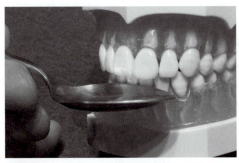

顎を閉じ，スプーンの縁を下の前歯に当てる

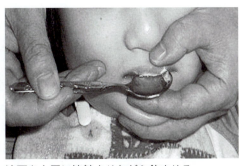

液面を上唇に接触させながら飲ませる

図2-34 スプーンによる適切な液体摂取

129

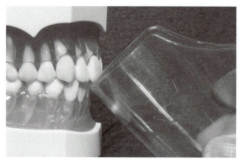
顎を閉じ，コップの縁を下の前歯に当てる

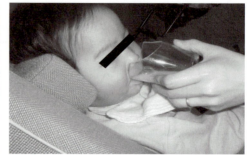
液面を上唇に接触させながら飲ませる

図2-35 コップによる液体摂取

場合には，コップの傾きを上唇が液面と接触したところで1〜2秒くらい止めておき，一定量が口腔内に入ったらすぐにコップの傾きを戻すようにしないと液体が口に入りすぎてしまうことがある．

②ストロー練習

　ストローは原則としてスプーンやコップから飲めるようになってから導入していくが，コップよりもストローのほうが上手に飲める場合もあるので，その場合は逆でもかまわないと考えられる．

　ただし，吸啜動作が残っている場合には，ストローが乳首の代用をしてしまい吸啜動作がいつまでたっても消失しない可能性が高いので，ストローを使わせないほうがよい．また，同じ理由から原則として哺乳ビンからミルクを飲んでいる間はストロー練習をしないほうがよい．

　ストローの先端はスプーンやコップと同様に前歯と口唇の間に位置していることが多いが，健常幼児等では前歯よりも奥に引き込んで飲んでいることが多いようである．この場合，嚥下する際にストローが硬くてつぶれないと上下の歯が接触するのを妨げて嚥下しにくい．そこで訓練に用いるストローは噛むと容易につぶれて，またすぐに形態が復元しやすいものがよい．具体的にはシリコン製ないし通常の使い捨てのプラスチック製や紙製がよい．プラスチック製でも硬くて噛んでもつぶれないストローもあるので注意したほうがよい．

　実際の訓練は，まず液体を入れたコップにストローを垂直に立て，上端部分を指で塞いでストローの下端部分に液体を貯留させる．次いでストローを斜めに傾けて下端部分を子どもの口唇の隙間に挿入し，上端部分の指を離すと液体が口腔に流れていく（図2-36）．まだ自分から吸うことができない間はこれを繰り返し，徐々に吸えるようになってきたらストローを水平ないし上端を下方に向けて吸わせるようにしていく．

　また，紙パック入りの飲料をそのまま利用する方法もある（図2-37）．ストローを口唇の間に挿入して，最初のうちは紙パックを少し押しつぶすことで液体がストローの先端まで押し上げられてくる．そして徐々に紙パックを押さずに自力で吸わせるようにしていく．

❷ 食事支援の実際

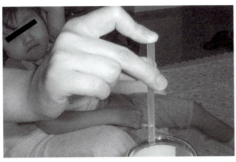 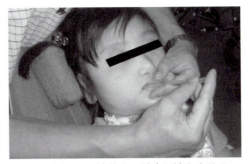

ストローの下端に液体を貯留させ，ストローを口唇の間に挿入して液体を口腔内に流入させる

図2-36　ストロー飲み練習①

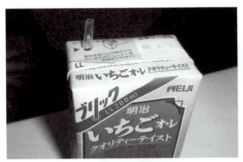 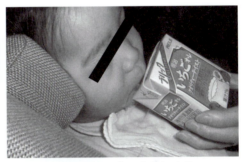

紙パック飲料のストローを短くして，一定以上口腔内にストローが入らないようにする

図2-37　ストロー飲み練習②

　また，口唇閉鎖ができないために吸い込めない場合は口唇閉鎖の介助をする必要がある．ストローを長くしたり，液体の粘稠度を増加させたりするとそれだけ吸引するのに大きな力が必要になるので，子どもの状態に合わせて徐々に負荷を与えていくとよい．

　最初は吸う力をコントロールできないため，ストローから勢いよく吸い込んでしまいむせることがある．このような場合はシリコン製のストローを用いて口腔内に入る液体の量を調節するために，一口量吸った直後に介助者が口元のストローを指でつまんで液体の流れを止めて調節してあげるとよい（図2-38）．

　ストロー飲みの練習器具にはいくつかあるが，ペットボトルキャップやラクレコップ®等が手軽に使えるものの一つである（図2-39）．最初は自分から吸うことが難しいので，ある程度口の中に流し込んであげる必要がある．ペットボトルキャップは容器の内部に本来別のストローを接続するようになっているが，自分から吸えない場合はこの接続ストローを使わないほうがよい．

　また，ファーストフード等で販売されているシェイクや液体ヨーグルト等の粘稠性の高いものを，少し太めのストローから吸わせることでより口唇閉鎖能力を高める効果がある（図2-40）．あるいは半固形ヨーグルトやプリン等を，ストローを使って吸わせながら食べさせるのも子どもが楽しみながら練習できる方法の一つである．

131

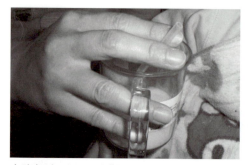
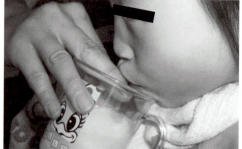

介助者がストローを指ではさんで持ち，一口量吸った直後に指でつまみ液体の流れを止める

図2-38 勢い良く吸ってしまう場合のストロー練習

ペットボトルキャップ　　　　ラクレコップ®

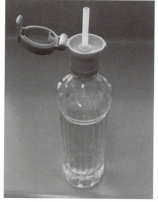
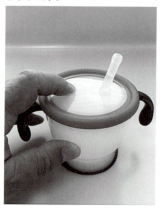

ペットボトルを傾けると液体がでてくる　　フタの上面の弁の部分を押すと液体がでてくる

図2-39 ストロー練習に適した器具の例

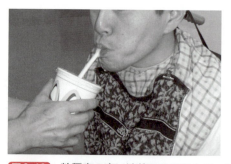

シェイクや液体ヨーグルト等，粘稠度の高い液体を飲ませることで，より口唇閉鎖を高めさせる

図2-40 粘稠度の高い液体によるストロー練習

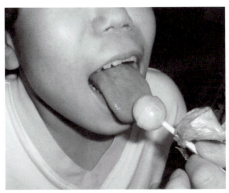 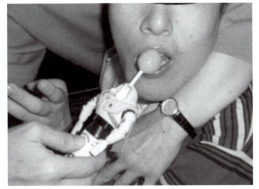

注意：キャンディは決して口の中には挿入せず，口唇や舌に塗りつけるようにする

図 2-41　棒付きキャンディを使った練習

10 その他の訓練

①棒付きキャンディ

　口腔内において，食塊形成や咀嚼，嚥下動作の主役を担っているのは舌の動きである．したがって早期から舌の随意運動を促すような訓練を行うことが極めて重要である．舌や口唇の随意運動を促すには食物を左右の臼歯に交互にのせたり，チュパチャプス®やポップキャンディ®等の棒付きキャンディを利用するのも楽しみながら訓練ができるのでよい（図 2-41）．

　ただし，キャンディを噛んでしまった場合，そのかけらによる窒息事故を防止するためにキャンディは決して口腔内には入れないようにする．口唇に塗りつけたり，舌を出させて舌に塗りつけたりするほうが安全である．また，口角や口唇にジャムやチョコレート等を塗りつけて，それを舌尖で舐めさせることもよい．

②哺乳障害への対応

　吸啜動作にはサックリングとサッキングの2つのタイプがあり，前者（サックリング）は乳児期前半（0〜6カ月）に認められる吸啜動作であり，その特徴は舌の前後運動と下顎の開閉運動である．一方サッキングは乳児期後半（6〜9カ月）に発達してくるもので，舌の上下運動を特徴としてその後成人に至るまでこの機能は使われる（基礎編「吸啜機能と摂食機能」，p43〜参照）．

　健常児では少なくとも生後6カ月頃までは原始反射に依存したサックリングによる吸啜動作で体に必要とされる栄養を摂取している．脳障害を伴った乳児では哺乳に関連した探索反射や吸啜反射等の原始反射が誘発されないために経口哺乳ができず，経管栄養に頼らざるを得ないことも多い．

　一方ではいつまでも哺乳反射が消失しないために離乳が進まないこともある．生後早期

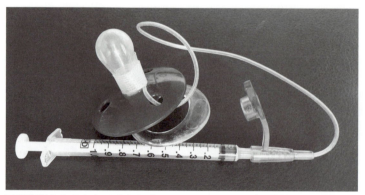
味覚刺激を与えられるようにカテーテルとシリンジを接続したもの
（資料提供　Sainte-Justine Hospital in Montreal, Canada）

図2-42　おしゃぶりの工夫

から経管栄養になってしまうと，正常な空腹〜満腹のサイクルの発達が妨げられたり，吸啜等の摂食行動が経験できないので食欲が低下すると考えられている[9]．その結果，後に経管依存症や拒食等の問題を引き起こしやすくなるのではないかと考えられる．いずれにしても生後できるだけ早い時期に何らかの経口への味覚刺激をはじめとする感覚刺激を繰り返し与えていくことが重要である．哺乳障害への対応について筆者は現段階では次のように考えている．

　子どもの年齢（暦年齢，修正年齢）が生後5カ月頃までは吸啜反射が誘発される可能性があるので，まず味覚刺激や嗅覚刺激を伴ったnon-nutritive sucking（NNS）（おしゃぶりをくわえさせること）を行い，サックリングによる反射的吸啜を促して，できるかぎり経口からの哺乳を試みる．

　味覚刺激を与える方法としては，図2-42のようにおしゃぶりに経管用カニューレとシリンジを連結したものを用いる．カニューレの先端と乳首の部分がテープで留めてある．ときどきシリンジから甘味刺激用のミルク等の液体（誤嚥の危険性がある場合はとろみを加えてもよい）等を口腔内に注入できるようになっている．

　また，経管からの注入前に歯肉マッサージを行うことも必要で，刺激部位は歯槽堤だけでなく口唇や頬粘膜，舌等も同時にマッサージするとよいと考えられる．ただし，舌を刺激した場合に咽頭反射を誘発する場合には過敏と考えられるので脱感作を先に行ったほうがよい．また，口蓋は咽頭反射や嘔吐反射を誘発しやすいだけでなく，むしろ不快な刺激を与えることになると考えられるので，マッサージしないほうがよいと考えられる．乳児期の口腔内の味蕾（味を感じとる器官）は舌だけでなく，硬口蓋，頬粘膜，口唇粘膜部，および舌下面にも分布しているので，前述したNNSでのシリンジによる注入だけでなく，歯肉マッサージの際にも指にミルク等をつけて行うのもよい．味覚刺激を与えるときに母乳ないし人工乳をガーゼに染み込ませたものを外鼻孔の近くにかざしてみるとよい．嗅覚と味覚を同時に刺激することでより効果を高めることが期待できる．

　以上のような試みをしても吸啜反射が誘発されない場合には，スプーンによる離乳初期

食を経口から試みる。年齢が生後5カ月以上の場合にはサッキングによる随意的吸啜を試みることも考えられるが，むしろ離乳を開始してしまうことのほうが多いようである．

11 訓練目的に合わせた食物形態ととろみ調整食品

①食物形態の適切な名称

食物形態は摂食嚥下機能に大きな影響を与えるので，訓練食は嚥下や咀嚼等の生理学的な動きを十分考慮してつくっていくことが望ましいと考えられる．しかし，これまでの訓練食は食物を調理する側の視点から食物の大きさに重点をおいてつくられてきた．そして，咀嚼ができない人たちに対してはきざみ食を提供することが今でも多くの施設や学校，病院等で当たり前のこととされている．

また，食物形態の呼び名は施設によってさまざまであり，たとえば「粗刻み」という呼び名には大きさに関する定義がないので，同じ名前を使っていても施設によって大きさがまちまちである．筆者が関係しているある施設では「粗刻み」はおおよそ1cm角のものを示しているが，別の施設では同じものを「一口大」と呼んでいる．今後は呼び名の定義（特に食材の大きさ）を明確にしたうえで使っていかなければ混乱は避けられないと思われる．

摂食嚥下機能に基づいた食物形態を考えていく場合には離乳食が一つの指標となる．離乳初期食は捕食や嚥下機能の獲得を目的として「なめらかにすりつぶした状態」，中期食は押しつぶし嚥下機能の獲得を目的として「舌でつぶせる硬さ」，後期食は咀嚼機能の獲得を目的として「歯ぐきでつぶせる硬さ」というように軟らかいものから徐々に硬いものへと移行させていく．松崎ら[10]は従来の普通食を基本とした食物形態の名称を，新たにやわらか食と普通食の2つに分けることを提唱している（図2-43）．すなわち嚥下障害を伴っている場合には圧力鍋等を利用して食物そのものを軟らかくしたうえで，嚥下障害の程度に応じて3タイプのいずれかを用いるとしている．

	旧名称	食物の状態
普通食	ペースト食	ミキサーにかけ，裏ごししたもの
	グラインダー食	ミキサーにかけ，グラインダーで押しつぶしたもの
	きざみ①食	0.2cm
	きざみ②食	0.5cm
	一口大①	1cm
	一口大②	2cm
	普通食	

		新名称	食物の状態
嚥下障害	やわらか食	ペースト食	マッシュ食を裏ごしする（粒なし）
		マッシュ食	やわらか食をミキサーにかける（粒あり）
		やわらか食	舌や歯ぐきで押しつぶせる柔らかさと大きさのもの
咀嚼障害	普通食	咀嚼訓練導入食	スティック状のスナック菓子等
		一口大	1cm大の煮野菜等
		普通食	

（松崎・他，2005）[9]を改変

図2-43　食物形態名称の移行

常に訓練目的と使う食物形態との関係を明確にしていくことが重要であり，むやみに多くの食物形態を提供しても，調理する人たちの負担を多くするだけでメリットはあまりないと考えている．つまり嚥下障害に対しては基本的にペースト状でよいと考えている．ただし粒々が入るとむせてしまう場合は「粒なし」を用い，むせない場合は粒があってもなくてもどちらでもよい．

また，咀嚼障害に対しては，最初に咀嚼訓練導入食としてスティック状のスナック菓子やお茶パックによる果物等を用いる．舌の側方運動が可能になってきたら1〜2回噛むと容易に崩れる一口大の煮野菜(ダイコンやサトイモ等)を用い，やがて普通食へ移行するとよいのではないかと考えている．

食物形態については特別な調理方法が必要であったり，呼び名が実際の食物に結びつかなかったり，種類を多くしても実際にはなかなか普及していかないと考えられる．できるだけ食物形態の種類が少なく，一般家庭の主婦等誰でもつくることができ，呼び名で容易に食物形態を連想できることが望ましいと考えられる．食物形態の名称や実際の内容については，今後さらに検討が必要であろうと思われるが，本書では離乳食の考え方をもとに，松崎らの考え方を修正したものを基本にしている．

②食物形態が適切であるかどうかの判断

現在食べさせている食物形態が，子どもの摂食嚥下機能に見合っているかどうかを判断することは機能を向上させていくために重要である．従来そうした評価は専門家でなければできないと考えられていたが，実際には介助者が注意深く子どもの食べる状態を観察することで，徐々にそうした評価が可能になってくる．筆者は在宅児を指導することが多く，母親が自分でつくった食物形態がその子どもに適しているかどうかを理解してもらう必要がある．特に咀嚼機能が獲得できていない場合，多くの人は食物の大きさを小さいものから徐々に大きいものにすることで，食べる機能が向上していくと考えている．そこで，筆者は持参してもらった母親のつくった食物を以下のような観点で指導している．

・ 日常的に子どもに食べさせている食物を母親にも食べてもらう

その際，咀嚼せずに丸飲み込みをしてもらい，抵抗なく嚥下できればそのままの形態でよい．しかし，容易に嚥下できない場合は食形態を初期食や中期食に変更し，硬い食材は軟らかくして嚥下しやすいものにする．

・ 食物を嚥下した後の舌背上の食物残留の有無を確認する

食事中の子どもの口の中をよく観察して，嚥下した後に舌背上にほとんど食物が残留していなければそのままの形態でよいが，舌背上にかなり残っている場合は形態をすり鉢等ですりつぶしたり，軟らかくしたりする．

・ 食物を嚥下するのに時間がかかる

食物内容によっては口に溜め込んだままなかなか嚥下しなかったり，通常よりも嚥下に時間がかかったりする場合，食物形態が適切でないことがあるので，いったん食物形態を下げてみて時間が短縮するかどうか確認する．ただし，本人の嫌いな食材だったり，食欲が低下したりしている場合でも嚥下に時間を要するのでその場合は除外する．

③嚥下障害に用いる食材と献立の見直し

　献立を作成する管理栄養士や栄養士は，嚥下障害の人に提供する食事の食材には十分注意を払う必要がある．筆者がかかわっていたある特別支援学校では，調理師や栄養士が小学校や中学校の普通級から配置転換でたまたま特別支援学校に配属されていた．これらの調理師や栄養士の中には嚥下障害そのものを知らない人もいるため，普通級に通う子どもたちのメニューをそのまま利用しているケースがあった．

　たとえばある日の献立は「うどん」になっていたが使っているうどんは「讃岐うどん」であった．讃岐うどんはどんなに長時間茹でてもうどん自体は軟らかくならないという．また「スパゲティ」の具材としてイカやタコを使っていることもあった．これらの食材は咀嚼機能を獲得できていない人たちに提供された場合，たとえ刻んで提供したとしても危険性を伴う場合がある．

　これまでの誤嚥や窒息事故に関する情報を研修会や裁判の事例等を通じてまとめたのが表2-11である．これらの食材については単に献立から除けばよいというのではなく，実際にどのように食べさせるかということも重要である．また，これらの食材は調理の工夫によって安全性が保たれれば使っても差し支えないと考えられる．実際，ある調理師はカマボコを再度ペースト状に加工して嚥下しやすい状態にした例もある．

④とろみ調整食品

　とろみ調整食品は「とろみ，増粘剤，とろみ調整剤，嚥下補助食品」等ともよばれているが，簡単にその場でとろみがつけられるために近年参入する業者も増加し，小児から高齢者まで幅広く使われている．

　本来，とろみ調整食品を必要としない健常者では食物を咀嚼している間に唾液や液体を食品に混ぜ合わせることで嚥下しやすい状態にしている．しかし，咀嚼機能を獲得してない人は食物に唾液を混ぜることができず，唾液を潤滑剤として活用することができないので，あらかじめとろみ調整食品を食材に混ぜておく必要がある．健常者では飲食物を咽頭から食道に送り込むのに0.25〜0.5秒くらいかかるとされている．嚥下している瞬間は呼

表2-11　嚥下障害に避けたほうがよい食材や献立

● 加熱や加圧処理をしても軟らかくできない食材（具体例：こんにゃく，練り製品：かまぼこ，ちくわ，薩摩揚げ等）

● 丸飲み込みすると窒息しやすい食品は水分を多く含ませて与えたり，水分と交互に与えるようにする（具体例：パン，餅，粉吹きいも，ふかし芋，讃岐うどん）

● 生野菜等のきざみ食はできるだけ使わないようにし，煮野菜を代用する．やむを得ず使う場合はマヨネーズやとろみを加える

● 挽肉等は煮込みハンバーグ等とろみのついたソースと一緒に与えるようにする（そぼろ等口の中でばらばらに散らばってしまうような状態では与えない）

● とろみ調整食品の過剰使用は避ける

● その他，窒息事故を起こしやすい食物（具体例：キノコ類，枝豆，えび，イカ，タコ等）

吸停止しているので，嚥下に時間がかかると呼吸を再開してしまい誤嚥や窒息のリスクが高まることになる．

⑤とろみ調整食品の分類

とろみ調整食品には，デンプン系や増粘多糖類系，両者を混合したタイプがあるが，近年発売されているものはほとんどが増粘多糖類系である（表2-12）．とろみ調整食品の所要条件はとしては次のとおりである．

1. 液体や食物に早く簡単に溶ける（ダマになりにくい）
2. とろみがつくのが早く，しかも安定するまでの時間が短い
3. 食物をまとまりやすくし，なおかつ付着性が少ない（ゼリーに近い性質）
4. 食品の温度の影響を受けず，冷たいものでも温かいものでも早くとろみがつく
5. 食品本来の色や味，香りを損なわない
6. とろみがつきすぎたときに，液体で希釈すると容易に均一なとろみになる

所要条件の「6」については，実際に使う場合には最も起こり得ることなので，とても重要であるが，とろみ調整食品パンフレットに「6」について記載されているものはないようである．

そこで，筆者は少量の水に多量のとろみ調整食品を混ぜてある程度固まってから，水を多量に加えて撹拌してみた．その結果，増粘多糖類系のものは最初少しダマになるものもあるが，しっかりと撹拌していると均一なとろみとなり，実用的には問題なく使えるのではないかと思われる．一方，デンプン系のタイプでは後から水を加えて撹拌してもダマは改善されず，実用的には使いにくいものが多かった．

筆者の個人的な見解ではとろみ調整食品としては増粘多糖類系のできるだけ新しく発売されたタイプのものがよいと思われる．増粘多糖類系は参入しているメーカーの数も多く，新製品が頻繁に発売されているため，とろみ調整食品としての性能は以前に比べてかなり改善しているからである．

表2-12 とろみ調整食品の分類とその特徴

	デンプン系	増粘多糖類系
主な原材料	デンプン，コーンスターチ デキストリン等	グアガム，キサンタンガム等（増粘多糖体，食物繊維）
長所	・かたまりになりにくい ・食品の風味を損ないにくい	・少量でもとろみがつきやすい ・とろみが長時間持続する ・唾液（アミラーゼ）の影響を受けない
短所	・1回あたりの使用料が多い ・時間が経つと離水しやすい ・唾液（アミラーゼ）の影響を受ける	・粘度の微調整がしにくい ・粘度が安定するのに時間がかかる

⑥とろみ調整食品の使いすぎは危険

　通常，固形食にとろみ調整食品を加えるのは食物がばらばらにならないようにして咽頭のところで食物が素早く通過するように，嚥下する際のスピードを速くすることが目的である．しかし，とろみ調整食品を過剰に入れすぎると食物の付着性が高まり，逆に嚥下時のスピードを遅くしてしまうことになる．

　一方，液体は食物に比べて移動速度が速く，姿勢によっては誤嚥しやすいのでとろみ調整食品を加える目的は速度を適度に遅くすることである．しかし，これもとろみ調整食品を過剰に使うとスピードが遅くなりすぎてしまい，誤嚥や窒息のリスクが高まってしまう．

　とろみ調整食品の粘度が安定するまでの時間は，とろみ調整食品の種類やどのような食品や液体に混ぜるか，食品の温度等によっても異なる．実用上差し支えない程度であっても5〜20分くらいかかるが，実際に安定するまでには30分以上かかる[11]．施設や学校等で実際にとろみ調整食品を使っている場面をみると，食べさせる直前にとろみ調整食品を混ぜていることが多く，すぐにとろみがつかないために多量に用いる傾向がある．そのためしばらく経つととろみの粘度が徐々に高くなっていくが，食事介助している人は粘度が高くなってもとろみがついていれば安心して食べさせてもよいと思っている人が多い．しかし，とろみの粘度が高くなると，付着性が強くなるので，食物が喉を通過するときのスピードを極端に遅くしてしまい，場合によっては喉に詰まって窒息事故の原因になる恐れがある．とろみ調整食品の使いすぎは危険だということを知っておく必要がある．

　とろみ調整食品の適切な粘度としては半固形食の場合は，スプーンですくった後にスプーンを傾けるとゆっくり食品が移動して垂れ落ちるくらいが目安である．スプーンを逆さまにしても食品がスプーンにへばりついていて全く落ちてこないような状態はとろみ調整食品の使いすぎで大変危険と考えられる．

　また液体の場合はネクター状ないしポタージュスープ状で，スプーンですくった後にスプーンを傾けるとすぐにポタッと垂れ落ちるくらいが目安である．一般に水やお茶等に比べてジュースやみそ汁，牛乳はとろみがつきにくいのでとろみ調整食品を多く使う必要があり，粘度が安定するまでに時間がかかる傾向がある．最近はこうした食品専用のとろみ調整食品も販売されている．

　とろみ調整食品を過剰に使わない方法としては，調理室であらかじめ一定濃度のとろみ調整食品を食物に混ぜておくのがベストである．しかし，食事介助する現場でとろみ調整食品を食物に加えて使いたい場合は，あらかじめだし汁や湯に規定量のとろみ調整食品を混ぜてあんかけ風のとろみ剤をつくっておくとよい．そしてあんかけ風とろみ剤を食物に混ぜて使う分にはたとえ過剰に使ったとしても粘稠度が変化することがなく，安全性が保たれると思われる．粉末状のとろみ調整食品を食物や飲料に計量することなく安易に使うことは避ける必要がある．

⑫ 介助される立場を理解するための健常者同士の疑似体験

　研修会等では参加者同士が介助役と障害児(者)役を演じて実習することがある. 自分が障害児(者)の立場になることは実際にほとんどないため, いわゆる疑似体験をすることで少しでも障害児(者)の立場を理解しようとすることは重要である.

　次に筆者が長年研修会で行ってきた実習内容の一部を紹介する. これらの実習は一部を除き自分自身でやってもあまり意味はなく, 他人から食べさせてもらったり飲ませてもらったりすることで初めて違いが理解できる.

①口腔内感覚に関する実習

・口腔内における食物の位置による感覚の違いや嚥下のしやすさの比較

　介助者の多くは食事介助の際に食物が口からこぼれ出ないように, スプーン等で食物を口腔の奥に入れようとする. しかし, 実際に自分が同じような経験をしてみると, 食物は口腔の前方部にあったほうが味もよくわかるし, 嚥下がしやすいこともわかる. 食物をいきなり舌根部に入れられてしまうと, 嚥下反射が誘発されることもありとても不安な気持ちを経験する人もいると思われる. 健常者は自分で食べる場合スプーンで捕食すると必ず食物は舌尖部に入り, その後咀嚼した後に, 嚥下するため舌尖を上顎前歯の歯頸部に押しつけながら徐々に食物を舌根方向に移動させていく. 自分の舌を使って徐々に食物を舌根部に移動させながら嚥下するのが最も自然で楽に嚥下できるのである.

　　材料：プリンやヨーグルト等好みの半固形食材, スプーン.

　　障害児(者)役：座位で目を閉じる.

　　介助者役：障害児(者)役の人に大きく口を開けてもらい, 食物を舌根部および舌尖部にのせて嚥下してもらい, どちらが嚥下しやすいかを比較する. また, 口唇を閉鎖させて普通に捕食させてみる.

・スプーンを歯で強く噛んだ状態でスプーンを無理やり引き抜いてみる

　この実習は緊張性咬反射の疑似体験である. 介助者の多くは食事介助の際にスプーンを上顎前歯にこすりつけながら引き抜いている. スプーンを歯にこすりつけられたり, 強く噛んだ状態で引き抜かれることがどれほど不快なものか, しかもスプーンの素材によってかなり不快感に違いがあることを理解することができる. 健常者は通常, 箸やスプーン, フォーク等の食具を口腔内に入れても決して歯に接触させることなく使っている. これは食具が歯に触れると不快感を感じるためだと考えられる.

　　材料：プリンやヨーグルト等好みの半固形食材, スプーン(普通の金属製, 平らな金属製, 軟らかいTPE製).

　　障害児(者)役：座位で目を閉じ, 捕食する際にスプーンを軽く噛む.

　　介助者役：それぞれのスプーンに食物をのせ, 障害児(者)役がスプーンを噛んだらスプーンを少し勢いよく引き抜く.

❷ 食事支援の実際

②咀嚼運動の確認

　健常者は自分が咀嚼している様子を鏡等に映して見ることはほとんどないので，咀嚼中に舌がどのように動いているのかあえて観察したことがない人が多いと思われる．この実習は自分1人でも鏡を見ながら可能である．

　　材料：咀嚼を要するスナック菓子(エビセン等)．

　　障害児(者)役：①口を開いたままスナック菓子を咀嚼する．②口唇を閉じたままスナック菓子を咀嚼する．

　　介助者役：スナック菓子を口腔内に入れ次のように舌や口角の動きを観察する．

　口を開いたままスナック菓子を咀嚼すると，舌は食物をすくい上げるようにして臼歯にのせていることがわかる．通常，この動きを舌の側方運動というが，実際には舌ですくい上げるような回旋運動をしている．このときの舌の動きは完璧な咀嚼運動なので，障害児(者)の舌運動がどの程度獲得できたかを確かめるときに，自分の咀嚼している状態を鏡で観察して比べると評価が容易にできる．

　口を閉じたまま咀嚼すると，左右の口角の動きから咀嚼しているほうの口角が後方に引っ張られる(あるいは口角にえくぼのような凹みができる)のがわかる．通常，低年齢の子どもでは右の臼歯で噛んだり，左の臼歯で噛んだりするため，どちらか一方の口角だけが動くことはない．しかし，成人になるにつれて左右どちらかの臼歯で噛む，いわゆる噛み癖がみられるようになると，左右どちらかの口角が動いている様子がみられる．もちろん，成人でも左右の臼歯を使って食べる人もいる．

　また，咀嚼している際にスナック菓子をカリカリと連続して噛んでいる音が聞こえる．この噛んでいる音は障害児(者)が本当に咀嚼しているかどうかの重要な指標である．

③液体摂取の際の上唇の重要性

　障害児(者)へ液体を飲ませるときに，多くの人は障害児(者)に口を開けさせて単に液体を口腔内に流し込んでいる．そしてその際，上唇に液面を接触させるようなことはほとんどしていない．

　一方，健常者はコップから液体を飲む場合，必ず上唇を液面に接触させて液体の温度を確認しながら口腔内に入る液体量の調節をしているが，普段はそうしたことを全く意識せずに飲んでいる．液体摂取時に上唇の果たす役割の重要性について理解するには，自分の飲んでいる状態を再確認することが大切である．

1. 目を閉じてコップをゆっくり傾けながら一口飲んでみる．その際に，①呼吸停止していること，②上唇で液体の温度を感じとっていることを確認する．通常，健常者は液体に入っている容器を口唇に近づけて上唇で温度を確認し，熱いとわかると一気飲みはせず，すすりながら口腔内を火傷しないように飲むが，冷たいとわかると一気飲みする．また，口腔内にどの程度の液体が入ったかは上唇と口腔内の感覚で感知していると思われる．

2. 介助者役は目を閉じた障害児(者)役の上唇を持ち上げたまま(上唇が液面に触れないようにして)スプーンまたはコップから液体を口腔内に流し込んで嚥下してもらう．上唇

141

を使わずに液体が口腔内に入り込むと，液体の温度は口腔内に入って初めてわかるので，自分で飲む分には問題ないが，人に飲まされている場合は不安になる．

④頭部の角度の違いによる嚥下のしやすさ，しにくさの比較

健常者は通常嚥下の際は少し下を向いた状態になるが，頭部の角度をいろいろと変えて嚥下してみると頭部の角度が嚥下に影響を与えていることがある程度理解できる．介助者役はプリン等を口に入れてあげる．被検者は次の4つの姿勢で嚥下してみる．

1. 座位で目を閉じ，いつもの頭部姿勢（少し顎を引いたチンタック位）で嚥下してみる．
2. 天井を見るように頭部を後屈させた状態で嚥下してみる（伸展位姿勢）．
3. 下顎を引いてオトガイ下部を胸につけ，頭部を前屈させた状態で嚥下してみる（屈曲位姿勢）．
4. 頭部を左右どちらかに強く回転させた姿勢で嚥下してみる（非対称性姿勢）．

⑤その他（経鼻経管等）

上述以外にも，身近に医師や看護師がいる場合，鼻から経管チューブを挿入してもらい，経管が鼻腔や咽頭に介在する状態で食物や飲み物を嚥下してみると，経管がどの程度嚥下に影響を与えているかある程度理解できる．

📖 文 献

1) Daggett A et al：Laryngeal Penetration During Deglutition in Normal Subjects of Various Ages. *Dysphagia* **21**（4）：270-274，2006.
2) 北住映二・他：誤嚥や関連する問題の病態と対応の基本．子どもの摂食・嚥下障害 その理解と援助の実際，永井書店，2007，pp66-74.
3) Huxley EJ et al：Pharyngeal Aspiration in Normal Adults and Patients with Depressed Consciousness. *Am J Med* **64**：564-568，1978.
4) 日本小児呼吸器学会：小児の気道異物事故予防ならびに対応．2013.
5) 日本蘇生協議会：JRC蘇生ガイドライン2015オンライン版.
6) 木下浩作：救急医療の現状と気道異物による窒息への対応．耳展 **57**（2）：60-66，2014.
7) 村山恵子：福山型筋ジストロフィー．障害児（者）の摂食・嚥下・呼吸リハビリテーション，医歯薬出版，2005，pp118-121.
8) Kahle W et al（越智淳三訳）：分冊 解剖学アトラス1運動器，第4版，文光堂，1997，pp310-311.
9) Kedesdy J et al：Childhood Feeding Disorders-Biobehavioral Assessment and Intervention, Paul H. Brookes Publishing Co., Inc., Baltimore, Maryland, 1998.
10) 松崎暁子・他：新しい食形態への取り組み．第50回全国肢体不自由児療育研究大会抄録集，2005，p91.
11) 西本 純：とろみ調整食品の特徴と使い方．はげみ，2・3/Vol.**312**：54-58，2007.

実践編

3 経管栄養法

胃瘻，経鼻胃カテーテル

　重症心身障害児・者〔以下，重症児(者)〕では，咀嚼・嚥下機能が低下し，十分な水分や栄養を口から摂取できないことが多い．また，嚥下はできるが協調運動の障害による誤嚥のため，経口摂取を制限，または中止せざるを得ない場合があり，経管栄養が必要になる．経管栄養法にはカテーテルを経鼻または経口的に胃，十二指腸，あるいは空腸まで挿入して行う方法と，消化管瘻(胃瘻，または小腸瘻)を造設して栄養剤を投与する方法がある．ここでは，経鼻胃カテーテル栄養法と胃瘻栄養法について述べる．

❶ 経鼻胃カテーテル栄養法

　静脈経腸栄養ガイドライン(日本静脈経腸栄養学会編，第3版)には，経腸栄養のアクセスに関して「経管栄養が短期間の場合は，経鼻アクセスを選択する．4週間以上の長期になる場合や長期になることが予想される場合は，消化管瘻アクセス(可能な場合は胃瘻が第一選択)を選択する」とある[1]．経鼻アクセスの中で，鼻から胃管を挿入して栄養を行う経鼻胃カテーテル栄養法は，最も簡便に行える経管栄養法である．

①経鼻胃カテーテルの種類

　太さは3Frから16Fr，長さ35cmから150cmの栄養カテーテルが販売されている．乳幼児用として3〜8Fr，成人用として5〜16Frの使用が推奨されているが，鼻孔・鼻腔の大きさ，使用する経腸栄養剤の種類でカテーテルを選択する[2]．エレンタール®，エレンタールP®等の成分栄養剤や，ツインライン®，ペプタメン®等のペプチド栄養剤は，窒素源がカゼインである栄養剤で生じる栄養剤のカード化が起こらずカテーテル内腔が閉塞しにく

143

表3-1	経鼻胃カテーテルの材質別特徴			
	ポリ塩化ビニール	ポリウレタン	シリコン	ポリブタジエン・ポリオレフィン
内腔	比較的広い	広い	比較的狭い	広い
柔軟性	やや硬い	柔軟	柔軟	柔軟
挿入のしやすさ	容易	補助装置が必要	補助装置が必要	容易
生体への刺激性	強い	少ない	少ない	少ない
消化液による変化	大きい	少ない	少ない	少ない
可塑剤の溶出	あり（可塑剤を含む場合）	なし	なし	なし
引っ張りに対する強度	比較的強い	強い	弱い	比較的強い
コスト	安価	高価	高価	高価

(佐藤, 2009)[3]を改変

いため5Frを使用できるが, 半消化態栄養剤は栄養剤のカード化による内腔の閉塞を起こしやすいため, 8Frより太いカテーテルを使用することが望ましい.

　カテーテルの材質には, ポリ塩化ビニール, ポリウレタン, シリコン, ポリブタジエン・ポリオレフィン等があるため, カテーテルの柔軟性, 挿入のしやすさ, 生体への刺激性等を考慮して選択する（表3-1）. ポリ塩化ビニール製カテーテルの柔軟性を保持するため添加されている可塑剤（DEHP）は精巣毒性を有し, 脂肪含有栄養剤の投与により可塑剤が溶出する可能性があるため, 新生児や乳幼児に対しての使用を避けることが望ましいとされている[3].

②経鼻胃カテーテルの挿入

1）挿入する長さ

　成人では挿入する側の鼻孔から耳朶を通り, 胸骨剣状突起までの長さに10cmを加えた長さ[4], または身長145〜180cmの範囲において「身長（cm）× 0.3 + 100mm」の長さを挿入しないと挿入長が短くなり, 先端が正しく胃内に挿入されないとしている[5]. 新生児においては,「鼻〜鼻と耳の中点〜臍までの距離」を挿入長とすると90％の精度で正確な挿入長になり（図3-1）.「鼻〜耳〜胸骨剣状突起」の長さを挿入長とするのは不正確であるとする報告がある[6].

2）カテーテル先端位置の確認

　経鼻胃カテーテル挿入後の先端位置の確認方法として, 従来, 空気注入音の聴診, 胃液の吸引, 吸引物のpH測定, X線撮影等が行われてきた.

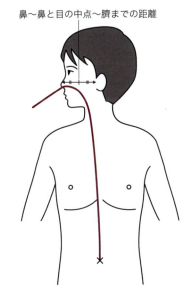
鼻〜鼻と目の中点〜臍までの距離

新生児では鼻〜鼻と耳の中点〜臍までの距離が適正な長さになる．

図3-1　経鼻胃カテーテルの挿入長

　聴診法は感度45％，特異度85％と報告されており確認法としては不確実である．胃液の吸引や吸引物のpH測定法は，細い胃管では胃液を吸引できなかったり，H_2ブロッカーやプロトンポンプ阻害薬等の制酸剤使用下ではpH値の信頼性は乏しいため注意が必要である．理論的にはX線撮影を行い，カテーテル先端位置を確認する方法が最も安全性が高いが，すべての患者に経腸栄養前にX線撮影を行うことはできないため，初回挿入時にX線撮影で位置を確認し，日々の注入前はカテーテルの目盛を確認する等でカテーテルの位置が変化していないかを確認することになる[7]．近年では炭酸ガスを測定して気管内への誤挿入を確認する方法や超音波を用いて確認する等の方法が報告されている．

③経鼻胃カテーテル栄養法の合併症
1）カテーテル挿入・留置による合併症
　重症児（者）では咳嗽反射が弱く，カテーテルを気道内に誤挿入してもむせないことがあるため，カテーテル挿入後は前述の方法等で先端位置を確認してから栄養剤を注入する．固い材質のカテーテルや側孔のないカテーテルではカテーテル先端で食道や胃壁を損傷し，消化管穿孔を起こすことがある．経鼻胃カテーテル留置により誤嚥性肺炎や副鼻腔炎発症のリスクが高まることが報告されている[8]．
　また，カテーテルの圧迫で鼻翼や鼻腔，咽頭粘膜のびらん，潰瘍形成，壊死，また，固定用テープによる皮膚障害を起こすことがある．

2) 栄養剤注入の問題点

・栄養剤によるカテーテル閉塞

　経鼻胃カテーテル等の経腸栄養カテーテルの閉塞は，栄養剤投与の中断やカテーテルの再挿入を余儀なくされる等，臨床上重要な問題である．カテーテル閉塞の原因として，胃酸や腸内細菌が産生する酸性物質によるpHの低下で，栄養剤中のカゼインやダイズタンパクが変性して凝固することが報告されている．

　カテーテル閉塞を予防する方法としてカテーテル内の栄養剤を白湯や10倍に希釈した酢水(0.5%程度の酢酸)でフラッシュする方法があるが[9]，カテーテル内腔表面に栄養剤が残留していると酢水(酢酸)で栄養剤が凝固し，逆にカテーテルの閉塞を起こすことがある．カテーテル閉塞の予防や栄養剤で閉塞したカテーテルを開通させる方法として，アルカリ性の液体(1%重曹水：pH8.1)でカテーテル内をフラッシュしたり，重曹水を充填する方法が報告されている[10]．

・内服薬投与時の問題点

　内服薬には散剤や細粒，顆粒，錠剤，カプセル剤等があるが，これらの薬剤を経鼻胃管から投与する場合，錠剤は粉砕し，カプセル剤は内封されている粉末または顆粒状の医薬品を開封して水や微温湯に懸濁して投与することが多いが，薬剤がカテーテルを閉塞したり，粉砕化や脱カプセルにより薬剤本来の安定性が保てなかったり，必要量が確実に投与されない等の問題を生じることがある．

　この問題を解決する方法として簡易懸濁法がある．この方法は，1回に服用する全薬品(錠剤，カプセル剤，散剤)を約55℃の温湯20mℓに入れて10分間程度自然放冷して胃管から注入する方法である．この方法によりカテーテルの閉塞や薬剤が乳鉢や包装紙に残り，過少量投与になる問題が軽減される．

・胃食道逆流，誤嚥性肺炎

　経鼻胃カテーテルからは液体状の経腸栄養剤やミルクが投与されることが多い．これらの栄養剤は粘度が低く，胃食道逆流や嘔吐による誤嚥を起こすことがあるため，上体を約30度挙上して注入し，注入後は約1時間体位を維持することが行われている．

　胃食道逆流による合併症を軽減させる方法として，滴下速度を落とす，胃排出能を高める薬剤(ガスモチン®，六君子湯®等)を投与する，半固形化経腸栄養剤への切り替えを行う方法等がある．

　半固形状の栄養剤は細い経鼻胃カテーテルを通過しないため半固形化経腸栄養剤を投与する場合，液状の栄養剤を注入し，胃内で半固形状にする必要がある．液体栄養剤であるハイネイーゲル®(大塚製薬)は食物繊維であるペクチンを含有しているため，胃に投与されると胃酸によりゲル化することで胃食道逆流に効果があるとされている．また，粘度調整食品であるREF-P1®(ジャネフ)と液状経腸栄養剤を別々に胃内に投与し，胃内で混和することでゲル化させる方法等がある．

・下痢

　経腸栄養剤に関連する下痢の原因として栄養剤の吸収不良，高浸透圧，栄養剤の細菌汚染等がある．長期絶食等で消化管の吸収能が低下した状態で栄養剤を投与する場合は少量

から開始し，便性状を確認しながら徐々に投与速度を上げる．

　ボーラス投与したときや注入速度を上げたときに下痢を認めた場合は，一度注入速度を落として便性状が改善するのを待ち，その後は緩徐に注入速度を上げる．経腸栄養剤の組成（脂質含有量が多い，乳糖が含まれる，食物繊維が含まれない等）が原因の場合は，経腸栄養剤の変更を行う．投与される栄養剤の温度が低いと下痢を起こす場合があるので室温から人肌程度に温めて投与する．浸透圧が高い経腸栄養剤で下痢をきたしたときは投与速度を落とす，白湯等で希釈して投与する，等張に近い経腸栄養剤へ切り替える等の方法を検討する．経腸栄養剤・ミルクを栄養ボトルに入れて注入する際，栄養ボトルや接続チューブの細菌汚染で下痢を起こすことがあるので細菌汚染に注意して経管栄養を行う．

❷ 胃瘻栄養法

　経管栄養が短期間の場合は経鼻アクセスが選択されるが，4週間以上の長期になる場合や長期になることが予想される場合は，胃瘻または小腸瘻等の消化管瘻アクセスを選択する．

　消化管瘻の中の胃瘻は第一選択となる[1]．経鼻胃カテーテル挿入による種々の合併症（誤嚥性肺炎，副鼻腔炎，カテーテルの圧迫による鼻翼の潰瘍形成等）を生じるケース，鼻腔の狭窄や側弯の進行によりカテーテルの挿入が困難になった場合，頻回にカテーテルを自己抜去してしまう患者，あるいは経鼻胃カテーテル自体が患者の嚥下を妨げていてカテーテルを抜去することで嚥下しやすい状態をつくるために胃瘻を造設することがある．

①さまざまな胃瘻造設法

　手術による胃瘻造設術の最初の成功例は1870年代であり，内視鏡を用いた非開腹手術としての胃瘻造設法であるPEG（経皮内視鏡的胃瘻造設術）は1980年に報告された[11]．近年，側弯に伴う胃の位置異常によりPEGを行えない重症児（者）には腹腔鏡を用いた低侵襲下胃瘻造設術が行われている．

②胃瘻カテーテルの種類

　胃内のストッパーの形状（バルーン型，バンパー型），腹壁外の形状（ボタン，チューブ）により4種類の胃瘻カテーテルがある（図3-2）．胃瘻カテーテルは外部形状にかかわらず，バンパー型は体内留置後4カ月以上経過，バルーン型は体内留置後24時間経過すると新たに交換したカテーテルの保険請求が可能になる．

　カテーテルは12Frから28Frまでの太さがあるため，体格，使用する栄養剤により適切な形状（外部形状：ボタン，チューブ，内部形状：バルーン型，バンパー型），サイズを選択する．小児では交換時の痛みが少ないバルーン型の胃瘻ボタン・カテーテルが使用されることが多い．

　交換時は誤挿入を起こさないように胃瘻カテーテルキット内に同梱されているプラス

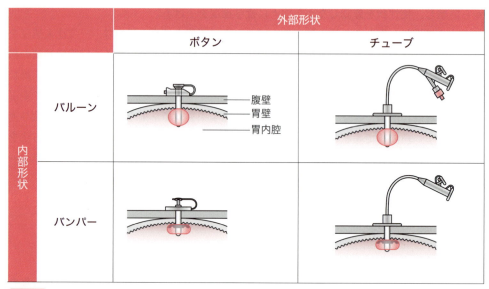

図3-2　胃瘻カテーテルの種類

ティック製スタイレットを用いて交換する．交換後は画像検査（超音波，造影）や細径内視鏡を用いて胃内に確実に挿入されているかを確認することが望ましい．

③胃瘻カテーテルの管理

　チューブ型カテーテルでは外部ストッパーの位置がずれていないかを日々確認する．バンパー型カテーテルを使用している場合は，定期的に胃瘻カテーテルの体外部分を手で回転させ，バンパーが胃壁内に埋没していないか（バンパー埋没症候群）を確認する．バルーン型カテーテルでは，バルーン内の固定水（バルーン水）は自然に減少するため定期的に確認することが推奨されているが，バルーン水が減少しにくいカテーテルも近年使用されている．
　ボタン型胃瘻カテーテルの接続チューブは，注入後接続を外し，内部を細いブラシ等を用いて洗浄し，十分な水洗の後に0.01％次亜塩素酸ナトリウム（ミルトン®）に1時間以上浸漬し消毒する．取り外しができないチューブ型の胃瘻カテーテルは内部を微温湯でフラッシュした後に10倍に希釈した酢酸水（食用酢）を充填するか，酢酸とクエン酸を含有した水分補給用ゼリー（フラッシュゼリー®等）でフラッシュする．

④胃瘻栄養法の合併症

1）胃瘻周囲の漏れ

　胃排出能の低下による胃残量の増加や呑気等により胃瘻周囲から胃内容物が漏れて，胃瘻周囲に皮膚障害を起こすことがある[12,13]．胃瘻ボタンのシャフトが適正な長さ（腹壁の厚さ＋5mm程度）であるか，バルーン内の水（バルーン水）が減少していないか，チューブ型カテーテルの外部ストッパーの位置がずれていないか等を確認する．

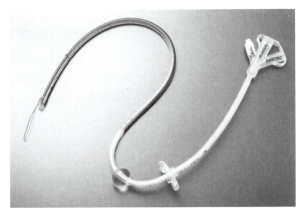

胃内と小腸内の両方へ注入が可能

図3-3　MIC-GJ®（AVANOS社）

　胃瘻周囲の漏れが増えた場合はバルーンの破損，バルーン水の減少を考え，バルーン水の量を確認する．胃瘻からの漏れを減らすために太いサイズのカテーテルにすると一時的に漏れは減少するが，再び漏れが増えることが多いため，胃瘻ボタンは太くせずむしろ細いシャフトのものに変更し，胃瘻開口部を狭くした後に元のサイズに戻すと漏れが治まることがある[14]．

　細い胃瘻カテーテルに交換しても漏れが減らないときは，一時的にカテーテルを抜去して胃瘻孔が縮小したら抜去前と同じサイズ（または1サイズ細いもの）のカテーテルを再挿入すると軽快することがある．胃瘻から先端が長いカテーテル（ジェジュナルチューブ）を挿入し小腸内に直接栄養剤を注入することで胃瘻からの漏れを軽減させる方法もある．ジェジュナルチューブには小腸用ルーメンと胃用ルーメンの二重構造になっている物もあり，これを用いると小腸および胃の両方へ注入が可能になる（図3-3）．

2）胃瘻周囲肉芽

　胃瘻周囲に赤く柔らかい組織が形成されるもので，胃瘻造設術後の最も多い合併症のひとつである．外来では硝酸銀液による焼灼処置や外科的切除が行われるが，1回の治療で軽快することは少なく，繰り返し治療を必要とすることが多い．

　在宅で行える肉芽治療にステロイド軟膏の塗布や食塩を塗擦する等の方法がある．これらの処置は自宅でも継続して行えるため有用である[15]．肉芽に塗擦した食塩が肉芽組織から水分を吸収することで生成される高濃度食塩水が胃瘻周囲皮膚を障害することがあるため，注意して使用する．

3）ダンピング症候群

　胃瘻栄養後に頻拍，発汗，低血糖等のダンピング症状を起こすことがある．胃瘻造設部位が幽門に近く，胃瘻から注入した栄養剤が急速に十二指腸内に流入することでダンピング症状を起こしている場合は，栄養剤を緩徐に注入する，液体栄養剤を半固形状流動食（半固形化栄養剤やミキサー食）へ変更する等の方法が行われる[16]．ダンピング症状は次第に軽快することが多いが，症状が続くときは胃瘻造設部位の変更（再造設）を検討する．

4) ボールバルブ症候群

胃瘻カテーテルのバルーンが十二指腸に嵌頓し，胃内容物の排出を妨げることで胃が拡張し嘔吐や胃瘻周囲からの漏れを生じる．チューブ型のカテーテルで生じることが多いが，胃瘻ボタンで生じたとする報告もある．チューブ型カテーテルの外部ストッパーの位置がずれていないか，胃瘻バルーンボタンのシャフトが長すぎないか，胃瘻造設部位が幽門に近接していないかを確認する．改善がみられないときはバンパー型の胃瘻ボタンへの変更，または幽門から離れた胃体部への再造設術を検討する．

❸ まとめ

経管栄養が短期間の場合は経鼻アクセスを選択し，長期になる場合は胃瘻を第一選択とした消化管瘻アクセスを選択することが推奨されているが，重症児（者）では長期間経鼻胃カテーテル栄養が行われていることも多い．経鼻胃カテーテルによる合併症が生じていないか，経鼻胃カテーテルが患者の嚥下を妨げていないかを常に留意し，消化管瘻への移行も考慮して経管栄養を行うことが肝要である．

胃瘻とミキサー食注入

重症児（者）では経口摂取困難や嚥下障害のため胃カテーテルやED（elemental diet）チューブからの経管栄養が必要になることが多いが，経管栄養が長期間に及ぶ場合は胃瘻等の消化管瘻を用いた栄養法への変更が推奨されている[1]．胃カテーテルやEDチューブ等は内径が細いため液状の経腸栄養剤しか投与することができず，下痢，胃食道逆流，ダンピング症候群等が問題になることがある．

近年，液体栄養剤によるこれらの症状に対して半固形状流動食の有用性が報告されており，経鼻胃カテーテルやEDチューブからは投与することができなかった半固形状流動食を胃瘻から投与することでこれらの症状の改善が期待されている．半固形状流動食には，液体栄養剤に半固形化剤を加えて半固形状にしたもの，すでに半固形化した状態で販売・処方されるもの，食事をブレンダー等でペースト状にしたミキサー食等があるが，ミキサー食は通常の食事を用いるため栄養剤よりも自然に近い栄養源であり，理想的な栄養剤といえる．ここでは胃瘻からのミキサー食注入について述べる．

❹ 胃瘻からのミキサー食注入の進め方

①ミキサー食と食物アレルギー

哺乳期から経鼻胃カテーテルやEDチューブで経管栄養を行っていた小児では，胃瘻造設後に初めて食事（ミキサー食）を摂取することがあるため，食物アレルギーに注意してミ

キサー食を開始する必要がある.

食物アレルギーを判定する方法として，血液検査(血中抗原特異的IgE抗体測定)があるが，IgE抗体が陽性となった食材のすべてにアレルギー症状を起こすわけではなく，またIgE抗体が陰性であった食材でもアレルギー症状を起こすことがあるため，ミキサー食を開始する前の食物アレルギー検査の必要性に関しては意見が分かれている.

胃瘻からミキサー食を投与する場合，離乳食を経口摂取で進める乳幼児と比較して多種類の食材を多量に投与できるため，食物アレルギー症状が強く出る可能性がある.そのため長野県立こども病院では，ミキサー食開始以前にミルクや栄養剤以外の食事を摂取したことがない患者には，ミキサー食で使用する頻度が高い食材(米，小麦，卵黄，卵白，ミルク，大豆，鶏肉，ジャガイモ等)を中心に血中抗原特異的IgE抗体を測定し，IgE抗体が陰性の食材から開始するようにしている.また，IgE抗体が陽性になった食材は少量から開始し，アレルギー症状が出ないことを確認しながら増量するようにしている.前述したように，IgE抗体が陽性の食材でもアレルギー反応を起こさないことがあるため，不必要な食材の除去を回避するためにIgE抗体陽性の食材を用いた負荷試験を行うことが望ましい[17].これにより胃瘻からのミキサー食投与を安全かつ安心して行うことが可能になる.

②ミキサー食導入の実際(図3-4)

1)在宅でミキサー食を導入する場合

ミキサー食は通常の食事を半固形状にしたものを使用するため，米飯(米粥)が主食となる.ご飯50gに水100mℓを加えたものをミキサーにかけてペースト状の米粥をつくり(約0.8kcal/mℓ)，カテーテルチップシリンジ用いて，1日1回，栄養剤1回投与量の1/2～1/4の量で開始する(図3-4).ミキサー食の1回投与量が，ミキサー食開始前の栄養剤の1回投与量に到達するまでの間は，ミキサー食注入後にそれまで使用していた液体栄養剤，またはミルクを続けて注入し，ミキサー食と液体栄養剤を合わせた1回投与量がミキサー食開始前の栄養剤の1回投与量と同量になるようにする.

米粥の注入を2～3日間問題なく行えたら，米粥をミキサー食開始前の液体栄養剤の1回投与量まで約1週間かけて増量する.米粥の1回投与量が液体栄養剤と同量まで増量できたら，ペースト状にした副食(肉，魚，野菜等)を米粥に追加して米粥:副食の割合(mℓ)が1:1になるようにする.ミキサー食開始1カ月後の外来で，注入開始後の体調を確認して問題がなければ1日の注入回数を増やし，可能であればすべての胃瘻栄養をミキサー食へ変更する.

2)胃瘻造設術後にミキサー食を開始する場合

胃瘻造設術後は入院中にミキサー食を導入する(図3-4).あらかじめ術前に食事アレルギーの有無を血液検査で確認しておく.胃瘻造設術後数日で術前と同じ内容の栄養剤，またはミルクを胃瘻から投与することが可能になるため，ミキサー食を1日1回，栄養剤(またはミルク)の半量で開始し，開始翌日に栄養剤1回投与量まで増量する.退院後は1日のミキサー食の投与回数を2～3回まで増やすことができる.

ミキサー食を投与する場合，成人では太径の胃瘻チューブ(20Fr以上)を用いることが

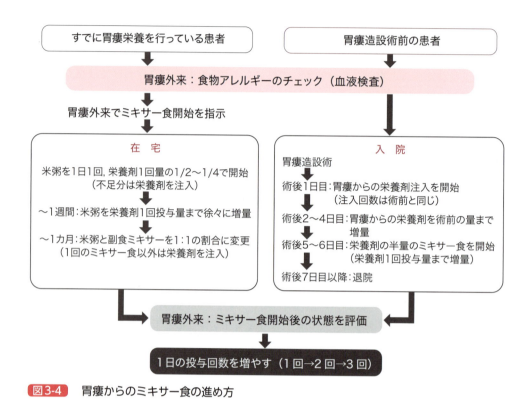

図3-4　胃瘻からのミキサー食の進め方

推奨されているが，小児では細いサイズの胃瘻ボタンを使用することが多い．ミキサー食は粒状に残りやすい食材（ひき肉，トマト等の種，トマトやピーマンの皮，コーンフレーク等）を避け，粒が残らないように食材をしっかりとミキサーにかけると16Frのバルーン型胃瘻ボタンからもミキサー食を注入することができる．

③ミキサー食の注入速度

シリンジに吸った50mLのミキサー食を15～30秒かけて注入し，2～3分の間隔をあけて繰り返し注入して1回の注入予定量を15～30分間で注入する．家族が食事をしている同じ時間帯にミキサー食を注入すると，適当な時間（30分間程度）をかけて注入することができる．

④ミキサー食のつくり方

在宅でミキサー食をつくる場合，家族が食べるメニューと同じ食事をハンドミキサーやフードプロセッサー等でペースト状にする．胃瘻からのミキサー食を継続していくためには家族の負担が少ないほうがよい．そのためにもミキサー食が家族とは別のメニューにならないよう，極力家族と同じ食材をミキサー食にして使用する．

患者がペースト状の食事を経口摂取できる場合は，食べきれなかった分を胃瘻から注入

❸ 経管栄養法

表3-2	1品約80kcalのミキサー食(主食)のつくり方		
主食	量(g)	目安	追加する水分(mℓ)
ご飯	50	子ども茶碗半分弱	100
赤飯	40	子ども茶碗半分弱	80
食パン	30	6枚切り半分	100
バターロールパン	25	4/5切れ	50
うどん	80	ゆで	80
	20	乾燥	80
スパゲッティ	50	ゆで	50
	20	乾燥	50

する. きざみ食を経口摂取している場合は, 食べきれなかった分をミキサーにかけて胃瘻から投与する. 入院中の患者にミキサー食を使用する場合は, 副菜に使用する食材をすべて一緒にして「煮る」,「ゆでる」等の加熱をしてからミキサーにかけると, 食材を別々に調理してできあがったものをミキサーにかけるより調理行程が減って多人数のミキサー食に対応しやすくなる.

胃瘻からミキサー食を投与する場合, ミキサー食の水分量, エネルギー量を把握しておく必要がある. 一般的に, 米からつくる全粥(5倍粥)100gの水分量, エネルギー量はそれぞれ約83g, 71kcalとされている. 炊飯器で全粥をつくることも可能だが, 在宅で全粥をつくるときはご飯に水を加えてミキサーにかけたほうが手間が少ない. ご飯50g(子ども茶碗半分弱, 80kcal)に水分100mℓを加えてミキサーにかけると適度な粘度のミキサー粥100mℓ(80kcal/100mℓ)ができあがる[18](表3-2).

米粥に副食(肉, 魚, 野菜, 根菜等)を混ぜたミキサー食の水分量は重量の80～90%, エネルギー量はミキサー食100mℓあたり80～90kcalとなり, 通常の液体栄養剤(100kcal/100mℓ)よりエネルギー量が低い. また, 注入時のシリンジにかかる荷重を減らす(粘度を下げる)ためにミキサー食の水分量を増やすとエネルギー量がさらに低下してしまうため, 必要なエネルギー量を投与するためには液体栄養剤より多い量を入れなければならなくなる. ご飯100gに1gのαアミラーゼ(介護食調整用酵素製剤「おかゆヘルパー®」, キッセイ薬品工業株式会社)と水100gを混ぜ, 2分間ミキサーにかけると, 粘度が低い(140mPa・s)が, 高エネルギー(100mℓあたり94kcal)のお粥(ベースライス)をつくることができる[19]. これによりミキサー食のエネルギー量を減らさず, かつ注入しやすい低粘度のミキサー食を利用できる.

❺ ミキサー食の効果

①便性状の変化(図3-5)

胃瘻から半固形状流動食であるミキサー食を投与することで, 液体栄養剤による下痢症

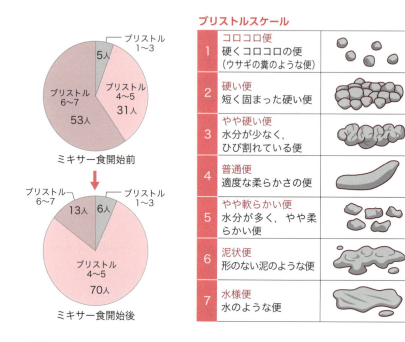

図3-5 ミキサー食開始後の便性状の変化(n=89)

状が改善することがある．長野県立こども病院でミキサー食を導入した胃瘻患者89名の検討では，ミキサー食開始前に便が泥状から水様であった患者は53名(60％)であったが，ミキサー食を1日1回以上胃瘻から投与した場合，泥状から水様便の患者は13名(15％)へ減少した．また，普通便(ブリストルスケール4～5)の患者は開始前31名(35％)が開始後70名(79％)に増加した．胃瘻から液体栄養剤を投与している患者の便性状が水様から泥状である場合，ミキサー食を1日1回用いるだけでも便性状の改善効果が得られた．

②血清微量元素，必須栄養素，栄養状態の変化

栄養剤の中にはセレン，ヨウ素，カルニチン等の微量元素，必須栄養素を含有していないものがあるため，これらの栄養剤を長期間単独で使用する場合は，定期的に微量元素のモニタリングを行い，欠乏症に注意して使用しなければならない[20]．通常の食事を摂取している健常人において，微量元素や必須栄養素が欠乏することは極めて稀であるため，胃瘻栄養患児においてもミキサー食を使用する意義は大きい．

液体栄養剤のみを使用していた胃瘻患者37名と，ミキサー食を1日1回以上胃瘻から投与していた25名との比較では，血清セレン値の低下(＜6.0μg/dℓ)は栄養剤群の29％，ミキサー食群の12％に，血清亜鉛値の低下(＜65μg/dℓ)は栄養剤群の42％，ミキサー食群の20％に認められた．統計学的に有意差はないもののミキサー食の使用によりセレン，亜鉛等の微量元素の摂取不足を抑えられる可能性が示唆された．また，栄養状態の評価に用いられるプレアルブミン(トランスサイレチン)の低値(＜22.0mg/dℓ)は栄養剤群の

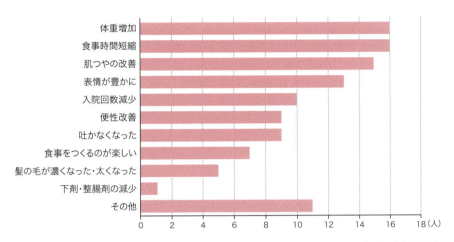

胃瘻からのミキサー食投与に関するアンケート調査結果．長野県立こども病院胃瘻外来通院患者（49名中35名回答）

図3-6　ミキサー食の長所（重複回答あり）

89％で認められたが，ミキサー食群では48％に認められたのみであり（$p<0.05$），各症例で摂取エネルギー量が異なり，正確な比較はできないもののミキサー食の摂取により患児の栄養状態を改善させられる可能性が示唆された．

③その他の効果

　胃瘻からミキサー食を投与している患者家族からは，栄養剤ではなく本来の食事をあげられることに対する満足感や，投与時間の短縮，便性状改善による介護労力の軽減で介護者のQOLが向上したとする意見を多く聞く（図3-6）．また，ミキサー食の使用により患者の肌つやの改善，毛髪の変化（髪の毛の色が濃くなった，髪の毛が太くなった）等の身体的な改善がみられたり，栄養剤のときには反応がなかったが，食事（ミキサー食）を胃瘻から入れるようになったら，食事を準備している家族を目で追うようになった，口を開け閉めして食事を催促するしぐさをするようになった，表情が豊かになった等の変化がみられたとする家族もあり，栄養状態の改善だけでなく精神的な発達にも胃瘻からのミキサー食注入は効果があると思われる．

6　ミキサー食の問題点

　胃瘻からのミキサー食注入は胃瘻栄養にかかる時間を短縮し，体重増加，肌つやの改善等，患者の健康状態を改善させられる有用な栄養法であるが，手間がかかる等のデメリットも指摘されている．胃瘻からミキサー食を投与している患者家族へのアンケート調査によると，ミキサー食の準備や片付けが大変であると回答した家族が半数を超え（18名），ミキサー食をつくるのが大変（11名），メニューを考えるのが大変（5名）等，ミキサー食を

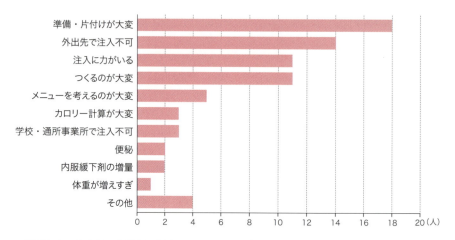

胃瘻からのミキサー食投与に関するアンケート調査結果．長野県立こども病院胃瘻外来通院患者（49名中35名回答）

図3-7 ミキサー食の短所（重複回答あり）

準備することの煩雑さを挙げる家族がみられた（図3-7）．

　また，外出先でミキサー食を注入できない，学校や通所事業所等で注入をしてもらえない等，ミキサー食を使用できる場所が限定される等の問題も明らかになった．

　ミキサー食の準備や持ち運びが容易に行えるようになれば胃瘻からのミキサー食栄養が広く行われるようになると思われるが，近年発売されたペースト状の主食と主菜が1パックに入った食品（なめらか定食®（200kcal/225g）：ホリカフーズ株式会社）等を使用することで「ミキサー食の煩雑さ」を解消する一助になることが期待される．

7 まとめ

　液体栄養剤による下痢，胃食道逆流症，ダンピング症候群等の症状の改善に半固形状流動食が有効であることが広く知られるようになってきた．半固形状流動食であるミキサー食は人間が本来口から食べる食事を用いているため理想的な栄養といえるが，介護者の負担が増える等の理由で胃瘻からのミキサー食投与法はいまだ広く行われるには至っていない．バランスの取れた食事を用いたミキサー食を胃瘻から投与することは微量元素，必須栄養素欠乏の予防，栄養状態の改善だけでなく小児においては精神的な発達にも効果が期待されるため，重症心身障害児者の胃瘻栄養において広く行われることが望まれる．

文 献

1）日本静脈経腸栄養学会（編）：栄養療法の種類と選択．静脈経腸栄養ガイドライン，第3版，照林社，2013，p17．

2) 後藤一也：経鼻胃チューブ，経鼻十二指腸・空腸チューブの挿入と栄養剤・薬剤注入の注意点．小児内科 **47**(12)：2080-2083，2015．

3) 佐藤敦子：経鼻栄養チューブの種類．NST完全ガイド　経腸栄養・静脈栄養の基礎と実践　改訂版（東口髙志編），照林社，2009，pp98-100．

4) Taylor SJ et al：Nasogastric tube depth. The 'NEX' guideline is incorrect. *Br J Nurs* **23**(12)：641-644, 2014.

5) 山元恵子・他：安全な経鼻栄養チューブの挿入長さと条件．医機学 **86**(5)：459-466，2016．

6) Parker LA et al：Comparison of Neonatal Nursing Practices for Determining Feeding Tube Insertion Length and Verifying Gastric Placement With Current Best Evidence. *Adv Neonatal Care* **18**(4)：307-317, 2018.

7) 日本静脈経腸栄養学会（編）：経腸栄養アクセスの管理．静脈経腸栄養ガイドライン，第3版，照林社，2013，p52．

8) Sitzmann JV：Nutritional support of the dysphagic patient：methods, risks, and complications of therapy. *J Parenter Enter Nut* **14**：60-63，1990.

9) 岩佐幹江：経腸栄養の合併症とその対策．コメディカルのための静脈経腸栄養ハンドブック（日本静脈経腸栄養編），南江堂，2008，pp201-207．

10) 田渕裕子・他：1%重曹水による経腸栄養チューブ閉塞防止に関する基礎的および臨床的検討．静脈経腸栄養 **26**(4)：1119-1123，2011．

11) Gauderer MW et al：Gastrostomy without laparotomy：a percutaneous endoscopic technique. *J Pediatr Surg* **15**：872-875，1980.

12) 高見澤滋：開腹胃瘻造設術．小児外科 **50**：879-883，2018．

13) 吉野浩之：胃瘻・腸瘻・経皮経食道胃管の管理．小児内科 **47**(12)：2084-2088，2015．

14) 曹英樹：胃瘻周囲からの漏れ．小児外科 **43**：735-737，2011．

15) 北河徳彦・他：在宅で手軽にできる，胃瘻の不良肉芽に対する食塩塗擦法．静脈経腸栄養 **27**：325，2012．

16) 渡邉誠司・他：重症心身障がい児における胃瘻造設術後の持続血糖モニター　食後高血糖の詳細とその対処法の考察．静脈経腸栄養 **29**：749-756，2014．

17) 小池由美・他：小児の胃瘻造設後におけるミキサー食開始時のアレルギー検査の有用性．アレルギー **65**(4-5)：668，2016．

18) 長野県立こども病院（編）：はじめてみよう!! 胃瘻からの半固形食短時間摂取法．http://nagano-child.jp/overview/public_relations#intake（2019年5月16日アクセス）

19) 高見澤滋：胃瘻からのミキサー食注入のすすめ．臨床栄養 **129**：665-669，2016．

20) 児玉浩子：重症心身障害児への経腸栄養剤・治療フォーミュラ使用時の落とし穴．日重障誌 **39**(1)：21-28，2014．

実 践 編

4 進行性疾患への対応

　摂食嚥下障害における進行性疾患と非進行性疾患との違いの概要は，**表4-1**に示したとおりである．進行性疾患にはさまざまな疾患があり，その進行の仕方も合併症も個人差があるために一括りで説明することはできないが，ここで問題にしたいのは，彼らの食事中の窒息事故を可能な限り防ぎたいということである．それには日頃食事介助にかかわっている人たちが，進行性疾患の人たちが抱えているリスクを理解し，注意深く彼らの食事状況を観察していく必要があると考えられる．

　特別支援学校の教員の中には進行性疾患を非進行性疾患と同じように受け止めている場合があり，母親がいくら病状の説明をしてもなかなか理解してもらえない場合もある．したがって，まず大切なことは進行性疾患と非進行性疾患の大きな違いを理解し，さらに個々

表4-1　摂食嚥下障害の非進行性疾患と進行性疾患の違い

---

①非進行性疾患（脳性麻痺など）
- 哺乳や離乳の発達が健常児よりも遅れたり，異常な発達経過をたどることが多い．
- 適切なリハビリテーションを受けることで，徐々に摂食嚥下機能が改善されていくことがある．
- すでに獲得された機能が急に低下することはあまりない．ただし，てんかんや筋緊張，側弯などの合併症の変化や投薬の変更に伴って摂食嚥下機能が急に低下することはあり得る．

②進行性疾患（筋ジストロフィーなど）
- 哺乳や離乳の発達は健常者とほぼ同じ場合がある．
- 病状の進行に伴い，粗大運動発達や摂食嚥下機能が急激に低下することが起こり得る．
- 本人や家族はこれまで食べられている食事がいつまでも食べられると思い込んでいる．

の子どもの病状の変化については母親との信頼関係を基礎に緊密な連携をとっていくことであり，それが事故を未然に防ぐために重要である．

進行性疾患では，出生時は健常児とほとんど変わらない摂食嚥下機能をもっている場合もあり，病状の進行がはっきりわかるのは歩行が困難になる頃である．低年齢で発病した場合には病状の進行が早いことがあり，歩行ができなくなった直後に食事中にむせたり，食事に時間がかかったり，体重減少がみられることがある．このような場合まずは胃瘻造設等による確実な栄養補給路をつくることが重要である．そのうえで経口摂取はたとえ摂取量は少なくても可能な限り長く続けるべきであると考えられる．

異染性白質ジストロフィーのケースで，2歳8カ月頃から7年近く筆者がかかわっているが，基本的な栄養は胃瘻からだが現在でも特別支援学校に通いながらその日の体調に合わせて無理のない経口摂取を続けている．また，亜急性硬化性全脳炎のケースは11歳のときに発病し胃瘻造設した．当初は経口から1日1回5匙程度だったが，その後経口摂取量を徐々に増やし5年経過した頃にはほぼ全量経口摂取できるところにまでなった．最近は体調不良のときには無理をせずに胃瘻注入も併用しているが初診から10年経過し，経口からほぼ全量摂取できている．このように進行性疾患だからといって安易に経管栄養に頼るのではなく，体調の変化を注意深く観察しながら無理のない範囲で経口摂取を続けていく必要がある．

進行性疾患では病状の進行の把握が難しく，特に最も知りたいと思われる嚥下機能に関連する筋力の低下については，明確な前兆や兆候を把握することが難しいと思われる．したがって毎日の生活の中での体調変化を母親からできるだけ詳細に聞き取ることが重要と思われる．そして窒息や誤嚥の事故を未然に防ぐために次のような兆候に注意する必要があると思われる．

1. 食事時間がこれまでより長くなった場合
2. 食事中のむせ込みが以前より増加している場合
3. 経口摂取量が減少した場合やこれまで好きだったものを食べなくなった場合

体調不良のときや本人の食べる意欲がないときにはいったん食物形態をペースト食等にし，栄養や水分が不足する場合は経管等から補うようにする．

もしもこのような症状が風邪等による一過性のものであれば，数週間後に体調が回復した段階でまた元の食物形態に戻せばよい．このような症状があるにもかかわらず，無理してこれまでの食物形態を食べさせると事故につながる可能性がある．特に本人や家族はこれまで食べられている食事なら大丈夫だと思い込んでいることがあるので，周囲の人は無理をさせないようにすることが重要である．

実践編

5 心理行動的問題への対応

❶ 機能障害に取り組む場合でも心理的な配慮は重要

　障害児(者)の摂食嚥下障害に対応していく場合，常に機能の側面と心理の側面の両者を考えていくことが重要である．とりわけ自食ができなくて知的障害を伴っている場合は言語によるコミュニケーションが取れないことが多いため，当事者は自分の食事に対するこだわりや好みについて直接介助者に伝えられないことが多い．したがって，食事介助を担当する人は当事者からの言葉以外のメッセージを注意深く観察することが大切である．たとえば，ある食物をのせたスプーンが近づいたときに顔を背けたり，手で払いのけようとした場合は，別の食物ないし飲み物を試してみて，受け入れるかどうかで今何を食べたいのかを確認していく．あるいはスプーンが近づくと拒否するが，指につけた食物のみを与えると受け入れる場合もある．このような場合はスプーンそのものへの拒否はあっても食物を拒否しているのではないことがわかる．またスナック菓子等をそのまま口に入れようとすると拒否するが，スプーンにのせて口に運ぶと受け入れたり，箸を使って口に入れると受け入れたりすることがある．なかには食物内容とは関係なく介助者が変わると受け入れたり，拒否したりする場合もある．

　機能障害だけが問題となっている障害児(者)では，このようなさまざまな取り組みを試みることで食べてくれることがほとんどであるが，経口から食べることを極端に拒否し続けている成育歴をもっている場合もある．このようなケースは通常の機能障害として取り扱ってもなかなか改善されず，心理行動的問題として扱う必要があると考えられる．心理行動的問題として扱うケースでは機能障害とは異なるアプローチが必要であり，機能障害はむしろ軽度ないし全く問題がないこともある．

161

❷ 心理行動的問題として取り組む場合

　心理行動的問題として扱う内容は，拒食，経管依存症，反芻症等の他に，食事マナーに関する問題も含まれる．また最近は食事時間が長くかかるという主訴で来院するケースもあるが，この場合，機能障害はほとんど認められず，当事者というより周囲の人から食事時間のことを指摘されて相談に訪れることが多い．

　拒食への対応を考えていく場合には児童精神科医や心理士等の行動心理の専門家がかかわることが重要であるが，国内では残念ながらそのような実践を行っているところはまだないようである．広義の拒食の原因には過敏や心理的拒否の他に，偏食，食欲低下，外科治療等による侵襲，経管依存症，食事恐怖症等があると考えられるが，とりわけ心理的拒否によるものの頻度が多いようである．心理的拒否の中でも過去に無理やり食べさせたことが原因の場合は，子どもが嫌がらない範囲で経口摂取を続けることで比較的短期間に改善されていく場合もある．多くの場合，母親が子どもに食べてもらいたいがゆえに，子どもと一緒に食事を楽しもうとせず，子どもにばかり食べさせようとするため，子ども自身が母親の不安をくみ取ってしまい，かえって食べなくなってしまうこともある．拒食の子どもの母親にとっては，食事をさせることが母親自身のストレスになっていることが多い．食事場面になると母親自身の不安が表情に表れてしまうが，母親自身がそのことに気づいていない場合も多い．

　食事支援に際しては母親を責めることなく，母親が置かれている状況を客観的に気づかせてあげる必要がある．筆者の経験では母親自身が摂食障害（拒食症ないし過食症）に悩んでいるために，子どもに対して柔軟に対応することができず，子どもへの指導よりも母親自身の治療を優先させたほうがよい場合がある．また，子ども自身には摂食機能上の問題があまり認められないのに，母親がうつ状態であるために子どもの能力を実際以上に低く評価してしまい，子どもを責めると同時にそうした自分自身をも責めてしまうような場合がある．大部分の拒食ではその直接的原因が特定できず，解決への糸口が見いだせないことのほうが多い．

　次の方法は筆者の臨床経験で得られた情報を整理したものであり，心理学や精神医学の専門家からの指導を受けたものではないので，今後さらなる検討が必要であると思われる．

❸ 生活を楽しませることを最優先する

　食べることを受け入れてくれないと，たいていの親は必死になって食べさせようとし，子どもの生活を楽しませるような配慮をするほどの余裕がなくなっていることが多い．こうしたことがさらに子どもの拒食を助長させていくと考えられる．

　子どもの生活は遊びがすべてといっても過言ではない．大人からみると意味がないと思われることでも子どもは自分が熱中するとそこにこだわり，それを飽きることなく繰り返

しやろうとする．子どもは自分が楽しい思いをしているときに少しくらい嫌なことをされてもそれほど拒否しない傾向がある．たとえばスプーンで食物を口に入れようとすると大泣きする子どもが，床でゴロゴロと自分で体を揺すって楽しんでいるときに口に食物を少し入れてもそれほど嫌がらずに受け入れることがある．また，食物を口に入れようとすると拒否しても，おもちゃに夢中になっている最中に食物を与えるとすんなり口を開けることがある．また，低年齢の子どもはテレビや動画を見ていても常に場面を変化させないと集中力を持続させることが難しい傾向がある．食事も同じように子どもは食べることに何分間も気持ちを集中させることは難しいので，ときどき気分転換を図るためにスプーンを持たせたり，おもちゃを持たせたりして遊ばせることが必要である．

　また，拒食の子どもの中には自宅で家族(特に母親)とのみ過ごすことがほとんどで，外部の人との接触する機会が少ない場合がある．このような場合，人見知りが極端に強いことがある．そこで，親子入院をさせて母親が家庭から開放されることで精神的な負担を軽減させ，母親の気持ちのゆとりができることがきっかけで子ども自身と他人の関係性が改善されて笑顔がみられるようになり，急に拒食が改善された例がある．

　このように子どもの食事を改善しようとしても，食事だけに子どもの気持ちを集中させることは難しく，できるだけ家庭の外に出て他の子どもと接する機会を増やして生活そのものを楽しませることが重要であると考えられる．具体的には次のとおりである．

1. 家庭では親や兄弟姉妹が食事しているときに同席させ，通園施設や学校等で他の子どもが食事している場所に同席させる．
2. 子どもを楽しませる場所としては，通園施設，保育園，特別支援学校，親子短期入所，公園，学童保育，ショートステイ，児童会館，ショッピングモールのフードコート，子ども用品売り場の遊び場等があるので，それらの場所にできるだけ連れて行くようにする．
3. おもちゃ遊びを積極的に導入する．子どもが興味を示す遊び(特におもちゃ)を積極的に活用していく(図5-1)．タブレットパソコン等の幼児向けのアプリケーションを使ったり，動画サイト等で子ども向けの動画を見せたりすると，意欲的に食べる場合がある．さらにビデオ撮影されることが好きな場合はモニター画面を見せながら食べさせると意欲的に食べることがある．

❹ 子どもの性格による環境設定の違い

　多くの子どもは子どものいる環境に入ることで食べることだけでなく，さまざまな発達が促されると考えられるが，子どもの性格によってはいきなり子どものいる環境に入れることが適切でない場合がある．実際には子どもだけでなく，子どもと療育者(主に母親)との関係性が重要であるが，ここでは子どもの側面からのみ考えてみることにする．子どもの性格を十分考慮しながら施設や学校のような家庭外の環境がふさわしいのか，それとも自宅という家庭内の環境のほうが合っているのかを選択する必要がある．また，子どもにかかわる人も母親等の身内がよいのか，それとも施設や学校等の第三者がよいのかも考慮

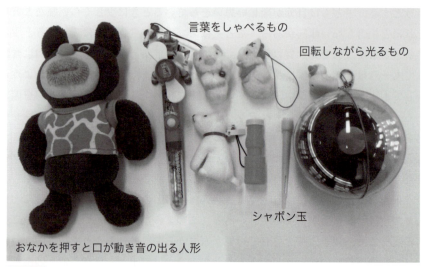

図5-1 おもちゃ遊びの導入

する必要がある．環境設定としては施設や学校等で母親等がかかわる場合と第三者がかかわる場合がある．また，自宅等で母親がかかわる場合と第三者がかかわる場合（ヘルパーや訪問学級等）も考えられる．これらの少なくとも4つのパターンのうち，どれが子どもにふさわしいのかを選択する必要がある．

　通常はできるだけ同じような年齢の子どもの集団のいる環境に入れ，母親等の家族よりも施設のスタッフや学校の教員が直接かかわることが拒食の改善に結びつくことが多い．しかし，人とのかかわりが苦手で静かな環境を好む子どもの場合，特に活発に動いたり，大きな声を出したりするような子どもの集団に入れるとかえって拒食への対応が難しくなることがある．このような場合は自宅等で母親が個別にかかわりながら，訪問指導を受けたり，徐々に施設や学校等でおとなしい子どもとの触れあいの機会を増やしたりしていく必要があると考えられる．一般に自宅で母親と2人だけのときよりも，施設や学校等で他の子どもや介助者自身も一緒に食べながらかかわったほうがよく食べることが多い．

❺ こだわりを拒食改善に活用していく

　一般に多くの大人（親等）は子どものこだわりについては否定的な受け止め方をし，それを変えていくことが必要だと考えているが，むしろ個性の一部として肯定的にとらえて，子どものこだわりを可能な限り受け止めていくことが拒食等を改善していくには重要であると考えられる．

　子どもが受け入れる食物であれば，従来の食物形態（最初は離乳初期食から始める）にこだわらず，液体でも固形物でもお菓子でも試みる．これまで親がいろいろ試みてうまくいかなかったことをしばらくたってから再度指導場面で試みることも必要である．増齢に

⑤ 心理行動的問題への対応

伴って子どもの好みやこだわりが変化する可能性もあるし，環境が変わると受け入れることもあるからである．

食物の面では一般には偏食といわれている好き嫌いがあるが，自閉症スペクトラム等では偏食があっても全身の栄養状態には問題のないケースが多く，嫌いな食物を無理に食べさせようとすることはむしろ拒食を悪化させる可能性が高い．また，施設や学校等の給食ではいろいろなおかずを食べるようになっても，自宅ではそうしたおかずを食べないことも多い．子どもは自宅以外の場所で食べるときにはかなり見栄っ張りになる可能性があり，いわゆる外面がよい子は多い．子どもは外では嫌いな食べ物を受け入れる努力をしているので，自宅に帰ったときは本人の好きなものが中心でよい．ある子どもは入院をきっかけに病院で出された食物をよく食べたが，退院後もそれが続く場合と続かない場合がある．外で食べられた食物を時間をかけて自宅でも食べられるようにすることが重要である．子どもに食べてほしいと思う食物を自宅では子どもの前で親がおいしそうに食べるところを見せることが大切で，少しでも興味を示したら味見させてみるとよい．

一般に甘い味を好む場合が大多数だが，なかには甘いものはむしろ嫌いで塩味を好む場合もある．

また何を先に食べるか等，食べる順番にこだわる場合や，食物形態ではザラザラした食感を嫌がり，なめらかな食物を好む場合，ある特定の食物やお菓子だけを長期間食べ続け，飽きると他のものに移行していく場合，食物の温度が冷たいと食べず，温めた状態を好む場合，味付けは薄味より濃い味を好む場合，ケチャップ等洋風の味付けが好きな場合と，醤油や味噌味等和風の味付けが好きな場合等がある．

また食べ方として，口の中に一定量入っていてもどんどん口に詰め込んで食べる子どももいれば，口に食物が入っている間は嚥下するまでは食物を与えても口を開けない子どももいる．また，食事中にスナック菓子を与えても食べてくれるのがほとんどであるが，なかには食事が終わってからでないとスナック菓子を食べようとしない場合がある．また，おもちゃやスプーン，買い物袋等を手に持って遊んだり，音楽やビデオ映像等を見たり，聞いたりしながらでないと食べない子どももいる．食べ始めはとても嫌そうな表情をして，拒否することもあるが，少し無理して食べさせているとその後はよく食べてくれる場合もある．

人との関係では，一般に子どもは親や周囲の人たちの食べているものに興味を示し，自分用として用意されたものよりそちらを食べたがる傾向がある．毎日世話をしてくれる母親や祖母等からは食べないが遊び相手になってくれる父親からだと食べるという場合がある．しかし父親から叱られたりすると一時的に母親から食べたがることもある．学校等でやさしくて何でも自分の言いなりになってくれる人の言うことはあまり聞かないが，少し厳しそうで自分の言いなりにはなってくれそうもない人の言うことには従う場合がある．自分のこと，特に食事に関することを母親が人に話すことを嫌がる子がいる．このような場合は子どもを別のところで遊ばせておいて母親から話を聞く必要がある．

165

6 嘔吐を誘発する要因

障害児では嘔吐のために経管から経口への移行がなかなか進まないケースがある．また粒々の入った食物を与えたり，初めて食べる食物を与えたり，その子にとって嫌だと思う食物を与えたりすることで，吐き気(咽頭反射)や嘔吐を引き起こすこともある．

嘔吐反射とは胃内容を口から吐出する現象をいい，最初は悪心やむかつきが起こり，唾液や汗が出たり，顔面が青くなる等の自律神経症状が一緒に起こるとされている[1]．また咽頭反射(絞扼反射，催吐反射)といって嘔吐とかなり類似しているが，吐き気だけで実際に吐くことはなく，さらに唾液が出たり汗が出たりといった自律神経症状もあまりない場合をいう．

嘔吐には胃に入った異物を吐出する生体防御反応として起こる場合（小児では薬品・洗剤・化粧品等の異物摂取等の原因）と，生体内の病的異常(小児ではウイルス性による胃腸炎が多く，他に髄膜炎，腸重積・腸閉塞・腸捻転，脳腫瘍や急性虫垂炎，周期性嘔吐症・ケトン血性嘔吐症等の原因）によって起こる場合がある．さらに小児では消化器が未熟なために嘔吐が起こることもある．

小児の消化器系は成人と比べると次のような違いがある[2,3]．大人は胃が水平だが乳児では垂直で，大人でいう胃下垂状態である．そのうえ食道との境の噴門部の括約筋がゆるめなので，飲みすぎると一気に嘔吐しやすくなる．そのため食べすぎや咳のしすぎでお腹に力がかかったときにはすぐ嘔吐してしまう．

満期産で十分な体重まで成熟して生まれてきた子どもにおいても次のような消化管の特徴があるので，出生時体重が少ない新生児では消化管機能の未熟度はさらに著明であることが十分に予想される．唾液腺は2歳になってやっと成人と同様の構造まで成熟する．また胃は生まれる直前まで胎盤経由で栄養を供給されているので未熟な状態で生まれてくる．出生時には胃の容積は50mℓ程度しかない．生後5カ月頃から消化機能が徐々に発達し，6カ月までに120～200mℓ，6～12カ月が200～300mℓで，2歳で500mℓ，成人で3,000mℓとなる．幼児・学童期には胃は乳児期の筒状から特有の弯曲が起こり（鈎針状），許容内容積も徐々に増加する．そのため出生直後の乳児は数時間おきに授乳しなくてはならないしすぐに吐いてしまう．噴門にある筋肉の活動が未熟なことも吐く原因である．子宮内では食べ物から毒性物質が入る危険がないので，当然胃液も成人とは異なる．新生児の胃液は酸性ではない．徐々に胃酸が分泌されるようになるが，それでも乳児期の胃液のpHは4程度で成人(食前空腹時でpH1～2)と比較して酸性度はかなり低い状態である．そしてこのpHは，母乳に含まれるタンパク質の消化吸収に適した値に調節されている．そして腸管は，成人に比較して大変薄く脆弱な構造で栄養素の消化吸収に必要な酵素を分泌する主役である膵臓も働きが未熟で，糖質や乳タンパク以外のタンパク質，乳以外の脂肪分の消化吸収は極めて困難な環境にある．

⑤ 心理行動的問題への対応

❼ 嚥下障害の有無との関係

　対応法を考えていく場合は，嚥下障害を伴う場合とそうでない場合に分ける必要があると考えられる．嚥下障害を伴う場合には，誤嚥を誘発させないために食物形態や摂食姿勢等に制約が生じてしまうが，嚥下障害を伴わない場合には，比較的自由なアプローチが可能である．これまでの筆者の経験では嚥下障害を伴わないケースが大部分を占めているので，ここではそうした場合について解説する．

　拒食が認められ，なおかつ嚥下機能にあまり問題がないと考えられる場合には，これまでの食事支援の既成概念（たとえば食物形態はペースト状から始めるといったこと）にあまりこだわらずに，子どもが経口からいかに嫌がらずに食物を受け入れるかを重視していく必要がある．したがって，たとえば床に寝ころんだ状態や風呂場等，本来の食事場面とは異なる場所で食物を与える試みをすることもある．拒食の状態がある程度改善されて経口摂取量が増加してきたら，徐々に食物形態や姿勢を変えたり直接訓練や間接訓練を導入したりしていくとよいであろう．

❽ 拒食の判定をどうするか

　食事を拒否しているかどうかの判断はそう簡単ではない．スプーンを口に近づけたときに開口反応がみられない，あるいはスプーンを払いのけようとするからといって必ずしも経口摂取を拒否しているとはいえない場合がある．このような場合，スプーンではなく指につけた食物を口腔内に少し無理に入れてみることではっきりすることがある．すなわち食物を取り込んだ後，舌で食物を押し出したり，なかなか嚥下しなかったりした場合には拒否と判断できるが，取り込んだ後すぐに嚥下する場合には食べること自体は受け入れていると考えられる．このような例ではスプーン等の器具を使わずに指等で多少嫌がっていても続けていくと徐々に開口反応を示す場合もある．食事以外の日頃の生活場面における子どもの行動観察をすることがこうした判断をより適切に行っていくうえで大切である．次に示すような例を参考に本当の拒否の有無を確認するとよいであろう．

・最初の2〜3口は拒否するが，その後は食べてくれる場合は本当の拒否とは考えられないので，そのまま続けてみる．
・スプーン等を口に近づけると拒否するが，口の中に入った食物はすぐに嚥下する場合もスプーンに対する拒否は考えられるが，食べること自体は拒否していないので，指に食物をつけて与えたり，シリンジ等で食物を口腔内に注入してみたりする．
・食物内容や器具，周囲の環境条件を変えることで食べるようになるか否かを調べる．
・空腹時に経口摂取を試みる．経管栄養の場合，日中は注入量をできるだけ少なくし，昼間は空腹になるようにする．不足する栄養は夜間注入するようにする．
・子どもだけに食べさせようとせず，介助者も一緒に食べながら介助者が食べている様子

を子どもに見せるようにする.

・子どもの好きな味の食物，飲み物を用いる．少量であれば必ずしもペースト状でなくても，液体や固形食等，子どもが好む食形態のものを試みる.

・子どものこだわりを拒否せずに受け入れたり，遊びを通して家族が子どもとかかわる時間を増やしたりしていく.

・子どもに食物をのせたスプーンを持たせて母親等の口に運ばせてみる．子どもにしてみれば常に自分だけが一方的に食べさせられているので，人に食べさせるみることで自分の食べることへ興味がわくことも考えられる.

・兄弟姉妹がいる場合は，彼らが食べさせてみる．大人から食べさせられるよりも子ども同士からのほうが受け入れがよいことが多い.

　以上の他にも個々の子どもに合った対処方法を見つけ出していくには，母親等の日常介護者と十分に話し合っていくことが重要である.

9 経管栄養を短期間に離脱させる取り組み

　田角ら[4,5]は経管栄養で十分な栄養が常に入るため空腹にならず，経口摂取が進まない状況を医原性栄養過剰症とよんでいる．そして経管栄養をしていた12カ月以下の子ども4名を入院による全身管理の元で，経管栄養剤を一気に中止することで経口摂取へ移行させた報告をしている．またKindermannら[6]も同じように拒食を伴った2歳以下の子ども10名に12日間という短期間Hunger Provocation Program（空腹による経口摂取促進プログラム）を実施して，プログラム終了6カ月後の時点で8名が100％経管離脱の報告をしている（表5-1）．田角らは2歳未満のできるだけ早い時期に経管抜去することが望ましく，経管栄養状況が持続すると幼児経管栄養依存症（経管依存症）の原因になる可能性があると述べている.

　このように子どもを入院させて経管からの栄養を断ち切ることで短期間のうちに経管から離脱させるには，基本的な食欲が認められることが重要である．障害児の中には長時間食物や経管からの栄養を与えなくても空腹を訴えないこともあり，そうしたケースでは前述したようなプログラムによる効果は難しいと考えられる．食欲に関してはグレリン等のホルモンの分泌異常等によって視床下部に影響を与え，食欲が出ないために経管離脱が困難になる場合もあると考えられる.

　経管依存症は経管離脱が最も困難なケースの一つと考えられるが，経口摂取することをむしろ苦痛に感じているようである．しかも多くはお茶や水等のカロリーのないものは容易に受け入れて嚥下するが，甘いものも含めて味のついたものはむしろ拒否する傾向がある．また空腹になると経管からの注入を要求する．その場合，食欲そのものには問題ないはずであるが，それを満たすのに健常者のように口から栄養をとることで満足を得ることができないと考えられる.

表5-1	Hunger Provocation Program（空腹による経口摂取促進プログラム）
日数	指導内容
第1〜2日目	入院 経管栄養は入院前の50％まで減らしていく 経口からは一切与えない 両親は参加させず，看護師が栄養注入を行う
第3〜4日目	経管栄養は入院前の50％に制限する 年齢相応の食事を最初に経口から試みる 経口摂取直後に経管から制限された総栄養摂取量まで注入 両親は参加させない
第5〜6日目	前回と同様．ただし，経管栄養は夜間行う
第7〜8日目	もっぱら経口摂取を試みる 経管栄養は全く使わない 不感蒸泄を補う必要がある場合は，水分補給を夜間に経管から行う
第9日目	子どもが不感蒸泄以上に経口摂取できた場合は経管抜去する 両親を食事に参加させる
第10日目	両親に看護師の指導下で自分たちだけで食事させる
第11日目	自宅でテストする
第12日目	終了

※経口摂取は無理には与えない，体重減少は15％まで許容

(Kindermann et al, 2008)[6]

📖 文 献

1) 山田好秋：よくわかる摂食・嚥下のしくみ，医歯薬出版，1999, pp109-110.
2) 溝口 徹：新生児の特徴…消化管の発達から.
   http://orthomolecule.jugem.jp/?eid=970
3) 時事メディカル：乳幼児の消化器の発達.
   https://medical.jiji.com/medical/033-0006-99
4) 田角 勝・他：医原性栄養過剰による経管栄養症．第12回日本摂食嚥下リハビリテーション学会学術大会抄録集，2006, p157.
5) 才藤栄一，向井美恵（監修）：摂食・嚥下リハビリテーション，第2版，医歯薬出版，2007, pp329-331.
6) Kindermann A et al：Discontinuation of tube feeding in young children by hunger provocation. *J Pediatr Gastroenterol Nutr* **47**(1)：87-91, 2008.

実践編

6 症例

　摂食嚥下リハの第1の目標は，経管から離脱して経口へ，そして固形食を咀嚼し液体をコップやストロー等から摂取できるようにすることであるが，これだけが摂食嚥下リハのすべてではない．重度障害を伴っている場合には嚥下反射が誘発されないような場合もあり，経管からの離脱が困難な場合が多い．

　そこで第2の目標は，経管からの離脱は難しいが少量の経口摂取を楽しみとして継続させていくことである．経管栄養だけの場合，注入中子どもは1人で放っておかれる場合が多い．しかし，少しでも経口摂取させることができれば，その際に少なからず声掛けなどのコミュニケーションの機会をもつことになる．このことは子育てをしている母親等の介護者が子育てへの意欲を高める手助けの一つとして極めて重要であると考えられる．

　ある入所施設で長年経管栄養のみの子どもに少量の経口摂取を開始したところ，家族の面会頻度が増えていったケースがある．経口摂取が少しでもできれば，親は子どもに会いにくるときに子どもの好きな食物を持参し，それを食べさせることで経管栄養だけの場合に比べて面会時間が長くなり，そこに親子の絆を深める重要な要因があると思われる．

　また第3の目標は，自分の手で食具を持ち自食することであるが，自分が食べたいものを好きなように食べられることで，食べる意欲と満足度が高まりQOLが向上していく．

　ここで紹介する症例には支援が完了したケースだけでなく，中断したケースや対応に苦慮しているケースも含まれている．

● 経管から離脱したケース

　筆者の臨床では，経管離脱後の目標としての「終了」は，幼児食程度の固形食を咀嚼して食べることができ液体をコップ等から飲めるようになった場合としている．経管からの離

脱を進めるにあたって配慮する点は以下のとおりである.

過去に肺炎等の既往があり,かつ経口摂取開始時点で誤嚥の疑いがある場合にはVFを実施してから経口を開始したほうがよいと思われる.強制栄養については,経口摂取と併用していくには胃瘻が最も望ましいと考えられる.胃瘻ができない場合には,可能な限り間欠的経鼻胃栄養法や間欠的経口胃栄養法(ネラトン法)等を用い,経口摂取時にはできるだけチューブを咽頭に介在させないようにすることが望ましい.しかし,実際の筆者の臨床では胃瘻ではなく経鼻胃経管を挿入したままで徐々に経口摂取量を増加させていく場合がほとんどである.

経管離脱は原則として次の条件が整ったときに始めるのが妥当と考えられる.①栄養の2/3を経口から摂取可能,②水分を経口から摂れる,③薬を経口から服用できる.離脱後は尿量がこれまでどおり排泄されているかをチェックしていく.離脱後ある程度の体重減少は心配ないと考えられるが,心配な場合は小児科医に相談する.実際にはある程度経口摂取可能になってから子どもが自己抜去してしまい,そのまま離脱になる場合もある.また,離脱に際して家族の不安がかなり強い場合には,経管を挿入したままで栄養は経口のみから2～3日続けてみる.これを何回か繰り返すことで経管なしでも栄養が十分摂取できることを納得させてから離脱に進むとよい.

筆者の臨床で1996年4月から2008年3月までの12年間に321例の食事支援を実施した結果は以下のとおりである.

初診時の年齢分布は1歳児が68例と最も多く,6歳以下が全体の81％を占めていた(図6-1).基礎疾患としては脳性麻痺が32％と最も多く,次いで知的障害17％,染色体異常17％,神経筋疾患2％の順であった(図6-2).初診時の栄養摂取法は哺乳を含めた経口のみが全体の65％を占め,経管単独,ないし経管と経口との併用が35％(112例)であった.初診時に経管を使用していた112例のうち,経管離脱に至ったのは15例(13％)であった.

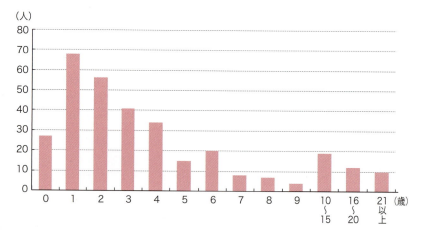

※1996年4月～2008年3月(12年間)

図6-1　初診時年齢分布(計321例)

❻ 症例

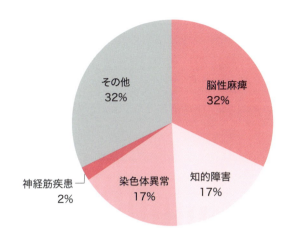

図6-2　基礎疾患分類

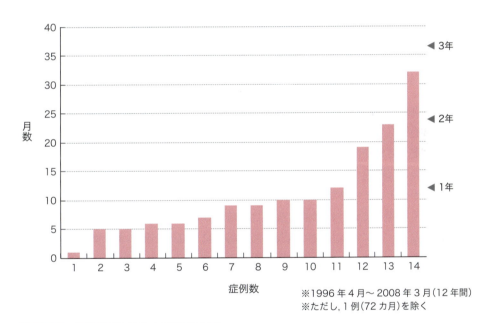

図6-3　経管離脱に要した期間（14例）

　経管を離脱するのに要した月数は1年以内が11例と大部分を占めていた（図6-3）．粗大運動は初診時に首がすわっているケースが13例で，首がすわらないケースが2例あったが，経管離脱時にはすべてが首すわり以上であった．過去に誤嚥性肺炎を含めた肺炎の既往は離脱者15例中8例に認められた．また，食事支援の終了（固形食が咀嚼可能になり，液体をコップ等から摂取できる状態）に到達できたのが31例であった．多くは3年以内で終了しているが，5年以上かかったケースもみられた（図6-4）．経管離脱者の粗大運動発達は離脱の時点ではすべて首すわり以上であった．しかし，離脱の条件に首すわりが必要

173

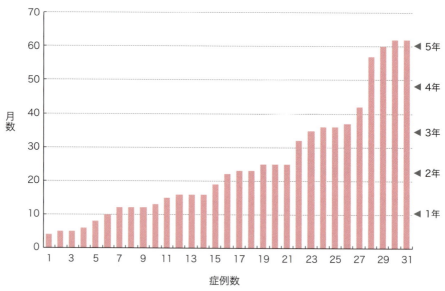

図6-4 摂食支援終了までに要した期間(31例)
※ただし，データ不備の3例を除く

かどうかは不明である．また，経管離脱者の半数以上に肺炎の既往があったことから，肺炎既往は必ずしも離脱を妨げる要因にはならないと考えられた．拒食を伴わない場合，経管離脱に要する期間は1年以内が大部分で，長くても2年くらいであった．これ以上長期化する場合には離脱できない可能性もあると考えられた．一方，拒食を伴う場合には3年以上長くかかることは稀ではなく，7年目でまだ離脱できていない症例があった．しかし，根気よく指導していけば機能の改善は期待できると考えられた．哺乳障害の原因が嚥下障害でなく，単に原始反射の減弱にある場合には経管を使わずに済む可能性が高いと考えられた．いずれにしても急性期を脱したらできるだけ早期に経口栄養への働きかけをすることで，経管栄養を回避したり，経管離脱を早めたりすることが可能であると考えられた．

症例1　拒食や嘔吐があったが2年8カ月で経管離脱し5年9カ月で終了した例

　初診時年齢1歳6カ月の女児で，診断名は超低出生体重児(在胎26週，709g)，脳性麻痺，難聴．出生から4カ月半まで保育器で経管栄養．その後経口哺乳を試みたが，吸啜と呼吸との協調ができず頻回に嘔吐．修正年齢3カ月で退院後も嘔吐，むせ，拒食が認められた．6カ月で離乳を開始したが，食物を口に入れさせず，頻回嘔吐．肺炎既往はなし．初診時摂食機能について，栄養は経管と経口(1匙×1回／日)の併用で，口腔内外の過敏はなし．スプーン等が近づくとのけぞってしまうが，指につけた食物を口腔内に入れると舌を動かして嚥下する．そこで次のような助言をした．注入前の歯肉マッサージ．経口(2～3回／日)，母親の指につけた食物を少し嫌がっても口の中に入れてみる．

【経過】

2歳までは多いときで嘔吐は1日に7～8回あったが，その後はほとんどなくなり，経口摂取量も増加し，3歳4カ月では昼間の経管抜去になった．さらに4歳2カ月（初診から2年8カ月）で経管離脱．咀嚼は特に訓練することなく獲得された．5歳4カ月で紙パック牛乳をストローから飲めるようになったが，すべてのストローが使えるようになったのはその後1年経ってからである．6歳2カ月でとんかつを咀嚼できるようになり，7歳3カ月でコップ飲みも可能になり支援が終了した．消化管の発達に伴って嘔吐が減少したことが経口摂取の増加につながったと考えられる．

【考察】

本例は，最初は紙パックのストローは使えても他のストローからは飲めなかったが，これも障害児の発達特徴の一つかもしれない．別のケースではプラスチックの硬いストローだと吸わないが，シリコン製の軟らかいストローからは吸う場合があったり，これと逆の場合もある．

症例2　腎不全で腎移植後急に経口量が増えて9カ月で経管離脱した例

初診時年齢4歳5カ月の女児で，診断名は発達遅滞，腎不全．出生時は経管栄養．生後1カ月から経口哺乳になったが，むせて嘔吐したので再び経管栄養となった．2歳頃から経口練習を始めたがあまり食べなかった．初診時摂食機能は，栄養は経管と経口（10匙×1回／日）の併用．食器にこだわりがある．親が食べていると自分の器に入れてくれと要求するが，空のスプーンは口に入れても実際には食べない．そこで夕方の注入前に母親が食事しながら本児に経口を試みるよう助言した．

【経過】

当初，通園生活は楽しんでいたが，昼食を以前ほど食べなくなり水分摂取も嫌がるようになった．腎移植するまでは無理に経口から食べさせず経過をみていくよう助言した．検査入院中，離乳初期食を出してもらったら完食したこともあったが，退院後はまた食べなくなった．5歳頃には通園では毎日昼食を食べているが，自宅では夕食時に疲れて眠ってしまい食べないことが多かった．移植予定で入院したが風邪のために延期．しかし，入院中は成人茶碗1杯×2回／日食べていた．通園では全介助で誰からでも食べるが，自宅ではプチダノンヨーグルト®2個くらいしか食べなかった．5歳3カ月で腎移植手術を行い，移植後は経口から急に食べるようになった．経口から主食子ども茶碗1杯＋副食1杯×3回／日，食べた．経管も移植後すぐに離脱．センベイ等の固形食は食べたがらないので咀嚼機能の獲得は未確認．

【考察】

本例の拒食の原因が腎不全によるかどうかははっきりしない．他にも初診時3歳11カ月の男児で，多発性嚢胞腎のため3歳6カ月時に腎移植後に経管と経口を併用していたケースがある．当初は経口からあまり食べたがらずに食事時間が長くかかっていたが，支援開始4カ月後に経管離脱した．一方，初診時8歳1カ月の男児で染色体異常，症候性てんかん，知的障害を伴った腹膜透析中の慢性腎不全のケースは，全量経口のみで食欲には問題がな

く，咀嚼訓練をしている．

症例3　心疾患があり嘔吐が続いたが1年3カ月で経管離脱し終了した例

　初診時年齢1歳3カ月の男児で，診断名は知的障害，先天性心疾患，左反回神経麻痺．出生時経口哺乳で吸啜は弱かったが3カ月までは経口哺乳のみ．心臓手術前に心不全のため経管栄養となる．術後経口哺乳を試みたが心停止，反回神経麻痺のため発声できず経口中止．9カ月より右の声帯が動くようになったので重湯，麦茶を試みたが少量ずつ与えないと咳き込んでしまった．1歳2カ月より離乳開始．泣くとチアノーゼになる．ミルクを経口から与えると嘔吐を誘発する．初診時摂食機能について，栄養は経管と経口（3～4匙×1回/日）の併用．捕食，嚥下機能には問題なく，豆腐の裏ごしペーストをよく食べる．スプーンを口に入れると自分から吸い込んで食べる．そこで，1～2回/日，注入前に本人が食べられるだけ与えるよう助言した．

【経過】

　当初，粒々が入ると嘔吐していたが，経口から100～120mℓ×2回/日摂取し，水分を多めにしたほうが受け入れはよかった．しかし，食事終了頃に何度か嘔吐したので1回量を100mℓに制限した．その後，食事への意欲は高まってきて食事時間になるとそわそわしていた．バナナや牛乳等，初めてのものを与えると嘔吐することあり．初めてのものを与えるときは注入直前にするように助言．1歳8カ月時にミルクをラコール®に変更．ラコール®の注入を開始してから嘔吐が1～2日に1回あり．24時間在宅酸素療法．ベビー用せんべいはかじって1/4枚食べた．その後ペットボトルから液体が飲めるようになったが，注入後60分してからベビー用せんべいを与えたら嘔吐した．2歳4カ月時に在宅酸素療法は夜間のみとなり，心臓手術の経過は良好で1カ月で退院．入院中，母親の食べているものを欲しがり，徐々に食べる量も増えていった．ストローが可能となりスナック菓子の咀嚼ができるようになった．食事時間は60分以内にし，食物形態は離乳初期から中期食を基本とするよう助言．2歳6カ月時に保育園が始まり楽しんでいる．食物は離乳後期食を別室で食べている．コップも使用可能．ある日，経管が取れてしまいそのまま経管抜去し，発熱時は一時的に経管使用した．保育園で他の子どもと同じ場所で昼食を食べるようにし，味付けは大人と同じにするよう助言した．支援開始1年3カ月で終了．

【考察】

　心疾患があるケースでは手術後に経口摂取量が増加する場合が多く，消化管の発達に伴って嘔吐が減少していったことや保育園での生活が始まったことも経管離脱の要因と考えられた．

症例4　心疾患がありお菓子から食事に移行し，1年2カ月で経管離脱し1年9カ月で終了した例

　初診時年齢1歳10カ月の女児で，診断名は先天性心疾患，GER，球麻痺疑い．出生時の経口哺乳は良好だった．生後1カ月で心臓手術のため経管栄養．術後は経口を試みたがだんだん飲まなくなった．2カ月頃には全く飲まなくなり経管のみになった．6カ月頃か

ら糖水，重湯を試みたが食べなかった．1歳4〜5カ月頃から重湯，にんじんペーストを大匙1杯くらい食べた．ボーロを粉にしたものを与えたら粉だけでなくボーロも食べるようになった．1歳7カ月で心臓手術後，離乳食を1回150gくらい食べるようになった．初診時摂食機能について，栄養は経管＋経口（0〜100g×3回／日）．好きなものはヨーグルト，プリン，茶碗蒸し，ビスケット，味噌汁，ポタージュ．捕食，咀嚼は可能で，ヨーグルトをスプーンで自食する．ビスケットも手に持って食べる．ストローは可能だがコップ飲みはこぼす．そこで，ビスケットを主食として続け，注入から入れているミルクをストローで飲ませたり，おかずはかぼちゃ等を試みたりするよう助言した．

【経過】

　自分で食べたがり，遊びながらのほうがよく食べていた．ビスケット中心でよいが後期食も試みるよう助言した．おもちゃを食事のときに用意し，母親も子どもと一緒に食べるようにする．肉やツナは噛んだ後に出す．こちらからスプーンを口にもっていくと食べないが自分からはフォークやスプーンで食べる．2歳6カ月頃には今までは口から出していたものを嚥下するようになった．チョコをご褒美として与えている．シメジを噛んでから嚥下することもあれば出すこともある．支援場面ではイチゴをエジソン箸®（矯正箸）で口に入れよく食べる．3歳0カ月時点で月2回の通園は楽しんでいるが，給食はまだ食べない．通園では経管抜去．肉は噛むが最後は出す．通園では食べなくても他の子どもが食べている場に同席させるよう助言．本人が拒否するので経管抜去（支援開始から1年2カ月目）．経口から子ども茶碗1/5杯×3回／日，アイスが好き．食べるものはまぐろのさしみ，卵かけご飯．3歳4カ月頃からよく食べるようになり，その後摂取量も増えた．心疾患手術により肝臓に負担がかかりうっ血しているので，食後すぐに運動させないほうがよいとのこと．経口から主食1杯，副食1杯×3回／日食べられるようになり，支援開始1年9カ月で終了．

【考察】

　食事中はお菓子を食べさせたり，遊ばせたりしないで食事に集中させなければいけないという考えもあるが，このケースでは本児の気持ちを最優先して経管離脱に至った．他の例でもお菓子から始めて徐々に食事を食べるようになったケースがある．初診時1歳10カ月の女児で，診断名は超低出生体重児（在胎26週，795g），水頭症，知的障害．親がケーキやセンベイを食べているのに興味を示したので，生クリームを食べたりセンベイを舐めていた．本児にとって嫌なことがあると嘔吐することもあったが，2歳過ぎには焼き鳥のタレを舐めたり，父親と一緒だとヨーグルトを1/2個食べるようになった．3歳頃父の膝にのると肉を食べる等，母親より父親からのほうが受け入れがよかった．4歳頃にはスナック菓子のうまい棒®を1日に最大7本食べることもあったが，その後うまい棒®は食べなくなり，代わりにセンベイの歌舞伎揚®やポタポタ焼き®等特定のスナック菓子ばかりを食べるようになった．5歳になって幼稚園で給食が始まると徐々にいろいろなおかずも食べるようになったが，自宅では相変わらずお菓子しか食べなかった．6歳頃になってヘルニア手術入院中に母親の食事を食べたことがきっかけで，退院後も自宅でお菓子だけでなく食事も食べるようになっていった．

症例5　嘔吐が続いていたが9カ月後に経管離脱したら嘔吐が消失し1年9カ月で終了した例

　初診時年齢1歳1カ月(修正年齢10カ月)の男児で，診断名は極低出生体重児(在胎29週，1,342g)，脳性麻痺，水頭症(V-Pシャント)．出生後，保育器で経管栄養．2カ月頃から経口哺乳を開始したがよく飲んでいた．その後徐々に飲みが悪くなり，5カ月より哺乳ビンからは拒否し，母乳は飲んでいたが経管栄養になった．6カ月(修正4.5カ月)より果汁は少し飲んだが離乳食はあまり食べなかった．7カ月頃，ミルクを注入中，注入後に嘔吐(2〜3回／日)をしていた．1歳1カ月に風邪による嘔吐がひどく，ソリタ®水のみでミルクは1日半中止した．その後はミルクを与えても嘔吐しなくなり，離乳食も2/3杯くらいは食べるようになった．

　初診時摂食機能について，栄養は経管＋経口(子ども茶碗1杯×2回／日)．過敏等はなく，待てば捕食可能．液体摂取時に吸啜動作があり，コップ飲みは下顎コントロール不良．そこで捕食時にスプーンを水平に入れて口唇が閉じるのを待ってからゆっくりスプーンを引き抜き，液体はとろみをつけずにスプーンで与えるよう助言した．

【経過】

　2〜3日に1回程度ミルクを嘔吐している．泣くか咳がきっかけで嘔吐することがある．食事のときも咽頭反射や嘔吐することがある．嘔吐が出なくなるまでは無理には経口させないように助言した．1歳4カ月にミルクを注入して嘔吐するときは，1日半絶食すると改善することがわかった．その後，コップ飲み可能．本児が口をすんなり開いたときに与え，口が開きにくいときは嘔吐するきっかけになるので無理には与えないよう助言した．嘔吐は朝に起こりやすく，粒々が喉に溜まりやすいもので起こる．嘔吐の頻度は以前と変わっていない．以前は前兆なしに泣いたりして突然嘔吐していたが，最近は咽頭反射の前兆あり．8週間母子入院予定なので，経管の交換時に1〜2日経管なしで様子をみたり，また母子入院中に抜管を試みたりするよう助言した．1歳9カ月時，母子入院中(2週目)に経管抜去(支援開始9カ月目)し，翌日から朝食を食べるようになった．3週間目からは全量経口．嘔吐もたまにはあったが，経管を取ったほうが嘔吐しにくかった．退院後は1〜2回嘔吐したのみ．ストロー使用可能．パン粥，かぼちゃ，肉団子，さつま揚げ等をよく食べる．エビセンの粉をパン粥にのせて与えるよう助言した．基本食形態は離乳初期〜中期食．その後エビセンは前歯で噛み切るようになり，経管離脱後5カ月経過．2歳4カ月時点で嘔吐なし．支援場面では鶏肉，じゃがいも，トマト，しらす粥．エビセンのかけらを入れても連続して噛む音は聞こえない．鶏肉は噛んでいる．後期食から普通食に進めていくよう助言．2歳10カ月頃，支援場面ではやきそば，魚をよく咀嚼している．やきそばも口唇でたぐり込みできる．口にほおばる傾向あり．大きいまま渡すと口に詰め込みやすい．支援開始1年9カ月で終了．

【考察】

　経管が口腔や咽頭に介在することが嘔吐反射を誘発すると考えられたケースであるが，嘔吐が消失した時期が消化管機能が成熟していく時期とも重なるので，そうしたこととも関連していると考えられる．

❻ 症例

症例6　誤嚥の疑いで経管栄養になった後も肺炎を繰り返したが，指導開始後10カ月で経管離脱した例

　初診時年齢3歳7カ月の男児で診断名は脳梁欠損，知的障害，心房中隔欠損症．出生時は経口哺乳だったが吸啜は弱かった．4カ月頃に離乳開始し，よく食べたが発熱を繰り返すことが多かった．2歳7カ月時に食物の窒息事故のため入院．その際にこれまでの発熱の原因が反復性肺炎によるものであることがわかった．その後は経管栄養となり経口は一切中止となったが，それでも経管開始から筆者の勤務しているセンターの初診までの約1年間に3回も肺炎を引き起こしていた．初診時点では経管栄養のみ．初診時摂食機能については過敏等は認められず，口唇閉鎖は良好で捕食可能．舌運動は上下で突出は認められず，成人嚥下は可能．経口摂取への意欲もかなり高かった．そこで次のような助言をした．肺炎の予防のために就寝前の口腔ケアを増やし，夜間は経管を抜去してみる．経口は1日1回注入前にゼリー飲料等を5～10匙程度与えていく．

【経過】

　経口摂取への意欲の高い子どもであり，与えればいくらでも食べる可能性があったが，経管栄養になってからも肺炎を繰り返していた既往があるので，経口摂取量の増加は慎重に進めていった．3歳10カ月時にVE施行．安静時，呼吸時に喉頭口からブクブクと分泌物が出ているが，嚥下後の喉頭蓋谷や梨状陥凹への残留はほとんど認められなかった．夜間の経管抜去をするようになってからときどき発熱は認められたがすぐに下がり，支援開始から4歳5カ月までの10カ月間は肺炎等に罹患せずに経過した．4歳5カ月の時点で子ども自身が経管を抜いてしまったので，そのまま経口摂取のみ（子ども茶碗2～3杯＋デザート×3回／日）で経過をみている．

【考察】

　誤嚥を疑われて経管栄養のみになっても，1年間に3回も肺炎を起こしていたことを考えると，肺炎の原因は他にあったのではないかと推察される．臨床評価上は嚥下障害もあまり問題ないと考えられたが，肺炎の既往がかなりあり，母親自身が経口摂取への移行に対して慎重だったので徐々に経口摂取量を増加させていった．夜間の経管抜去後，1年間肺炎の再発がなかったことが経管離脱へのきっかけとなった．

症例7　ペースト食は嫌がるので蒸しパンから支援開始した例

　初診時年齢8カ月の女児で，診断名は脳性麻痺，知的障害．出生後2カ月間は経管栄養のみ．その後経口哺乳が可能になりいったん経管から離脱した．2カ月半で退院後は抱っこしないと泣くことが多く，泣きすぎてミルクが飲めないこともあった．哺乳量にむらがあるため5カ月から再び経管栄養との併用になり，6カ月頃より離乳開始したがあまり食べず無理に食べさせたこともある．初診時摂食機能については，過敏等はなく口唇閉鎖は安静時と嚥下時のみで捕食は不可．舌突出も口唇より外に出る．下顎コントロール不良，乳児嚥下ないし舌突出あり．流涎多い．栄養は経管，哺乳および経口（子ども茶碗1/2～2/3杯×1回／日）の併用．そこで次のような助言をした．摂食姿勢は当面は抱っこで，徐々に椅子へ移行させる．食形態は離乳初期食を基本にする．スプーンは食事支援用の平らなものを用い，捕食時に口唇が閉じるのを待ってからゆっくりスプーンを水平に引き抜く．

179

【経過】

　離乳初期食はあまり食べようとせず，チーズ蒸しパンのような唾液ですぐに溶解しやすい固形食を好んで食べた．そこで当初の方針を変えて子どもが受け入れるものから始めた．11カ月頃には成人嚥下も可能．1歳時にきょうだいが経管を抜いてしまったのがきっかけで経管離脱．その後，一度だけ発熱時に水分補給のために経管を2週間くらい使用した．捕食も可能になり1歳8カ月頃哺乳中止．2歳頃はコップで連続飲みが可能だが，吸啜動作の残存を認めた．2歳10カ月時には咀嚼も少し可能だが肉等は丸飲み込みしていた．5歳6カ月時にはコップ飲みも上手になり，お菓子やセンベイをある程度咀嚼可能だが，まだ後期食の段階であった．

【考察】

　経口摂取訓練開始に際しては離乳初期食による通常の方法ではうまくいかなかったケースである．母親の考えにしたがってチーズ蒸しパンのように唾液で容易に嚥下しやすくなる固形食から始めたことが，むしろ経口摂取に対する意欲を増加させたと考えられる．

症例8　肺炎を繰り返したが指導開始10カ月で経管離脱し1年3カ月で終了した例

　初診時年齢は1歳1カ月の女児で，診断名はプラダーウィリー症候群，気管支喘息．出生時は吸啜力は弱かったが経口哺乳．5カ月時に気管支喘息から肺炎に罹患．7カ月時には発熱のため脱水，経管栄養になった．その後も肺炎を繰り返し，11カ月頃入院中に離乳を試み少量摂取したが退院後はあまり食べられなくなった．とろみを加えると咽頭反射が誘発しやすかったとのこと．過去に4～5回肺炎の既往あり．初診時摂食機能について，過敏等はなく探索反射と咬反射が少し認められた．口唇閉鎖は安静時を除いてほとんど閉鎖できず，捕食は不可．捕食後，舌は前後運動でなかなか嚥下しようとしない．経口からはスプーンで5～6匙×1回／日摂取可能．そこで次のような助言をした．過去に肺炎の既往があるので，当面経口摂取は1日1回とする．摂食姿勢は当初は抱っこで，徐々に椅子に移行させていく．食形態は咽頭反射を誘発しないように，子どもの受け入れの良い滑らかなペースト状のヨーグルトやアップルソース等を与える．スプーンは咬反射があるのでシリコン製を用いる．

【経過】

　食形態および内容を子どもの好みに合わせていくことで経口摂取量は徐々に増加していった．また家族と一緒に食事することで経口への意欲は高まっていった．1歳7カ月頃から蒸しパンやエビセンによる咀嚼訓練，ストロー練習を始め，1歳11カ月の時点で水分摂取量がやや不足ぎみであったが経管離脱．その後，摂食機能については咀嚼や液体摂取も順調に発達していったので2歳4カ月時点（支援開始後1年3カ月）で支援終了．

【考察】

　本症候群の摂食嚥下機能は成長に伴って改善されていく場合がほとんどであるが，本児では出生直後からの喘息をはじめ，反復性肺炎等の既往があったので母親の不安も強く，咽頭反射を誘発させない食物の選択等，細かいアドバイスをしていくことが重要であると

考えられた．本症例群の特質上，摂食中枢や栄養代謝に問題があるので今後はカロリーコントロールが重要になってくる．

症例9　超低出生体重児で誤嚥性肺炎の既往があったが6カ月で経管離脱し 10カ月で終了した例

　初診時年齢2歳0カ月の男児で，診断名は超低出生体重児（在胎30週，734g），喉頭軟化症，喘息，心不全．出生直後から経管栄養で，保育器で2カ月間．その後経口哺乳を試みたが哺乳できず，生後8カ月（修正5カ月）で誤嚥性肺炎のために6カ月間入院．1歳5カ月（修正1歳2カ月）頃から離乳開始（ペースト食）し現在に至る．最近は麦茶を飲みたがり，ストローからむせながらも飲んでいる．粗大運動は独歩が少し可能．初診時摂食機能について，過敏はないがやや人見知りあり．口唇閉鎖は良好で捕食可能．下顎はマンチングだが顎のコントロールは良好．成人嚥下可能．ストローは口唇閉鎖，下顎コントロールもよいが急いで飲むとむせる．栄養は経管と経口（ベビーフード1個×2回／日）の併用．そこで，以下のような助言をした．経管からの注入後，次の経口摂取までの時間が2時間くらいと短いので，経口量を増やすには3〜4時間あけるようにする．食物形態は離乳初期食でパン粥等を試みる．ストローはむせることがあるので，麦茶にとろみを少し加える．

【経過】

　パン粥中心の経口摂取量は徐々に増加し，咀嚼については特に訓練は行わなかったが2歳3カ月の時点でエビセンを咀嚼可能になった．誤嚥性肺炎の既往があるので，経管離脱前にVF施行．液体では早期咽頭流入，喉頭蓋谷への貯留，残留，梨状陥凹への貯留が認められたが固形食ではそのような所見は認められず，嚥下機能はほぼ正常と考えられた．2歳6カ月時に経管離脱後，コップ飲み練習を始めた．2歳10カ月時点（支援開始後10カ月）で麺類も口唇でたぐり込めるようになり支援終了．

【考察】

　本児は誤嚥性肺炎の既往があるので，経管離脱する前に患児家族の希望もあり念のためにVFを実施したが，臨床評価の結果とほぼ同じであった．経管離脱に際してVFは必ずしも必要ではなく，誤嚥性肺炎の既往の程度や家族の意向を考慮したうえで決めるべきであろう．

症例10　口唇口蓋裂等の形態異常を伴っていたが1年7カ月で経管離脱した例

　初診時年齢2歳7カ月の男児で，診断名は染色体異常（5p−症候群），脳梁低形成，口唇口蓋裂（術後）．出生時口蓋裂等のため哺乳不良で経管栄養を併用．4カ月頃から乳首を受け入れなくなり，8カ月時に口唇裂閉鎖手術後はミルクやスープ等をスプーンやシリンジで与えていた．1歳10カ月時に口蓋裂閉鎖手術後は鼻からのミルク等の逆流はほぼ改善された．初診時摂食機能について，過敏等はないが人見知りあり．口唇閉鎖は水分摂取時を除けば良く捕食可能．下顎のコントロールも良く成人嚥下可能だが流涎は多い．風邪に罹患しやすく体調は比較的不安定．栄養は経管および経口（子ども茶碗1/2〜2/3杯×2回／日）の併用．そこで次のような助言をした．食形態は離乳初期から中期食．咀嚼訓練導入のた

めにエビセンの粉をスプーンで与える．液体は少しとろみを加える．

【経過】

　2歳10カ月時には経口摂取量は増加し子ども茶碗2/3〜1杯×3回／日に増量した．自食への関心もあるので部分介助食べも併用したが，自食の場合は患児がスプーンをすばやく抜こうとするために捕食時の口唇閉鎖が不十分になりやすい．そのためスプーンをゆっくり引き抜くように部分介助した．3歳4カ月頃はコップやスプーンによる液体摂取時の口唇閉鎖は不十分であり，下顎のコントロールも不安定であった．3歳9カ月頃には口唇閉鎖および下顎コントロールは安定してきた．また，この頃から経管からのミルク量を減らしていった．4歳2カ月には経口からラコール®の摂取が可能となったので経管離脱（初診から1年7カ月）した．ラコール®による補助栄養は，当初は400〜500mℓであったが，5歳5カ月の時点では200mℓに減少．咀嚼訓練も試みているが，スナック菓子を1〜2回くらい噛む程度．最近は自分で食べたがるようになり，自食も進んでいるが自食させると早食いになりやすいので食物形態は離乳中期食以上にはあげないように助言した．

【考察】

　本児は人見知りや医療に対する恐怖心が強く，診療室内での食事支援だと泣いて食べないため，待合室で助言を行っている．課題としては咀嚼機能の獲得であるが，19歳の時点でまだ獲得できていない．

❷ 丸飲み込みするケース

症例11　早食い丸飲み込みだったが3年1カ月で終了した例

　初診時3歳9カ月の女児で，診断名は知的障害，てんかん．出生後の経口哺乳は問題なかった．7カ月頃に離乳開始したが咽頭反射が誘発され，あまり食べたがらなかった．1歳頃から急に食べるようになったが，丸飲み込みの傾向があったにもかかわらず，その後食形態は普通食となり現在に至る．初診時点では全量経口摂取可能．摂食機能は過敏等の異常なし．捕食可能で舌運動は上下中心で丸飲み込み．また本児は鼻閉があるので，より丸飲み込みしやすいと考えられた．スプーンと手による自食可能で早食い傾向あり．液体摂取はストロー，コップともに可能．そこで次のように助言した．基本的な食形態は普通食ではなく，離乳初期から中期食程度に下げる．食物を子どもの前に全部置いてしまうと，早食い傾向になりやすいので，子どもの前には器のみを置いて一口量だけを器に入れるようにした．子どもが一口量を嚥下したら，次の一口量を器に介助者が入れるように助言した．一方でエビセン等による咀嚼訓練を食事中に行う．咀嚼訓練ではエビセンは子どもに持たせず，介助者が子どもの乳臼歯に挿入して噛ませるように助言した．液体摂取についてはストロー，コップともに可能なので，特に支援は不要と考えられた．

【経過】

　与えられた食物を全量摂取すると満足してしまい，咀嚼訓練をなかなか受け入れようとしないが，食事後半に咀嚼訓練すると落ち着いて噛むようになっていった．口腔内に食物

が入っているときに次の食物を見せると口腔内の食物を丸飲み込みする傾向がみられたので，再度支援方針に沿って与えるように助言した．空腹時には丸飲み込みする傾向が強いので，通常よりも食物形態を下げるように助言した．子どもが自食すると丸飲み込みする傾向があるが，母親が介助すると咀嚼する傾向がみられたので，自食だけでなく介助食べも併用するよう助言した．6歳1カ月時には咀嚼する食材が増えてきた（じゃがいも，里芋，大根の煮物，ウィンナーソーセージ，ハンバーグ，餅等）．そぼろご飯にすると丸飲み込みする傾向がみられたが，そぼろのみを与えると咀嚼していたので，ご飯とおかずを分けて与えるように助言した．6歳10カ月時では食物の硬さや大きさに応じた咀嚼がほぼできるようになった．空腹のときには，食事の前半はご飯や芋等のそれほど咀嚼しなくてもよい食物を与え，後半になったら肉等の食物を与えていくように助言した．支援開始後3年1カ月で支援完了．

【考察】

　このケースでは1歳頃に急に食べるようになった後に，離乳のステップが急に上がりすぎて咀嚼をあまり体験させることなく自食に移行していったことが丸飲み込みの原因と考えられた．

症例12　丸飲み込みが改善した後，薬物により食欲低下し経管栄養になった例

　初診時5歳6カ月の女児で，診断名は結節性硬化症（手術既往2回），てんかん．出生時，経口哺乳は良好で3カ月までは問題なかった．3カ月時に病名がわかったが，その後も哺乳は良好で5〜6カ月から離乳開始し，与えればいくらでも食べていた．空腹感を訴えることもなく感情表現もなかったが，3歳時に1回目手術後，感情表現するようになった．

　初診時摂食機能について，栄養は経口からのみで子ども茶碗2.5杯×2回／日．手が顔面や口腔内外に近づくと心理的拒否あり．捕食可能，スナック菓子は咀嚼可能だが，ご飯やうどん，エビ，かまぼこは丸飲み込み．液体はコップやストローから飲める．そこで食物形態は離乳後期食とし，本児の好きな丸飲み込みしやすいエビやかまぼこ等は細かく切って与えるように助言した．

【経過】

　鶏唐揚やウィンナーソーセージは咀嚼するが，エビ，かまぼこ，シウマイは丸飲み込みするので，丸飲み込みしやすい食物は減らし，咀嚼する食材を増やすよう助言した．その後，シウマイは大きいほうがよく咀嚼するが，卵焼きは大きくても丸飲み込みし，里芋は3〜4回噛んでから嚥下していた．また，うどんは吸い込み食べができるが，丸飲み込みをするので2〜3cmに切ってスプーンで与えたほうが長いまま与えるよりも噛もうとしていた．パンはほとんど噛まずにお茶で流し込むので，ちぎって牛乳等に浸して与えるよう助言した．ごぼう，しいたけ，油揚げも噛まずに丸飲み込みするので，細かくして与えるよう助言した．スナック菓子は音を立てて咀嚼する．学校も始まり自宅ではメロンを食べないが学校では食べる．学校でトーストしたパンを与えると咀嚼する．以上のように元々咀嚼は可能であったが，さまざまな試みで丸飲み込みを徐々に減らしていくことができた．

　しかしその後，8歳9カ月頃に睡眠中にてんかんの群発発作が1時間続き入院となった．

その治療のためジフェニルヒダントイン（アレビアチン®）とレボカルニチン（エルカルチン®）を新たに追加してようやく発作が止まったが，その後食欲が低下して経口から食べなくなった．体重は3kg減少し経管栄養を開始．自宅や学校では本児が受け入れる範囲で経口を試みるよう助言した．その後，エルカルチン®が減ってから食欲が出てきた．9歳頃から咽頭反射も出なくなってきた．舌突出もエルカルチン®を減量してから消失した．エルカルチン®を完全に中止して1週間後に食欲が出てきて給食を完食した．主治医は1週間後に食欲が回復したのは，アレビアチン®の減量の影響だろうとのこと．エルカルチン®は中止するとすぐにその影響が出るとのこと．

【考察】

　元々食べることが好きで，当初から摂食嚥下機能にはあまり問題がなく，丸飲み込みする食材を徐々に減らしていった．しかし，てんかん治療による薬の副作用で食欲が減退し，経管栄養にまでなったケースで，今回の食欲不振の原因はジフェニルヒダントイン（アレビアチン®）とレボカルニチン（エルカルチン®）と考えられた．薬剤の副作用による摂食嚥下への影響については，これまで筆者が経験したものとしては，食欲低下を示すものではトピラマート（トピナ®），ラモトリギン（ラミクタール®），ゾニサミド（エクセグラン®），等がある．逆に食欲増進を示したものに，リスペリドン（リスパダール®），六君子湯®等がある．また流涎が増えるものとしてはニトラゼパム（ベンザリン®），ジアゼパム（セルシン®）等がある．他にもクロナゼパム（リボトリール®）を服用開始したらストローが使えなくなり，口唇閉鎖が不良になったが，クロナゼパム中止後，元に戻ったという例もある．クロナゼパムについては舌突出が強くなったり，ゼロゼロという喘鳴や，むせが多くなった例もある．

❸ 拒食のケース

症例13　哺乳ビンからミルクは飲むが食物をスプーンで与えると大泣きして食べない例

　初診時2歳の男児で，診断名は知的障害，脳梁低形成，てんかん．出生後2カ月は経口哺乳が順調だったが，その後体重が増えず哺乳量が減少．4カ月時に痙攣発作のため入退院を繰り返し哺乳力は低下．6カ月頃の離乳開始後はしばらく食べていたが，7～8カ月頃にはヨーグルトくらいしか食べなくなった．嫌がるのを無理に食べさせた既往あり．一方，哺乳量は増えていき初診時点では親が食べているものをときどき与える以外はほとんど哺乳から栄養摂取していた．また，フェノバルビタール（フェノバール®）を1日2回スポイトで与えているが，泣いて口腔内に溜めたままなかなか嚥下しないとのこと．

　初診時摂食機能について，過敏は認められないが口腔周囲や口腔内に心理的拒否が少し認められた．椅子に座らせた状態でミルクにとろみをつけて与えた場合，スプーンはもちろん指にミルクを付けて与えようとしても拒否する．過去に肺炎等の既往はなく，哺乳に関しては嚥下機能に問題はないと考えられた．そこで，母親にかまってもらうと喜ぶので，

遊び相手になって本児が最も機嫌のよい床に寝かせたままの状態でヨーグルト等を舌尖につけるよう助言した.

【経過】

床に寝かせた状態にするとときどき指しゃぶりをしたり, 舌尖を口腔外に出したりする. このときにヨーグルトを舌尖につけても全く拒否する様子はみられなかった. 床に寝かせた状態で徐々にスプーンからも離乳初期食を受け入れるようになり, 2歳1カ月では1日1回, 機嫌の良いときはスプーンで10匙以上摂取した. 口唇閉鎖は不良で捕食はできず, スプーンを随意的に噛むことが多い. 舌突出はみられず舌は上下運動中心.

その後体調不良で食べない時期もあったが, 2歳6カ月頃から哺乳ビンからミルクを飲まなくなってきた. 一方, その頃からミルクパン粥を1日1～2回, 少ないときで5～6匙, 多いときで子ども茶碗2杯摂取するようになった. 3歳0カ月では三角マットに寝かせてヘッドレストを併用して嫌がらずに食べるようになった. 最初は三角マットで食べさせ, ペースがあがってきたら抱っこや椅子で食べさせるよう助言した. 3歳3カ月頃から椅子でも嫌がらずに食べるようになった. 離乳初期から中期食を茶碗1～2杯×2回/日摂取.

4歳頃から咀嚼練習のためにエビセンを試みたが噛もうとしない. エビセンを粉々にしたものは少し受け入れるので継続するよう助言した.

【考察】

本児の拒食の改善のきっかけは, 食事はきちんと椅子に座って食べさせるという既成概念にとらわれず, 最も機嫌の良い状態で食べさせることに重点を置いたことであると考えられる. その後, 歩行も可能になったが咀嚼は獲得されないまま支援は中断した.

症例14　無理やり経口摂取させたことで食べなくなったと思われる例

初診時年齢1歳2カ月の女児で, 診断名は染色体異常 (21長腕欠損), 知的障害. 出生時は経管栄養だったが生後1～2週で経管離脱. 徐々に経口哺乳量は増加していき, 4～5カ月頃より離乳開始. 最初はヨーグルト1～2個を食べたが, 嫌がっても無理に食べさせた既往あり. 初診時点では拒食傾向があり, 栄養摂取は哺乳中心でわずかに経口摂取する程度であった. 摂食機能について過敏等の異常なし. 母親がスプーンで食物を口に入れようとすると拒絶するが, 哺乳ビンだと意欲的に飲み, 嚥下機能には問題はないと考えられた. 食物は口腔内に溜めたままなかなか嚥下しないが, 心理的なものと考えられた. 好きな食物はヨーグルト, アイスクリーム, 小豆等で嫌いな食物はご飯であった. 捕食可能. 舌は上下運動で突出は認められなかった. そこで本児の嫌いな離乳食は当面中止し, 好きなヨーグルトも嫌がるときには無理に与えないように助言した.

【経過】

支援開始後約3カ月 (1歳5カ月) で本人の好きな物 (そうめん, しらす雑炊等) はよく食べるようになり, 眠いときを除いて食事を拒否することはほとんどなくなった. 哺乳ビンからミルクを5分くらいで急いで飲むと咽頭反射を誘発するため, 乳首の大きさをMサイズからSサイズに下げたところ改善されていった. 2歳頃よりコップ飲み練習を始めた. コップ飲みでは取り込み時の下顎のコントロールが不良であるが, 嚥下時の口唇閉鎖は問

185

題なかった．その後，3歳4カ月まで果物を食べない等の偏食等はみられたが拒食になることはなかった．家庭の都合によりその後の支援は中断．

【考察】

　本児は支援開始後3カ月で拒食が改善した比較的軽度のケースである．親の一方的な食事へのこだわりを見直し，子どもの訴えを受け止めることがこうした場合の原則的な対応であると考えられた．

症例15　経口摂取させると大泣きして食べなかった例

　初診時年齢4歳4カ月の女児で，診断名は髄膜炎後遺症，四肢麻痺，てんかん．生後10カ月時に髄膜炎に罹患するまでは定型発達．発病後は経管栄養のみで，2歳過ぎに経口摂取を再開したがゼコゼコという喘鳴が多くよくむせていた．2歳10カ月で硬膜下血腫のために入院し，経口摂取中止．3歳3カ月時にアデノイド肥大による呼吸障害があるため経鼻咽頭エアウエイを使用したが，その後口腔周囲の過敏が強くなった．3歳8カ月の時点でVFを実施．液体では誤嚥が認められたがペースト食では誤嚥なし．初診時摂食機能について，経管栄養が大部分で経口からはごくわずか摂取する程度．口腔内外の過敏あり．緊張性咬反射あり．口唇閉鎖は不良で捕食時，嚥下時には上唇は全く動かない．舌突出はみられず舌は前後運動中心．口に食物を入れると大泣きして食べようとしないが，かなり無理やり食べさせている様子であった．そこで次のような助言をした．母親の経口摂取をさせたいという焦る気持ちを抑えることが当面の課題とする．口腔周囲の脱感作を行い離乳初期食を嫌がらない程度に1日1回，15分程度試みる．自宅で母親が食べさせるよりも通園施設のスタッフがかかわるほうが望ましいが，実際には母親中心の介助にならざるを得なかった．

【経過】

　4歳8カ月では液体をシリンジで与えると泣かずに飲むようになったが，固形食はほとんど変化なし．4歳11カ月では固形食を泣かずに5分間くらい食べることもあるが，その後はやはり泣いてしまう．また，スプーンで与えるよりも指に食物を付けて与えるほうが嫌がらない．5歳6カ月では発作の直後だと泣かずに食べるが，保育園ではだいぶ泣かずに食べるようになった．5歳10カ月頃から保育園や自宅でもあまり泣かずに食べるようになってきた．

【考察】

　母親による強制的な食べさせ方が拒食の主な原因と考えられたが，痙攣発作の直後に経口摂取をさせると泣くことがないことから，患児自身の内部的な要因も考えられた．母親自身が家の仕事を手伝わなければならない関係で子どもへの食事介助にゆとりがもてないことが背景にあると考えられた．そこで母親の焦る気持ちを少しずつ和らげるようにしながら，自宅での経口摂取をむしろ減らして通園施設等での第三者からの経口の試みを増やす必要があると考えられた．

❻ 症例

症例16 経口から必要な栄養が摂取できるようになったが胃瘻を継続した例

初診時4歳10カ月の男児で，診断名は常染色体異常（6q＋），肺動脈閉鎖症（術後），心室中隔欠損症（術後）．出生時，心臓に負担がかかるので主治医が経口栄養を禁止．2歳半で心疾患の根治手術後，離乳食を試みたが拒否．3歳時に無理に食べさせようとしたところ，その時刻になると眠るようになったので経口中止．風邪による肺炎の既往あり．

初診時摂食機能については口腔内外に過敏なし．スプーンや食物の付いた指を近づけると明らかに拒否するが無理に口腔内に入れると嚥下している．そこで歯肉マッサージを注入前に行い，スプーンは使わず指に付けたヨーグルト等の離乳初期食を少し嫌がってもスプーン1〜2匙×1回／日試みるよう助言した．

【経過】

小学部入学前は発達センターに通っていたが，出かける時刻になると眠ってしまうことが多く，通園も楽しめずに休むことが多かった．入学後，2年生を除けば担任と母子とは良い関係を保つことができ，学校生活を楽しめるようになった．6歳11カ月で胃瘻造設し，9歳6カ月のときに学校でヨーグルトやプリン以外のおかずを少し食べ始めた．9歳10カ月（初診から5年）のときに1日2回経口摂取可能になり，給食も完食し，さらにおかわりを要求することもあった．自宅でも子ども茶碗2杯を摂取．ストロー飲みが可能となり，摂食機能および栄養学的には経管離脱可能だが，睡眠リズム不良のため朝食は経口摂取する時間がとれず朝は注入．また，投薬量が多くかつ苦い薬もあるために胃瘻から入れざるを得ず胃瘻を併用している．

【考察】

経口摂取の状態からすれば胃瘻を閉鎖できるケースであるが，家族の意向から胃瘻を併用している．

症例17 人見知りが強く母乳以外は哺乳ビンからも飲まなかった例

初診時年齢1歳の女児で，診断名は発達の遅れ．出生時は混合栄養でよく飲んでいた．生後1カ月で母乳のみとなる．5〜6カ月で離乳を開始したが，スプーンが近づくと泣いて食べないので無理にスプーンを口に入れたことあり．現在母乳と1カ月くらい前からスポイトでミルクを与えている．これまで肺炎の既往はない．初診時摂食機能について，ミルクをスポイトで与えたところ初めての場所にもかかわらず開口してミルクはしっかりとむせることなく嚥下していた．嚥下機能にはあまり問題がないと考えられた．

本児は人から注目されると緊張するとのこと．興味があるのはおもちゃよりも買い物袋を触ったり，リモコンや携帯電話，母親のバッグの中の手帳等であるが，こちらから与えたものには触ろうとしない．タブレットパソコン等も見せると興味は示すが自分から手で触れようとはしない．そこで次のような助言をした．ミルクに最初は少量のパン粥を混ぜてスポイトで与えてみる．ミルクの量も本児が嫌がらないようであれば増やしてみる．5歳の姉に手伝ってもらいベビーダノンヨーグルト®等を食べさせてもらう．経口摂取させるときはスプーン等で何か本人の気に入ったものを持たせたり，遊ばせながら試みるようにする．

187

【経過】

　小児科主治医からは体重を増やすために経口量を増やすようにいわれたが，無理に飲ませると嘔吐した．筆者としては無理強いをするとさらに悪化する可能性が高いことを母親に説明．母親としては小児科医と筆者とどちらの考えを受け入れるか悩んだ末，後者の助言に従い無理に飲ませることはしなかった．経口摂取量はスポイトのミルクが一番受け入れがよく，1回量も徐々に増加し，当初120mℓから最大240mℓになっていった．家族の食事の際におかずや豆腐等，本児が手を出したときに経口への試みをしていた．食物は何でも口に入れるが最終的には出してしまうことがほとんどであった．1歳6カ月時に4週間親子入院をした後，自宅で父親が味付けのりを与えたところ食べ，それ以降は味噌汁の大根やにんじん，おにぎり等固形食を食べるようになった．ペースト状のものは食べようとせず手に持てるもののほうがよく食べた．その後食べられる食物は増加し，1回量はロールパンなら2個，炊き込みご飯なら子ども茶碗1/2杯，納豆ご飯なら子ども茶碗1/4杯となった．母乳も5〜6回/日，フォローアップミルク150mℓ×2/日となった．

【考察】

　家庭の事情でその後中断してしまった（おそらく来院する必要がなくなったためと思われる）が，親子入院をきっかけに家族以外の人との関係性が良くなり急に経口摂取量が増加していった．

症例18　初診時は経口摂取していたが薬がきっかけで哺乳ビン以外からは摂取しなくなった例

　初診時年齢1歳2カ月の男児で，診断名は超低出生体重児（在胎26週，594g），頭蓋内出血．生後3カ月頃（修正0カ月）から経口哺乳開始．吸啜は弱く搾乳母乳とミルクを哺乳ビンから与えていた．9カ月（修正5〜6カ月）で離乳開始．あまり食べなかったがヨーグルト等は食べた．初診時摂食機能については，哺乳は育児用ミルクを30〜160mℓ×8〜10回/日．経口摂取は30〜90g×3回/日．好きなものは，かぼちゃ，さつまいも，バナナ，ヨーグルト，チーズケーキ，ゼリー，甘い物．支援場面でもベビーダノンヨーグルト®をよく食べていた．そこで粒々があまりない離乳初期形態にするよう助言した．

【経過】

　咽頭反射はだいぶ減少し伝い歩きもするようになった．経口摂取量も1歳7カ月の時点では子ども茶碗1.5〜2杯×3回/日と増えていった．しかし，1歳10カ月時に便秘治療の酸化マグネシウムを近所の薬局で間違えてジェネリック薬を出され，それを食物に混ぜて与えたところそれ以後食事を一切食べなくなり哺乳のみになってしまった．5歳5カ月の時点でも哺乳ビンからエネーボ®とラコール®の他，コーンスープやカボチャ，イチゴミルク等の液状のものは飲むが，スプーン等を使う食物は摂取しない状態が続いている．さらに使う哺乳ビンの乳首や器具にもこだわりがある．最近，幼稚園で他の子どもと同席したところで数口食べたが，基本的には従来と変わっていない．

【考察】

　経口摂取をしなくなった真の原因は不明だが，発達障害を伴っているため，対応に苦慮

しているケースである．他のケースで初診時年齢10カ月の女児，診断名はヌーナン症候群の場合，哺乳ビンからミルクはよく飲むが，経口摂取がなかなか進まずスプーンからは10匙くらいしか食べない．4歳10カ月のときに実家に帰った際，おでんをミキサーでペーストにしたものを哺乳ビンから与えると150〜200mℓくらい食べた．今後哺乳ビンからの食物摂取を進めながらスプーン等からの摂取を促していきたいと考えている．

❹ その他のケース

症例19　反芻の例

　初診時年齢6歳6カ月の男児で，診断名は知的障害，自閉症スペクトラム，てんかん．1歳頃までは通常に経口から哺乳し離乳食も食べていた．2歳頃から反芻嘔吐がみられるようになったが，反芻のきっかけは不明．通園施設では反芻嘔吐をすることは少なく，自宅のほうが起こしやすかった．異食症（発泡スチロール，硬貨等何でも食べるとのこと）があるが，これまで腸閉塞にはなったことはなく，消化管の異常はない．食後すぐに嘔吐した場合，嘔吐物はあまり臭いがなく，胃酸もあまり混ざっていない様子．しかし，食後2〜3時間してからの嘔吐は臭うとのこと．乳製品〔牛乳，バターを使った料理（シチュー）〕，果物（いちご，柑橘類），肉類（鶏肉）を摂取したときに反芻嘔吐をしやすい．牛乳に比べてヨーグルトのほうが反芻嘔吐しにくい．乳製品へのアレルギーはない．

【経過】

　トランポリンを自宅で使うようになってから嘔吐が減ったが学校では変化なし．転居後，再び嘔吐が増えた．反芻嘔吐の1回量は一口分くらいだが20回／日あり．学校生活は全体として本児にとって楽しい場ではなく，食後すぐに嘔吐することが多いようである．自宅では食事中に水分を飲むと食後30分くらいして嘔吐しやすい．トランポリンをすると確かに反芻は減るが，最近はあまりトランポリンへの興味がなくなってきた．

　新学期になって担任が代わり，反芻が始まると本児の気持ちをそらすようにいろいろなアプローチをしてくれるようになった．反芻は以前に比べて学校でも自宅でも減ってきた．そして体重は1kg増加し，抗痙攣剤の血中濃度が上がったため大発作は減少した．4月に新しい担任になってから，やってはいけないことを注意するとやめるようになった．

　6歳10カ月頃，反芻してもこれまでのように嘔吐してしまうことは少なくなり，体重も2kg増加した．また最近はいろいろなものを叩いて音を出すことに興味を示すようになった．学校では早食いを阻止してもがまんできるが，自宅ではがまんできずにパニック状態になるとのこと．

　7歳2カ月頃，反芻の頻度は変わらないが嘔吐は減った．最近は2日間嘔吐しないこともある．学校生活も楽しんでおり，これまでできなかったこともできるようになったとのこと．学校で先生が新しい食物を試みてくれ，牛乳や脂っこいものを食べても嘔吐しない．また，若い女性の担任が1番気に入っているようで，給食で嘔吐することはない．もう一人の年輩女性の先生が介助するときが一番嘔吐するとのこと．頭をテーブルにぶつけて自

傷することあり.

　7歳6カ月頃,某大学病院に音楽療法で月1回通い始めてから嘔吐が少なくなってきた.パーカッションに興味がある.学校の担任も音楽療法に一緒に参加してくれている.また温水プールにも月に1〜2回通っている.学校でも反芻はするが,担任が音の出る教材を用いて注意を促すと反芻をやめることもある.自傷もするが以前より少なくなった.

　9歳1カ月頃,反芻嘔吐は自宅では回数は減り,しかも嘔吐はティッシュの上に出すようになった.学校給食で,これまですることがなかった友だちの食物を横取りするようになった.1口分を本人の前に置いているのできっとがまんできないのだろう.体重は増えている.音楽療法(1回/月),プール(2回/月),トランポリンもやっているが今はブランコが気に入っているとのこと.嘔吐する場所(キーボード,トランポリン,父親の部屋),嘔吐しない場所(母親の部屋,兄の部屋).

　9歳9カ月頃,新学期に担任が男性に代わり,本人との相性は良さそうだが環境が変わったので反芻し口の中に溜め込んでいた.5月の連休以後,部屋の隅で吐いたりすることはなくなった.給食のときは指示すれば待てるようになったが自宅ではできない.靴を自分で履くことができるようになってから噛む力が増してきたとのこと.てんかん発作は4月に増えたが風邪を引くこともあったためとも考えられる.休みが多くなると反芻は増える.学校では反芻はないとのこと.給食も落ち着いて食べられており,センベイも食べるようになったとのこと.

　10歳4カ月,発作は落ち着いている.反芻は自宅で最近増えている(自宅でのしつけが厳しくなったため?)が嘔吐まではしない.学校では反芻は全くない.最近,好き嫌いが出てうどんを食べなくなり,また満腹を感じて食べなくなるようになった.以前はあるだけ食べていた.自宅でテレビを叩いたり,物を壊すのでこれまでやりたいようにさせていたが,しつけを厳しくするようになっている.体力がだいぶついてきて,するめを噛みきれるようになった.

　10歳7カ月,新学期が始まってから急に反芻・嘔吐がひどく,帰宅後は母親にべたべたと甘えるようになったとのこと.新学期になって担任やスクールバス,バス停等いろいろなことが急に変わってしまったためと考えられる.新学期からの2日間でティッシュを2〜3箱使ったとのこと.当分は母親に十分甘えさせて,担任にもこの変化を伝え,前の担任にもかかわってもらうようにお願いする.プールや音楽療法もずっと続けていて楽しんでいるとのこと.

【考察】

　反芻を完全にやめさせることは難しく,できるだけ頻度や程度を軽減させていくことが目標になる.このケースにおいても,良くなったり悪くなったりを繰り返しながら,本児のストレスを軽減させるためのトランポリン,プール,音楽療法等の活動が有効であると考えられた.本症例では残念ながら学校との直接連携はとれなかったが,母親を通じて学校での経過を聞くことができた.拒食と同様にこれら心理行動的問題については学校における教員との関係が極めて重要であり,多くの教員にこうした問題に関心をもってもらえることを切に願っている.

症例20 進行性疾患（亜急性硬化性全脳炎）の例

初診年齢12歳0カ月の男児で，診断名は亜急性硬化性全脳炎．出生〜11歳までは定型発達．生後7カ月時に麻疹罹患の既往あり．11歳のときに野球の試合でスクイズに失敗したのに走り出した．それ以前は何でもてきぱきしていたが日常の動きも明らかに緩慢になった．確定診断の際の神経学的所見では咽頭反射正常，嚥下反射あり，舌運動正常．インターフェロン治療が辛いため経管栄養となり，その後胃瘻造設となり，体調の良いときのみ少量経口摂取していた．初診時摂食機能について，栄養は胃瘻＋経口（5匙×1回／日）．水飲みテストでは0.5mℓの水をシリンジで口腔内に注入し，しばらくして嚥下するが2〜3回むせた．日常唾液でむせることも1日2回くらいあり，体調不良のときに多いとのこと．そこで，経口はこれまで同様，5匙×1回／日．食形態はペースト状でとろみはつけすぎないように助言した．

【経過】

12歳でVEを実施し安静時の状態のみ評価．唾液等が喉頭蓋谷に少量貯留しているが嚥下反射あり．14歳で再度VEを実施し，液体ヨーグルトは早期咽頭流入するがすぐに嚥下反射が誘発され，喉頭侵入や誤嚥の可能性は低いと考えられた．14歳5カ月でスプーンを大きくしたらよく食べるようになった．経口から子ども茶碗1.5杯×1回／日．給食は全量摂取．その後も経口量は増加し，14歳8カ月で経口から子ども茶碗2.5杯×2回／日．さらに14歳9カ月から胃瘻注入を中止し全量経口のみとなった．また夏に氷を臼歯でカリカリ咀嚼し，スナック菓子を前歯で連続して噛むようになった．

16歳頃から自宅で食べるのに時間がかかるようになった（30分から45分に）が，学校では以前と変わらない．食事量に変化はないが開口しにくくなり嚥下に時間がかかる．例年，夏に食欲が低下することはなく，好きなものは早く食べる．全身的な病状変化はないとのこと．その後も食事時間が60分以上かかっていたが最近は少し短くなってきた．支援場面では一口大のままだと前歯だけで噛むのでいつまでも嚥下しないが，すり鉢でつぶすとすぐに嚥下する．そこで次のような助言をした．朝食はスクイズボトルで必要な栄養を与え，夕食もなかなか嚥下できないときは小型ミキサー（ミルサー®）にかける．また体重を元に戻すために胃瘻を併用していく．

16歳8カ月頃，それまで1カ月ごとに食欲にむらがあったが，最近安定してきた．胃瘻からのエンシュア・リキッド®注入を経口と併用．給食は全量摂取しおかわりもしている．

17歳6カ月頃，母親によると舌の動きが今までと違った感じでお茶を与えると口角から溢れる．好きなものでもそのときによっては食べないことあり．以前は好きなものは必ず食べていた．エビセンは噛まなくなり，口の中に溜めたままとのこと．支援継続中．

【考察】

夏になって食欲が低下し体重減少が続いたにもかかわらず，母親が経口摂取にこだわるために胃瘻を使わなかったことがある．栄養が十分に摂取できないと免疫機能も低下することを説明したところ，その後は胃瘻も併用するようになった．

症例21　進行性疾患（異染性白質ジストロフィー）の例

　初診時年齢2歳8カ月の男児で，異染性白質ジストロフィー．出生後哺乳は良好で，離乳も順調に進み，親と同じ食物を刻んで食べていた．1歳3カ月で独歩可能となったが，2歳3カ月で全く歩かなくなり，2歳4カ月で咀嚼しなくなる．2歳6カ月でVF上では誤嚥はなく，肺炎の既往はなかった．初診時摂食機能について，栄養は経口のみで食事時間は前年より長くなり，むせることも多くなり，体重が減少しているのが心配とのことだった．そこで，母親に小児科主治医と相談して胃瘻造設を早急に実施するよう勧めたところ，2歳10カ月で胃瘻造設した．

【経過】

　胃瘻造設後は体調良好．3歳7カ月頃は経口から子ども茶碗8分目×1回／日と本児の好きな果物のみ摂取していた．4歳0カ月頃，通園で給食開始後に食べる量，食べられる種類が増えているうえ，食べるのが早くなった．口の中に溜め込んだり，出したりしたときは給食を終了するよう助言．しかし4歳8カ月頃，嚥下のペースが遅くなり，むせることが多くてんかん発作が多くなってきた．体調は安定しているが給食の摂取量はさらに減って，経口から2〜3匙×1回／日となった．5歳3カ月頃，運動機能の大きな変化はなく，通園も休まずに週3回通っている．てんかん発作はゾニサミド（エクセグラン®）を増量して大きな発作は減った．経口から1回／日，最近は水ようかん，果物はりんごを食べる．6歳4カ月頃，病状は母親がみる限り横ばいで，緊張が強く発作も多かったが口から食べる量は変化なし．経口からは10〜30匙×1回／日．支援継続中．

【考察】

　進行性疾患の場合の胃瘻造設の必要性を実感したケースで，造設後は母親も子どもの経口摂取を無理なく楽しませることができるようになった．

症例22　経管依存症の例

　初診時年齢4歳4カ月の女児で，診断名は脳性麻痺．出生時は人工呼吸器使用，経管栄養．生後5日目に経口哺乳を試みたが失敗．10カ月時に胃瘻造設となったが，唾液誤嚥により2歳頃までは肺炎を繰り返していた．11カ月時に気管切開．2歳6カ月頃からお茶を少し経口摂取するようになった．2歳および3歳時のVFでは嚥下可能と診断された．栄養摂取は胃瘻による．本児の言語理解力や知的能力は高く，トランプ遊びも可能だが言語発声は不可．初診時摂食機能については，口腔内外の過敏等の異常なし．口唇閉鎖は可能で嚥下時の口唇閉鎖可能．むぎ茶は少量嚥下可能．咀嚼機能については可能と思われるが不明．そこで次のような助言をした．むぎ茶を与える回数を増やしてみる．むぎ茶以外の飲み物もいろいろ試みる．母親と本児が互いに食べさせっこをして遊ぶ．通園施設での給食時に他の子どもの食べる様子をみせる．

【経過】

　自分が気に入ったものであれば口に入れたりなめたりするが，嚥下せずに最終的にはほとんど吐き出してしまう．通園では他の子どもの食べていることに関心を示さない．野菜ジュース，ゆで卵，味噌汁，ジュース，棒付きキャンディ，ココナッツミルク，豆腐，そ

ら豆等は口の中に取り込むようになったが嚥下はしない．確実に嚥下したものはヨーグル
ト（2〜3匙），ババロア，プリン（各1匙），コーヒー牛乳等であるがそれ以上摂取量が増
えることはなかった．5歳7カ月の時点では1日に100mℓくらい，主としてお茶を嚥下で
きるようになったが，固形食についてはにんじんのすりおろしやさつまいも等を3口程度
嚥下するがそれ以上は増えなかった．その後，家庭の都合により支援は中断．

出生後早期から経管栄養をしている場合に本児のような経管依存になることはむしろ稀
である．

【考察】

本症例は筆者が初めて経験した経管依存症のケースである．知的障害もないので簡単に
経口に移行できると思われたが実際には何も改善できず，当時は他に紹介する病院もな
かった．その後，偶然みかけた新聞記事に，学校における痰吸引を何とか母親が付き添わ
ずに対処してほしいと本児が中学生になった写真が掲載されていた．残念ながらその記事
においても栄養は胃瘻からのみと書かれていた．その後，筆者はこうした症例については
某大学病院小児科に紹介しているが，何人もの子どもが経管からの離脱に成功している．

症例23　経管を使わずに済んだ例

初診年齢2カ月の男児で，初診の時点では発達遅滞との診断だったが，1歳のときにメ
ビウス症候群と確定した．出生時は吸啜不良のため経管を併用．1カ月で退院し，その後
は経口哺乳のみとなった．2カ月時は哺乳に時間がかかり，100mℓの哺乳に60分要したの
で主治医から再び経管にするようにいわれたが，母親が経口哺乳を強く希望し，主治医が
筆者の勤務しているセンターを紹介．肺炎の既往もなく，初診時摂食機能は経口哺乳への
意欲は高いが，吸啜反射が弱いため通常の人工乳首（M型）では十分吸啜できないと考え
られた．母親の工夫で乳首の穴を拡大すると，むせずに連続嚥下できた．そこで誤嚥の可
能性が低いので乳首の穴を拡大したままで哺乳量を増加するように助言した．

【経過】

徐々に哺乳量は増えて体重は増加した．5カ月頃離乳開始．9カ月でストロー可能となり，
10カ月頃から咀嚼訓練開始．1歳6カ月ではコップからの液体摂取，梨も咀嚼可能となっ
たため支援を終了した．

【考察】

メビウス症候群は顔面神経麻痺を伴うため吸啜力が弱いと考えられるが，初診時は発達
遅滞との診断で吸啜不良の原因がわからなかった．しかし，原始反射の一つである吸啜反射
を調べることで，健常児に比べて明らかに吸啜力が弱いことがわかり，たとえ診断名がわ
からない場合であっても母親のとった選択が正しかったことが後日確認できた．

症例24　筋緊張が強く，胃瘻造設後に経口摂取を楽しめるようになった例

小学部3年生の脳性麻痺の男児で，筋緊張がとても強い．栄養は哺乳中心で経口からは
ほとんど食べられず，夏場は脱水になることもあった．胃瘻造設を以前から両親に勧めて
いたが，2年前にようやく母親が納得し実施した．栄養はミキサー食とラコール®の注入

が基本. 台風等の気圧変動によって体調不良となり, 胃出血もよく起こっていた. 胃瘻に
なったので経口からは本人の好きなものを与えるよう助言した. 薄焼きビスケットが今と
ても気に入っていて, 夕食時に10枚くらい前歯でかじりながら食べるとのこと. 学校で
も給食でいろいろと試みているが, 自宅以外の場所では緊張してあまり食べようとしない.
学校に行くまでは嫌がるが, 学校生活は楽しんでいる様子. 1カ月前から放課後のデイサー
ビスに通うように担任から勧められて週1回行き始めたが, 本人はとても嫌がっている様
子という. むしろストレスになっている可能性があるので, 無理に行かせないほうがよい
かもしれない. 当面, 2週間に1回くらいに減らしてみる. 学校に入学したときも慣れる
までにかなり時間がかかったとのこと.

【考察】

　筋緊張の強い子どもでは口から食べたいという意欲が高いほど, 緊張が誘発されてしま
うことが多い. 経口摂取を開始する前に, 経口ないし経管から少量のジュース等を入れて
おき, 血糖値を高めておくことで気持ちを少し落ち着かせてから, 経口摂取を始めるよう
なことも試みるとよいかもしれない.

症例25　姿勢を抱っこから椅子にしたらむせが起こらなくなった例

　初診時年齢1歳10カ月の男児で, 診断名は点頭てんかん, 脳性麻痺, 知的障害.

　食事中のむせが多いので, 3歳6カ月のときに母親に抱っこではなく, 椅子で食事介助
するように助言したがなかなか受け入れてもらえなかった. そこで支援場面で次のような
試みをし, 母親にようやく納得してもらった.

　体幹角度約60度の母親の抱っこで, 頭部がやや後屈した状態で経口から取り込ませた
後に, いつものように下顎介助して口唇閉鎖. しかし約1分後にむせが頻回に起こった.
そこで, 今度はクッションチェアに座らせ体幹角度約35度にして頭部を安定させて, 同
様の介助下で経口摂取させると2分以上経っても全くむせが起こらなかった.

【考察】

　むせと姿勢との関連性をはっきりと認識したケースである. 親にこちらが考えているこ
とを納得してもらうためには, 親の目の前で食物形態を変えてみたり, とろみ調整食品を
加えてみたり, 姿勢を変えてみたり, 親自身に自分の用意した食物を噛まずに丸飲み込み
してもらったりして, その違いを実感してもらうことが重要である.

症例26　通園を開始したら急に食べるようになった例

　初診時年齢1歳7カ月の女児で, 診断名は脳性麻痺, 知的障害. 出生時経管栄養が基本
で経口からは薬だけだった. その後, コーンスープ等を10匙くらい受け入れ, ジュース
やお茶, スープ等の液体はよく飲むようになった. さらにベビーダノンヨーグルト®を1
個くらい食べるようになり, 2歳2カ月でストローから飲めるようになった. 経管を自
己抜去することが多くなったが, ストローからエネーボ®やジュースを飲むようになり,
2歳8カ月から経管離脱. 3歳1カ月に通園を開始したら, 通園の初日から給食を食べるよ
うになった. それまでもゼリーやプリンを1日1個くらい食べることはあったが, 母親に

よれば，その後は子ども茶碗1杯×2回／日くらい食べる．エネーボ®も1日250〜500mℓ
併用している．3歳2カ月の時点で通園の食事摂取量は，副菜はほぼ全量，主食は1/3く
らい．

【考察】

　このようなケースの他にも，5歳くらいの拒食の発達障害を伴った男児の例がある．通
園の給食時，他の子どもが食べているところに本人の食事も用意して同席させたところ，
ある日突然自分の前に置かれた食物を食べるようになった．

症例27　発達障害（自閉症スペクトラム）の例

　初診時5歳の女児で，診断名は自閉症スペクトラム．出生時哺乳は問題なく，離乳も通
常とおりだった．乳幼児期は病気がちだったが，最近は丈夫になり発熱してもあまり長引
くことはない．自宅での食事は家族と一緒に食べることはあまりなく，ファミリーレスト
ランだとフライドポテト等，特定の食物のみ食べるといったこだわりや偏食が強く認めら
れるとのことであった．

　初診時摂食機能は，廊下を走り回りながらときどきジュースを飲んだりお菓子を食べた
りする程度で，診療室に入れようとすると泣いてしまい具体的な支援が進まない状態が続
いた．

　摂食機能はほとんど問題がないと考えられた．そこで食事支援の場面では落ち着いて
座って食べることが難しいので，自閉症スペクトラムを専門に扱っている通園施設に通う
ことを勧めた．

【経過】

　6カ月後に来院したときに通園施設での様子を聞いたところ，こちらが想像していた以
上に子どもの変化が認められた．食事支援の診療室に泣かずに入り，自分から椅子を持っ
てきて筆者らの前でおとなしく食べてくれた．生活面の変化として，①通園施設に通うこ
とを本人は嫌がっていない．②以前は自分で歩こうとしなかったが最近はよく歩くように
なった．③以前はオムツのみの生活だったが最近は通園で自分からトイレに行って排泄で
きるようになった．また，食事面の変化として，①以前は果物を食べなかったが最近は通
園では食べるようになった（自宅では相変わらず食べない）．②以前は自ら手を口に入れて
嘔気を誘発していたが最近はしなくなった．③通園での食事を最初はかなり嫌がったが最
近は受け入れるようになった．その後も相変わらず偏食はあるものの，小学校に通うよう
になって学校生活も楽しみながら食事摂取量も増え，給食に出たおかずのどれか一品は食
べられるようになってきたとのことである．

【考察】

　筆者にとって自閉症スペクトラムの初めてのケースであり，このような場合，医療機関
で直接対応できることには限界があり，通園施設や学校等でのかかわりが重要であること
を認識させられた．

195

付録

付録1：オリジナル版初診用診査用紙

初診用診査用紙 （摂食指導）

1805

指導時姿勢 （クッションチェアーS・M, ・三角マット・車イス・座位保持イス 　　　【服用薬剤】
体幹角度 （　　　　°）
指導時刻 AM・PM 　　　：　　　　　～ AM・PM 　　　：

カルテＮｏ＿＿＿＿＿＿＿＿＿＿ 氏名＿＿＿＿＿＿＿＿＿＿＿＿ （男・女）

診断名 ＿＿＿＿＿＿＿＿＿＿＿＿＿＿＿＿＿＿＿＿＿＿＿＿＿＿＿＿＿＿＿＿＿＿

主訴 ＿＿＿＿＿＿＿＿＿＿＿＿＿＿＿＿＿＿＿＿＿＿＿＿＿＿＿＿＿＿＿＿＿＿

B.D. 　　20　　年　　　　月　　　　　日 暦年齢　　　歳　　　カ月 在胎　　　週
　　　　　　　　　　　　　　　　　　　　　　出生体重 （　　　　　　g） Apgar（　　/5分 :8～10）
初　診　　20　　年　　　　月　　　　　日 修正年齢　　　歳　　　カ月

＜病歴＞
出生時 （経口哺乳、経管栄養） 哺乳力 （良、不良）

・通園・通学施設 ＿＿＿＿＿＿＿＿＿＿＿＿＿＿＿＿＿＿

・母親の仕事 （なし・あり）, 兄・姉・弟・妹 　（　　人） （　　歳　　　歳　　　歳）

・主治医 ＿＿＿＿＿＿＿＿＿＿＿＿＿＿＿病院　　Dr. ＿＿＿＿＿＿＿
・肺炎既往 （－・＋）

＜摂食に関する既往歴＞
●哺乳期間　　　　　　　　　～　　　　　　　（母乳・人工乳・混合）
●経管栄養期間　　　　　　　～
●離乳開始時期　　　歳　　　か月
●指しゃぶり既往 （－・＋） 現在 （－・＋） /玩具しゃぶり既往 （－・＋） 現在 （－・＋）
●心理・行動 （拒食・偏食・経管依存症・　　　　　　　　　　　　　　　　　）
＜全身状態＞
●本日の指導前食事・注入 AM ・PM 　　　：
●アレルギー （食物：　　　　　　　　　　　　　　, 薬：　　　　　　, 他　　　　　　　　）
●本日の体調 （不良・やや良・良）, 症状
●食欲 （不良・やや良・良） 食欲のむら （－・＋） / （1日の内・1週間の内・1か月の内）
●便通 （毎日・1～2日毎・2～3日毎・4日以上毎） /下剤 （－・＋） 浣腸 （－・＋）

●睡眠のリズム （規則的・不規則） 睡眠剤 （　　　　　　　　　　　　　）
●流涎 （－・±・＋） （0回着替え・1回着替え・2回着替え・3回以上）
　体調悪化に伴う変化 （増加・無変化・減少）
　増加する要因 （食事中・遊びに夢中・常に・　　　　　　　　　）
●痰 （－・±・＋）, 喘鳴 （－・±・＋）, 嘔吐 （－・±・＋） （食事中・食後・食事以外）
●投薬 （抗けいれん剤） （有・無） （　　種類）
●発作頻度 （　　　回/日・週・月） 持続時間 （　　秒・分）
●全身緊張 （－・±・＋・＋＋）　　　　　　　　　　　　　　　Rohrer 指数 （　　/120-130）
●体重　　　　　kg （着衣・脱衣） （増加・変化なし・減少）, 身長　　　　cm Kaup 指数 （　　/15～19）

初 1

付録1：オリジナル版初診用診査用紙

<摂食状況>
●栄養摂取法（IVH・胃瘻・経管:NG・ED・哺乳・経口）
●粗大運動発達（首すわり不可・首すわり可・座位・つかまり立ち・介助歩行・独歩）
●摂食姿勢（寝たまま・抱いて・すわって）（座位保持イス・クッションチェア・車イス・　　　　　　　　　　　）
●食事の自立度（全介助・手づかみ・スプーンもてる・スプーン口に運ぶ・スプーンですくえる・自食）
●食事に要する時間（〜15・〜30・〜45・〜60・60〜）
●食事間隔（1時間以内・1〜2時間・2〜3時間・4時間以上）
●食物形態
自　宅　　（流動・ドロドロ・軟食・きざみ・1口切り・少し軟らか・普通）
　　　　　　（まとまりペースト・ムース・まとまりマッシュ・軟菜）
　　　　　　（初期・中期・後期）
施設・学校（流動・ドロドロ・軟食・きざみ・1口切り・少し軟らか・普通）とろみ添加（−・＋）
　　　　　　（まとまりペースト・ムース・まとまりマッシュ・軟菜）
　　　　　　（初期・中期・後期）
●水分摂取：経管・哺乳びん・すい飲み・スプーン・レンゲ・スポイト・シリンジ・マグマグ・ストロー・
　　　　　　ペットボトルキャップ・スパウト・スクイーズボトル・スプーン付哺乳びん・コップ（1口飲み・連続飲み）
●経　管：1回注入量　　　　ml（　　　回／日）計　　　　ml（　　　　　　kcal/日）
　　　　　（内容：　　　　　　　　　　　　　　　　　　　　　）
●哺　乳：1回哺乳量　　　　ml（　　　回／日）計　　　　ml（　　　　　　kcal/日）

●経　口
<固形食>とろみ添加（−・＋）
　・自宅：1回摂取量　　　　　　g・　スプーン　　匙・主食　子ども茶腕　　杯,副食　　杯
　　　　　食事回数　　　回／日　　　計　　　g（　　　　　kcal/日）
　　施設・学校給食摂取量：全量・2/3・1/2・1/3
<液　体>とろみ添加（−・＋）
　・1回摂取量（少ない・普通・多い）（　　　　　ml）
　　　摂取回数　　　回/日　　計　　　　ml

●間　食：1日　　　回（内容　　　　　　　　　　　　　　　）

●食事時刻：起床 AM　　　：　　　　　　就寝 PM　　　：
　　　　　　　　①　　　：　　　　　　④　　　：　　　　　　⑦　　　：
　　　　　　　　②　　　：　　　　　　⑤　　　：　　　　　　⑧　　　：
　　　　　　　　③　　　：　　　　　　⑥　　　：　　　　　　⑨　　　：

●偏　　　食：好きな食物，液体：

　　　　　　　嫌いな食物，液体：
　　　　　　　甘味嗜好（−・＋・？）

<現　　症>
●過敏・心理的拒否
全身（−・±・＋）手指（−・±・＋）顔面（−・±・＋）口腔周囲（−・±・＋）
上唇（−・±・＋）下唇（−・±・＋）　舌（−・±・＋）口腔粘膜（−・±・＋）
●鼻呼吸（できる・できない）（する・しない）
●原始反射等（前回哺乳後　　時間経過）
　探索反射（−・±・＋）　吸啜反射（−・±・＋）　咬反射/Phasic bite（−・±・＋）
　咽頭反射（−・±・＋）　嚥下反射（−・±・＋）
　開口反応（−・±・＋）
●口腔内
　・口蓋形態（O型・U型・V型・I型）（普通・深い）
　・咬合状態（正常・開咬・上顎前突・下顎前突・反対）歯ぎしり（−・＋）（昼間・寝る前・夜間）
　・歯の萌出状態　　　　　　・奇形/形態異常（小顎症・唇裂・唇顎裂・口蓋裂），手術（済・未）

初2

＜摂食場面の評価＞　評価時の食内容：
・姿勢（抱っこ・イス　　　　　　　　　　　　　　）
・食具/固形食（SUD・普通・やさしい・フォーク・ハシ・シリコーン・　　　　　　　　　　　）
　　/液体　（スプーン・コップ・　　　　　　　　　　　）
・普段の食べ方との比較（同じ・普段より良い・普段より悪い）
　悪い原因（体調不良・場所見知り・　　　　　　　　　　　　　　　）

●口唇閉鎖
　安静時　　（－・±・＋・＋＋）
　捕食時　　（－・±・＋・＋＋）
　処理時　　（－・±・＋・＋＋）
　嚥下時　　（－・±・＋・＋＋）
　液体摂取時（－・±・＋・＋＋）

●舌運動
　　　　舌の動き（前後・上下・側方）
　　　　舌突出　安静時　　　（－・±・＋・＋＋）
　　　　　　　　捕食時　　　（－・±・＋・＋＋）
　　　　　　　　処理時　　　（－・±・＋・＋＋）
　　　　　　　　嚥下時　　　（－・±・＋・＋＋）
　　　　　　　　液体摂取時　（－・±・＋・＋＋）
　　　　エビセンを追いかける動き（・±・＋）

●顎運動
　　　　スプーン噛み（－・±・＋・＋＋）（反射的・随意的）
　　　　顎の動き（単純・移行・臼磨・ほとんど動かない）
　　　　顎のコントロール　　　　固形食摂取時（不良・やや良・良）
　　　　　　　　　　　　　　　　液体摂取時（不良・やや良・良）
　　　　口角のくぼみ（－・±・＋）

●嚥下
　　　　むせ（－・±・＋・＋＋）（液体・固形食）
　　　　喉の緊張（－・±・＋）
　　　　嚥下回数（普・少・無）
　　　　嚥下反射（－・±・＋）、咽頭反射（－・±・＋）

●口腔内での食物処理法　　　　　　　＜異常パタン動作＞
　　　　口腔内にためたまま　　（－・±・＋）　　まる飲み込み　　（－・±・＋）
　　　　吸啜動作　　　　　　　（－・±・＋）　　舌挺出　　　　　（－・±・＋）
　　　　乳児嚥下　　　　　　　（－・±・＋）　　舌突出　　　　　（－・±・＋）
　　　　成人嚥下　　　　　　　（－・±・＋）　　過開口　　　　　（－・±・＋）
　　　　咀嚼　　　　　　　　　（－・±・＋）　　緊張性咬反射　　（－・±・＋）
　　　　咀嚼リズム　　　　　　（－・±・＋）
　　　　前歯で咬断　　　　　　（－・±・＋）
　　　　臼歯で臼磨　　　　　　（－・±・＋）

＜頸部聴診＞
・食前/呼吸雑音
　　　吸気（－・±・＋・＋＋）
　　　呼気（－・±・＋・＋＋）
・食中/呼吸雑音
　　　吸気（－・±・＋・＋＋）
　　　呼気（－・±・＋・＋＋）
　嚥下直前の呼吸：吸気・呼気
・食後/呼吸雑音
　　　吸気（－・±・＋・＋＋）
　　　呼気（－・±・＋・＋＋）
・嚥下音（力強い・弱い）

初3

付録1：オリジナル版初診用診査用紙

＜指導内容＞

●要検査　（VF・VE　　　　　　　　　）
　咳反射テスト：　　回（5回/分以上正常，4回以下疑い）
●栄養計算

●摂食姿勢

　抱っこ・イス

　体幹角度

●食物形態
　固形食（初期・中期・後期）

　液体（トロミあり・とろみなし）

●介助方法

　固形食

　液体

●食器など

　SUD・シリコーン・

●筋訓練法

初4

付録2：オリジナル版再診用診査用紙

再診用診査用紙 （摂食指導）

1805

指導時刻 AM・PM 　　　:　　　　〜 AM・PM 　　　:

氏名 _____ 20　　年　　月　　日　　歳　　カ月　　（指導回数　　回目）

＜前回からの経過＞　　　　　　　　　　　　　　　　　　　　　　　＜投薬変更＞

＜全身状態＞
- 本日の指導前食事・注入　AM・PM　　　:
- 体調（不良・やや良・良），症状
- 食欲（不良・やや良・良）食欲のむら（−・＋）/（1日の内・1週間の内・1カ月の内）
- 便通（毎日・1〜2日毎・2〜3日毎・4日以上毎）下剤（−・＋）浣腸（−・＋）
- 睡眠のリズム（規則的・不規則）睡眠剤（　　　　　　　　　　）
- 流涎（−・±・＋）（0回着替え・1回着替え・2回着替え・3回以上）
- 痰（−・±・＋），喘鳴（−・±・＋），嘔吐（−・±・＋）（食中・食後・食事以外）
- 発作頻度（　　　回/日・週・月）持続時間（　　秒・分）　　　　Rohrer 指数（　　　/120-130）
- 体重　　　　kg（着衣・脱衣）（増加・変化なし・減少），身長　　　cm　Kaup 指数（　　/15〜19）

＜摂食状況＞
- 栄養摂取法（IVH・胃瘻・経管:NG・ED・哺乳・経口）
- 食事時間（〜15・〜30・〜45・〜60・60〜）
- 食事間隔（1時間以内・1〜2時間・2〜3時間・4時間以上）
- 食物形態

自　宅（流動・ドロドロ・軟食・きざみ・少し軟らか・普通）
　　　　（まとまりペースト・ムース・まとまりマッシュ・軟菜）
　　　　（初期・中期・後期）

施設・学校（流動・ドロドロ・軟食・きざみ・少し軟らか・普通）・とろみ添加（−・＋）
　　　　（まとまりペースト・ムース・まとまりマッシュ・軟菜）
　　　　（初期・中期・後期）
- 水分摂取：経管・哺乳びん・すい飲み・スプーン・レンゲ・スポイト・シリンジ・マグマグ・ストロー・
　　　　ペットボトルキャップ・スパウト・スクイーズボトル・スプーン付哺乳びん・コップ（1口飲み・連続飲み）
- 経　管：1回注入量　　　　ml（　　回/日）計　　　　ml（　　　　kcal/日）
　　　　（内容：　　　　　　　　　　　　　　　　　）
- 哺　乳：1回哺乳量　　　　ml（　　回/日）計　　　　ml（　　　　kcal/日）

- 経　口

＜固形食＞とろみ添加（−・＋）
　・自宅：1回摂取量　　　　g・スプーン　　匙・主食　子ども茶腕　　杯，副食　　杯
　　　　食事回数　　回/日　　計　　　　g（　　　　kcal/日）
　　施設・学校給食摂取量：全量・2/3・1/2・1/3

＜液　体＞とろみ添加（−・＋）
　・1回摂取量（少ない・普通・多い）（　　　　ml）
　　摂取回数　　回/日　計　　　　ml

- 間　食：1日　　　回（内容　　　　　　　　　　　　）

再 1

付録2：オリジナル版再診用診査用紙

<現　　症>
●咳反射テスト：　　　回（5回/分以上正常，4回以下疑い）
●過敏・心理的拒否
全身（−・±・+）手指（−・±・+）顔面（−・±・+）口腔周囲（−・±・+）
上唇（−・±・+）下唇（−・±・+）　舌（−・±・+）口腔粘膜（−・±・+）
●原始反射等（前回哺乳後　　時間経過）
　探索反射（−・±・+）　吸啜反射（−・±・+）　咬反射/Phasic bite（−・±・+）
　咽頭反射（−・±・+）嚥下反射（−・±・+）　開口反応（−・±・+）　咀嚼反応（−・±・+）

<摂食場面評価>　評価時の食内容：
・姿勢（抱っこ・イス　　　　　　　　　　　　　　）
・食具/固形食（SUD・普通・やさしい・フォーク・ハシ・シリコーン・　　　　　　　　　）
　　　/液体　（スプーン・コップ・　　　　　　　　　　　　　　　　　）
・普段の食べ方との比較（同じ・普段より良い・普段より悪い）
　悪い原因（体調不良・場所見知り・　　　　　　）
●口唇閉鎖
　　　安静時　　（−・±・+・++）
　　　捕食時　　（−・±・+・++）
　　　処理時　　（−・±・+・++）
　　　嚥下時　　（−・±・+・++）
　　　液体摂取時（−・±・+・++）
●舌運動
　　　舌の動き（前後・上下・側方）
　　　舌突出　　安静時　　（−・±・+・++）
　　　　　　　捕食時　　（−・±・+・++）
　　　　　　　処理時　　（−・±・+・++）
　　　　　　　嚥下時　　（−・±・+・++）
　　　　　　　液体摂取時（−・±・+・++）
　　　エビセンを追いかける動き（−・±・+）
●顎運動
　　　スプーン噛み（−・±・+・++）　（反射的・随意的）
　　　顎の動き（単純・移行・臼磨・ほとんど動かない）
　　　顎のコントロール　　　固形食摂取時（不良・やや良・良）
　　　　　　　　　　　　　液体摂取時　（不良・やや良・良）
　　　口角のくぼみ（−・±・+）
●嚥下
　　　むせ（−・±・+・++）　（液体・固形食）
　　　喉の緊張（−・±・+）
　　　嚥下回数（普・少・無）
　　　嚥下反射（−・±・+）、咽頭反射（−・±・+）
●口腔内での食物処理法　　　　　　　　　　　<異常パタン動作>
　　　口腔内にためたまま　（−・±・+）　　まる飲み込み　（−・±・+）
　　　吸　啜　動　作　　　（−・±・+）　　舌挺出　　　　（−・±・+）
　　　乳　児　嚥　下　　　（−・±・+）　　舌突出　　　　（−・±・+）
　　　成　人　嚥　下　　　（−・±・+）　　過開口　　　　（−・±・+）
　　　咀　嚼　　　　　　　（−・±・+）　　緊張性咬反射　（−・±・+）
　　　咀嚼リズム　　　　　（−・±・+）
　　　前歯で咬断　　　　　（−・±・+）
　　　臼歯で臼磨　　　　　（−・±・+）
<指導内容>

<頚部聴診>
・食前/呼吸雑音
吸気（−・±・+・++）
呼気（−・±・+・++）
・食中/呼吸雑音
吸気（−・±・+・++）
呼気（−・±・+・++）
嚥下直前の呼吸：吸気・呼気
・食後/呼吸雑音
吸気（−・±・+・++）
呼気（−・±・+・++）
・嚥下音（力強い・弱い）

再2

索 引

かな

あ

アレルギー検査・・・・・・・・・・62
亜急性硬化性全脳炎・・・・・・160, 191
遊び・・・・・・・・・・・・・・・78

い

医原性栄養過剰症・・・・・・・・168
医療機関との連携・・・・・・・・・7
医療行為・・・・・・・・・・・・・6
医療的ケア・・・・・・・・・・・17
医療的ケア児・・・・・・・・・・16
胃液の逆流・・・・・・・・・・・99
胃食道逆流・・・・・・・・・26, 146
胃瘻・・・・7, 10, 119, 147, 172, 187
胃瘻カテーテル・・・・・・・・・147
胃瘻栄養法・・・・・・・・・・・147
　──の合併症・・・・・・・・・148
胃瘻周囲肉芽・・・・・・・・・・149
胃瘻造設・・・・160, 191, 192, 193
異常パターン・・・・3, 4, 48, 58, 105,
　111, 112, 116
異食症・・・・・・・・・・・47, 52
異染性白質ジストロフィー・・・160,
　192
椅子座位・・・・・・・・・・85, 86
咽頭期嚥下・・・・・・・・・・・66
咽頭残留・・・・・・・・・・・・24
咽頭反射・・・・・8, 56, 134, 166, 178,
　180, 185, 188

う

運動発達・・・・・・・・・・・・76

え

栄養剤・・・・・・・・・・・・・146
栄養障害・・・・・・・・・・・・30
液体ヨーグルト・・・・・・・・・131
液体摂取・・・・48, 94, 110, 141, 180
液体摂取機能・・・・・・・・・・57
液体摂取訓練・・・・・・・・105, 129
嚥下・・・・・・・・・・・・23, 58
　──を促す刺激・・・・・・・・123
嚥下音・・・・・・・・・・・72, 73
嚥下後の誤嚥・・・・・・・・・・25
嚥下時の誤嚥・・・・・・・・・・25
嚥下時舌骨移動・・・・・・・・・67
嚥下障害・・・・・・・・20, 137, 167
嚥下調整食分類・・・・・・・・・55
嚥下動作・・・・・・・・・・・・108
嚥下反射・・・・・・・・・・・・41
嚥下前の誤嚥・・・・・・・・・・24

お

オープンバイト・・・・・・・・116

オリジナル版再診用診査用紙
　・・・・・・・・・・・・・・202
オリジナル版初診用診査用紙
　・・・・・・・・・・・・・・198
オリジナル版臨床評価法・・・・52
おしゃぶり・・・・・・・・・8, 134
おもちゃ遊び・・・・・・・・163, 164
お菓子・・・・・・・・・・164, 177
お茶パック・・・・・・・・126, 127
嘔吐・・52, 166, 174, 176, 177, 178,
　188
嘔吐反射・・・・・・・・・・・・166
大島分類・・・・・・・・・・・・14
押しつぶし嚥下・・・・・・・46, 91
押しつぶし嚥下訓練・・・・・・92
親子入院・・・・・・・・・163, 188
温度覚・・・・・・・・・・・・・56

か

カットアウトコップ・・・・・・110
カニューレフリー・・・・・・・・37
下位運動ニューロン障害・・・・・13
下顎コントロール不良・・・・・179
下顎窩・・・・・・・・・・・・・111
仮声帯・・・・・・・・・・・61, 70
過開口・・・・・・・・・・106, 118
過敏・・・・・・・5, 56, 134, 162
噛む楽しみを経験・・・・・・・128
介助座位・・・・・・・・・・85, 86
介助者・・・・・・・・・・・・・94
介助食べ・・・・・・・・・・・183
回旋運動・・・・・・・・・・・・141
開咬・・・・・・・・・・・115, 116
解剖学的な名称・・・・・・・・・61
咳反射・・・・・・・・・・・27, 96
咳反射テスト・・・・・・・・51, 71
覚醒レベル・・・・・・・・・・・102
確定診断・・・・・・・・・・52, 72
学齢期・・・・・・・・・・・・・18
顎運動・・・・・・・・・・・・・58
　──のコントロール・・・・・106
顎関節・・・・・・・・・・111, 118
合併症・・・・・・・・・・・・・17
紙パック飲料・・・・・・・・・131
間欠的経口胃栄養法・・・・・・172
間欠的経鼻胃栄養法・・・・・・172
間接訓練・・・・・・・・・・・・93
感染・・・・・・・・・・・・・・37
簡易臨床評価・・・・・・・・・・52
簡易臨床評価用紙・・・・・・・53
顔面神経麻痺・・・・・・・・・193

き

きざみ・・・・・・・・・・・・・55
きざみ食・・・・・・・・98, 99, 153
気管支攣縮・・・・・・・・・・・25
気管食道吻合術・・・・・・・・・35
気管切開・・・・・・・・・・・・33

　──の術式・・・・・・・・・・34
気管内出血・・・・・・・・・・・36
気管軟化症・・・・・・・・・・・38
気管腕頭動脈瘻・・・・・・・・・36
気道異物・・・・・・・・・・37, 102
気道感染症・・・・・・・・・・・26
気道狭窄・・・・・・・・・・・・36
気道粘膜・・・・・・・・・・・・27
気道閉塞・・・・・・・・・・25, 104
器質的原因・・・・・・・・・・・46
機能障害・・・・・・・3, 4, 5, 46
休止しないタイプ・・・・・・65, 66
休止するタイプ・・・・・・・65, 66
吸啜機能・・・・・・・・・・・・41
吸啜動作・・・・・・43, 58, 130, 178
吸啜反射・・・・・・42, 45, 61, 193
急激な姿勢変動・・・・・・・・・99
嗅覚・・・・・・・・・・・・・・8
嗅覚刺激・・・・・・・・・・・134
拒食・・・・・・3, 5, 39, 52, 55, 92, 134,
　162, 163, 167, 168, 174, 175, 185,
　186, 195
　──の要因・・・・・・・・・・7
胸骨圧迫・・・・・・・・・・・103
胸部突き上げ法・・・・・・・102, 104
教育現場と医療との連携・・・・102
金属製スプーン・・・・・・・・108
筋緊張・・・・・・・・・・・・193
筋緊張亢進・・・・・・・・・・・118
筋弛緩・・・・・・・・・・・・・20
緊急気管切開・・・・・・・・・・34
緊張性咬反射・・・・・3, 42, 58, 106,
　108, 109, 110, 115, 116, 140

く

グレリン・・・・・・・・・・・168
空腹・・・・・・・・・・・・・・52
口をすぼめる遊び・・・・・・・114
屈曲位姿勢・・・・・・・・・・142
繰り返し噛む練習・・・・・・・127
訓練食・・・・・・・・・・46, 135

け

下痢・・・・・・・・・・・・・146
経管依存症・・・・3, 5, 52, 134, 162,
　168, 193
経管栄養・・・・5, 7, 8, 9, 29, 92, 119,
　168, 174, 176, 178, 179, 184, 185,
　192, 194
経管栄養法・・・・・・・・・・143
経管離脱・・・・10, 92, 172, 177, 178,
　179, 180, 182, 194
経管離脱後・・・・・・・・・・171
経口摂取・・・・・・・・・・8, 29
　──の一時中止・・・・・・・・30
　──の中止・・・・・・・・・・31
経口摂取訓練・・・・・・・・・119
経口哺乳・・・・・・・・・・・133

経腸栄養 ・・・・・・・・・・・・・・・・・・・143
経腸栄養剤 ・・・・・・・・・・・・・・・・・119
経鼻胃カテーテル ・・・・・・・・・・143
経鼻胃カテーテル栄養法 ・・・143
　　──の合併症 ・・・・・・・・・・・145
経鼻胃経管 ・・・・・・・・・・・・・・・・・・7
痙性 ・・・・・・・・・・・・・・・・・・・・・・・18
頸部聴診 ・・・・・・・・・・・・・・・・・・72
頸部聴診法 ・・・・・・・・・・・・・・・・51
血清微量元素 ・・・・・・・・・・・・154
結節性硬化症 ・・・・・・・・・・・・183
剣状突起 ・・・・・・・・・・・・・・・・・103
健常児 ・・・・・・・・・・5, 45, 47, 48
検査機器を用いた評価 ・・・・51, 59
検査食 ・・・・・・・・・・・・・・・・・・・68
原始反射 ・・・45, 61, 133, 174, 193

こ

コップ ・・・・・・・・・・110, 129, 141
コップ飲み ・・・・・・・・・・・94, 175
股関節脱臼 ・・・・・・・・・・・・・・・18
呼気性喘鳴 ・・・・・・・・・・・・・・・26
呼吸音 ・・・・・・・・・・・・・・・・・・・72
呼吸雑音 ・・・・・・・・・・・・・・・・・73
固形食の訓練 ・・・・・・・・・・・105
固形食摂取 ・・・・・・・・・・94, 109
固形食摂取機能 ・・・・・・・・・・57
誤飲 ・・・・・・・・・・・・・・・・・・・・95
誤嚥 ・・7, 23, 41, 63, 95, 96, 97, 98, 137
　　──のタイミング ・・・・・・24
　　──のリスク ・・・・4, 46, 62
誤嚥事故 ・・・・・・・・・・・・・・・100
誤嚥性肺炎 ・・23, 52, 72, 99, 146, 181
　　──の原因 ・・・・・・・・・・・26
　　──の要因 ・・・・・・・・・・・95
口角 ・・・・・・・・・・・・・・・124, 141
口腔ケア ・・・・・・・・・・・・・・・・99
口腔乾燥症 ・・・・・・・・・・・・・・20
口唇口蓋裂 ・・・・・・・・・・・・・181
口唇閉鎖 ・・・・57, 92, 106, 108, 109
後期食 ・・・・・・・・・・・・・・・・・135
後方介助 ・・・・・・・・・・・・・・・114
咬反射 ・・・・・・・・・・・・・・・・・42
喉頭の位置 ・・・・・・・・・・・・・61
喉頭蓋 ・・・・・・・・62, 70, 71, 97
　　──の形態 ・・・・・・・・・・・70
喉頭蓋軟骨 ・・・・・・・・・・・・・61
喉頭気管分離術 ・・・・・・・・・35
喉頭口 ・・・・・・・・・・・・・・・・・62
喉頭侵入 ・・・・・・24, 63, 71, 97
喉頭全摘術 ・・・・・・・・・・・・・35
喉頭軟化症 ・・・・・・・・・・・・・181
絞扼反射 ・・・・・・・・・・・・・・・166
氷の小片 ・・・・・・・・・・・・・・・128
国際疾病分類 ・・・・・・・・・・・11
国際生活機能分類 ・・・・・11, 12

極低出生体重児 ・・・・・・・・・178
骨の石灰化 ・・・・・・・・・・・・・61
骨盤後傾 ・・・・・・・・・・・・・・・87
献立内容 ・・・・・・・・・・・・・・・102

さ

サイレントアスピレーション
　　・・・・・・・・・・・・・・27, 64, 97
サッキング ・・・・・・・・・・43, 133
サックリング ・・・41, 43, 45, 61, 66, 133
座位 ・・・・・・・・・・・・・78, 83, 85
最適期 ・・・・・・・・・・・・・・・・・92
催吐反射 ・・・・・・・・・・・・・・・166
残留 ・・・・・・・・・・・・・・・・65, 71

し

シェイク ・・・・・・・・・・・・・・・131
シリコン製のコップ ・・・・・・・110
シリコン製のストロー ・・・・・131
シリコン製のスプーン ・・・・・109
シリンジ ・・・・・・・・・・・・・・・115
ジェジュナルチューブ ・・・・・149
ジェネリック薬 ・・・・・・・・・・188
四肢麻痺 ・・・・・・・・・・・・・・・186
思春期 ・・・・・・・・・・・・・・・・・19
姿勢 ・・・・・・・・・・・・・・93, 194
姿勢筋緊張 ・・・・・・・・・111, 113
自食 ・・・・・・・・・・・・・・49, 183
自閉症スペクトラム ・・46, 165, 195
自由嚥下 ・・・・・・・・・・・・・・・61
湿性嗄声 ・・・・・・・・・・・・・・・73
習癖性の舌突出 ・・・・・・・・112
重症心身障害児・者 ・・・・・14
順序性 ・・・・・・・・・・・・・47, 48
小児用電極パッド ・・・・・・・103
障害児（者） ・・・・・・・・・・・・94
障害児発達 ・・・・・・・47, 91, 105
上位運動ニューロン障害 ・・・・12
常染色体異常 ・・・・・・・・・・・187
食塊尾部 ・・・・・・・・・・・・・・・65
食形態 ・・・・・・・・・・・・・・・・・55
食事マナー ・・・・・・・・3, 47, 162
食事恐怖症 ・・・・・・・3, 47, 52
食事支援 ・・・・・・・・・・・・・・・172
食事支援の終了 ・・・・・・・・・173
食事姿勢 ・・・・・・・・・・・・・・・99
食物アレルギー ・・・・・・・・・150
食物形態 ・・・・・・・135, 136, 164
食欲 ・・・・・・・・・・8, 10, 52, 168
食欲低下 ・・・・・・・・・162, 184
食欲不振 ・・・・・・・・・・・・・・・184
食塊 ・・・・・・・・・・・・・・・・・・・65
食塊頭部 ・・・・・・・・・・・・・・・65
触覚 ・・・・・・・・・・・・・・・・8, 56
心室中隔欠損症 ・・・・・・・・・187
心肺蘇生法 ・・・・・・・・102, 103
心房中隔欠損症 ・・・・・・・・・179

心理行動 ・・・・・・・・・・・・・・・93
心理行動的問題 ・・・3, 5, 46, 55, 92, 161
心理的拒否 ・・・・・・・・・56, 162
伸展位姿勢 ・・・・・・・・・・・・142
伸展反射 ・・・・・・・・・・・・・・・48
神経学的原因 ・・・・・・・・・・・46
神経筋接合部の障害 ・・・・・13
唇顎口蓋裂 ・・・・・・・・・・・・・46
進行性疾患 ・・・・・・46, 159, 192
人工呼吸 ・・・・・・・・・・・・・・・103
腎移植 ・・・・・・・・・・・・・・・・・175
腎不全 ・・・・・・・・・・・・・・・・・175

す

スクリーニング検査 ・・・・68, 72
ストロー ・・・・・・130, 131, 175
ストロー飲み ・・・・・・・94, 187
ストロー練習 ・・・・・79, 120, 121, 130, 180
スナック菓子 ・・・・・93, 115, 123, 125, 126, 141, 183
スピーチカニューレ ・・・・・・・37
スプーン ・・・108, 109, 110, 129, 141
スプーン噛み ・・・・・・・・・・・58
スプーン飲み ・・・・・・・・・・・94
スポイト ・・・・・・・・・・・・・・・187
水頭症 ・・・・・・・・・・・・177, 178
水分補給 ・・・・・・・・・・・・・・・129
吸い込み食べ ・・・・・・・・・・・122
睡眠 ・・・・・・・・・・・・・・・・・・・8
随意運動 ・・・・・・・・・・・・・・・17
随意動作 ・・・・・・・・・・・・・・・41
髄膜炎後遺症 ・・・・・・・・・・・186

せ

世界保健機関 ・・・・・・・・・・・11
背中を叩く ・・・・・・・・・・・・・105
生活行為 ・・・・・・・・・・・・・・・6
生体防御反応 ・・・・・・・・・・・96
成人嚥下 ・・40, 44, 58, 61, 65, 106, 122
成人嚥下訓練 ・・・・・・・・・・・122
声帯 ・・・・・・・・61, 63, 70, 71, 95, 97
声帯靱帯 ・・・・・・・・・・・・・・・61
声門 ・・・・・・・・・63, 70, 71, 95, 97
声門下圧 ・・・・・・・・・・・・・・・36
声門閉鎖術 ・・・・・・・・・・・・・35
青年期 ・・・・・・・・・・・・・・・・・19
咳テスト ・・・・・・・・・・・・・・・71
咳き込み ・・・・・・・・・・・・・・・24
摂食の5期 ・・・・・・・・・・・・・39
摂食嚥下姿勢 ・・・・・・・・・・・83
摂食機能評価 ・・・・・・・・48, 57
舌の随意運動 ・・・・・・・・・・・133
舌の側方運動 ・・・93, 123, 125, 127, 141
舌運動 ・・・・・・・・・・・・・・・・・57

205

舌突出・・・・・3, 48, 58, 106, 112, 113, 115, 179
舌突出抑制・・・・・・・・・・・・・・・・・114
尖足・・・・・・・・・・・・・・・・・・・・・・・18
先天性心疾患・・・・・・・・・・・・・・・176
染色体異常・・・・7, 46, 49, 101, 181, 185
選択的気管切開・・・・・・・・・・・・・・34
線毛運動・・・・・・・・・・・・・・・・・・・96
全介助・・・・・・・・・・・・・・・・・・・・・49
前歯が摩耗・・・・・・・・・・・・・・・・108
前方介助・・・・・・・・・・・・・・106, 115
喘鳴・・・・・・・・・・・・・・・・・・・・・・24

そ

咀嚼・・・・・39, 43, 46, 47, 58, 91, 92, 101, 105, 106, 127, 141, 177, 178, 181, 183
咀嚼運動・・・・・・・・・・・・・・・43, 58
咀嚼機能・・・・・・・・・・・・・・・・・136
　──の獲得・・・・・・・・・・・49, 123
咀嚼訓練・・・・4, 7, 49, 93, 101, 105, 115, 118, 123, 180, 182
早期咽頭流入・・・・・・・・・・・64, 71
造影剤・・・・・・・・・・・・・・・・・・・62
増粘多糖類系・・・・・・・・・・・・・138
側臥位・・・・・・・・・・・・・・・・・・・84
側方ないし後方介助・・・・・・・・106

た

タイムテーブル・・・・・・・・・・・・・52
ダウン症候群・・・・・・・・・・・・・125
ダンピング症候群・・・・・・・・・・149
たぐり込み食べ・・・・・・・・・・・122
唾液・・・・・・・・・・・・・・・・・・・・26
唾液誤嚥・・・・・・・・・・・・・・72, 99
体幹角度・・・・・・・・・・・・・・・・・99
体幹後傾・・・・・・・・・・・・・・・・・86
体重減少・・・・・・・・・・・・・・・9, 10
平らなスプーン・・・・・・・・109, 116
脱感作・・・・・・・・・・・・・・・5, 134
脱水症・・・・・・・・・・・・・・・・・・56
単純気管切開・・・・・・・・・・・・・・35
探索反射・・・・・・・・・・・・・・・・・42

ち

チェストピース・・・・・・・・・・・・・73
チューブ・・・・・・・・・・・・・・・・147
チンタック位・・・・・・・・・・・・・142
知的障害・・・・・5, 46, 101, 176, 177, 179, 182, 184, 185, 194
知的障害児・・・・・・・・・・・・・・・58
窒息・・・・・・・・・・・・・・・・・・・・41
窒息事故・・・・7, 92, 93, 96, 98, 99, 100, 101, 125, 128, 133, 137, 179
中期食・・・・・・・・・・・・・・・・・135
中枢神経・・・・・・・・・・・・・・・・・20
貯留・・・・・・・・・・・・・・・・・65, 71

超重症児スコア・・・・・・・・・・・・・16
超重症心身障害児・・・・・・・・・・・15
超低出生体重児・・・・・174, 177, 181, 188
腸内細菌・・・・・・・・・・・・・・・・・8
聴診器・・・・・・・・・・・・・・・・・・72
直接訓練・・・・・・・・・・・・・・・・・93

つ

通園・・・・・・・・・・・・・・・・・・194
通園施設・・・・・・・・・・・・・・・・195

て

デンプン系・・・・・・・・・・・・・・138
てんかん・・・10, 182, 183, 184, 186
てんかん治療・・・・・・・・・・・・・184
てんかん発作・・・・・・・・・・・99, 102
低出生体重児・・・・・・・・・・・・・・5
低浸透圧性非イオン系ヨード造影剤・・・・・・・・・・・・・・・・・・62
定型発達・・・・・・・47, 57, 91, 105
点頭てんかん・・・・・・・・・・・・・194

と

とろみ調整食品・・・98, 101, 137, 139
頭蓋内出血・・・・・・・・・・・・・・188

な

内視鏡・・・・・・・・・・・・・・・・8, 68
内服薬・・・・・・・・・・・・・・・・・146
軟口蓋・・・・・・・・・・・・・・・・・・62

に

煮野菜・・・・・・・・・・・・・・127, 136
乳児嚥下・・・・40, 44, 45, 61, 65
乳児期・・・・・・・・・・・・・・・・・・17

ね

ネックロール・・・・・・・・・・・・・・89
ネラトン法・・・・・・・・・・・・・・・172
熱可塑性エラストマー・・・・・・・109

の

脳奇形・・・・・・・・・・・・・・・・・・10
脳形成不全・・・・・・・・・・・・・・・98
脳性麻痺・・・・5, 14, 46, 47, 48, 58, 92, 174, 178, 179, 192, 193, 194
脳性麻痺者の寿命・・・・・・・・・・・8
脳梁低形成・・・・・・・・・・・・・・184
脳梁欠損・・・・・・・・・・・・・・・・179
脳梁低形成・・・・・・・・・・・・・・181

は

ハイムリック法・・・・・・・・102, 103
バクテリアルトランスロケーション・・・・・・・・・・・・・・・・・・・8
バルーン型・・・・・・・・・・・・・・147
バンゲード法の舌訓練・・・・・・・113

バンパー型・・・・・・・・・・・・・・147
吐き気・・・・・・・・・・・・・・・・・166
肺炎・・・・・52, 96, 179, 180, 192
肺炎の既往・・・・・・・・・・・・・・173
肺動脈閉鎖症・・・・・・・・・・・・・187
背臥位・・・・・・・・・・・・・・・76, 84
背部叩打法・・・・・・・102, 103, 104
発達順序性・・・・・・・・・・・・・・・47
発達障害・・・・・・・・・・・・・・・・・5
発達遅滞・・・・・・・・・・・・・48, 175
早食い・・・・・・・98, 101, 102, 182
反回神経麻痺・・・・・・・・・・・・・176
反射・・・・・・・・・・・・・・・・・・・・17
反射的吸啜・・・・・・・・・・・・・41, 45
反射動作・・・・・・・・・・・・・・・・・41
反芻嘔吐・・・・・・・・・・・・・・・・189
反芻症・・・・・・・・・3, 5, 47, 52, 162

ひ

ビジパーク・・・・・・・・・・・・・・・62
ビデオ嚥下造影検査・・・・・・・51, 59
ビデオ嚥下造影（VF）評価用紙・・・・・・・・・・・・・・・・・・・・・60
ビデオ嚥下内視鏡検査・・・51, 59, 68
ビデオ嚥下内視鏡（VE）評価用紙・・・・・・・・・・・・・・・・・・・・・69
非進行性疾患・・・・・・・・・・46, 159
非対称性姿勢・・・・・・・・・・・・・142
非定型的症状・・・・・・・・・・・・・・28
披裂・・・・・・・・・・・・・・・・・・・・71
披裂軟骨・・・・・・・・・・・・・・・・・61
必須栄養素・・・・・・・・・・・・・・154
一口切り・・・・・・・・・・・・・・・・・55
人見知り・・・・・・・・・・・・・・・・163
便性状・・・・・・・・・・・・・・・・・153

ふ

ファジックバイト・・・・・・・・・・・42
フォーク・・・・・・・・・・・・・・・・110
ブリストルスケール・・・・・・・・154
プラダーウィリー症候群・・・・・180
プレアルブミン・・・・・・・・・・・154
不顕性誤嚥・・・27, 52, 64, 71, 96, 97
不随意運動・・・・・・・・・・・・・・・20
付着性食物・・・・・・・・・・・・・・・99
普通食・・・・・・・・・・・・・・127, 135
服薬用ゼリー・・・・・・・・・・・・・・95
腹臥位・・・・・・・・・・・・・・・76, 84
腹部突き上げ法・・・・・・・102, 103
福山型筋ジストロフィー症・・・・105

へ

ペースト食・・・・・・・・・55, 92, 101
扁桃肥大・・・・・・・・・・・・・・・・・46
偏食・・・・・・・・56, 162, 165, 195
便秘・・・・・・・・・・・・・・・・・・・・52

ほ

ボールバルブ症候群・・・・・・・・・150
ボタン・・・・・・・・・・・・・・・・147
ポジショニング・・・・・・・・・・・84
捕食・・・45, 47, 48, 49, 91, 92, 101,
　　105, 109, 177
捕食機能・・・・・・・・・・・・・109
　──の獲得・・・・・・・・・・・92
捕食訓練・・・・・・・・・・・・・120
哺乳ビン・・・・・・・・・・・・・188
哺乳障害・・・・・・・・・・134, 174
哺乳反射・・・・・・・・・・42, 133
防御機能・・・・・・・・・・27, 98
棒付きキャンディ・・・・・・・・133

ま

マイクロアスピレーション・・・・64
マンチング・・・・・・・43, 44, 58
丸飲み込み・・4, 44, 49, 58, 92, 98,
　　100, 101, 102, 106, 113, 117, 127,
　　136, 182, 183
満腹・・・・・・・・・・・・・・・52
慢性腎不全・・・・・・・・・・・175

み

ミキサー食・・・・・・・・・・・150
見守り・・・・・・・・・・・・・102
味覚・・・・・・・・・・・・・8, 56
味覚刺激・・・・・・・・・・・・134

む

むせ・・・・・・24, 58, 64, 96, 97, 194
虫歯の増加・・・・・・・・・・・119

め

メビウス症候群・・・・・・・・・193
免疫機能・・・・・・・・・8, 27, 96
麺類・・・・・・・・・・・・・・181
　──の取り込み練習・・・120, 121

や

やわらか食・・・・・・・・・・・55
薬剤・・・・・・・・・・・・・・・19
　──の影響・・・・・・・・・・20
　──の副作用・・・・・・・・・184

ゆ

指しゃぶり・・・・・・・・・・・56

よ

良いむせ・・・・・・・・・・・・96

幼児期・・・・・・・・・・・・・・18
幼児期早期・・・・・・・・・・・・17
要咀嚼食物・・・・・・・・・・・・44
横地分類・・・・・・・・・・・・・15
四つ這い・・・・・・・・・・・・・77

り

梨状陥凹・・・・・・62, 70, 71, 105
離乳・・・・・・・・・・・・・・・45
離乳開始・・・・・・・・・・・・・75
離乳初期食・・・・・・・・92, 135
離乳食・・・・・・・・46, 55, 135
硫酸バリウム・・・・・・・・・・62
緑茶・・・・・・・・・・・・・・100
臨床評価・・・・・・・・・・・・・51

わ

悪いむせ・・・・・・・・・・・・96

欧　字

A

AED・・・・・・・・・・・・・・103
aspiration・・・・・・・・・・・・63
aspiration after the swallow
　・・・・・・・・・・・・・・・・64
aspiration before the swallow
　・・・・・・・・・・・・・・・・64
aspiration during the swallow
　・・・・・・・・・・・・・・・・64

B

bacterial translocation・・・・・・8
bolus head・・・・・・・・・・・65
bolus tale・・・・・・・・・・・・65
BT・・・・・・・・・・・・・・・・8

C

chewing・・・・・・・・・・・・・43

I

ICD・・・・・・・・・・・・・・・11
ICF・・・・・・・・・・・・・・・11
ICIDH・・・・・・・・・・・・・・11
IgE 抗体・・・・・・・・・・・・151

L

laryngeal penetration・・・・・・63

M

micro aspiration・・・・・・・・64

---

munching・・・・・・・・・・・・43

N

NNS・・・・・・・・・・・・・・134
Non-nutritive sucking・・・・8, 134
Nutritive sucking・・・・・・・・8

O

one-step motion・・・・・・65, 66

P

phasic bite reflex・・・・・・・・42
pooling・・・・・・・・・・・・・65
premature spillage・・・・・・・64

Q

QOL・・・・・・・・・・・・8, 93
quality of life・・・・・・・・・・8

R

residue・・・・・・・・・・・・・65

S

silent aspiration・・・27, 64, 96, 97
sucking・・・・・・・・・・・・・43
suckling・・・・・・・・・・・・・41

T

tonic bite reflex・・・・・・・・・42
TPE・・・・・・・・・・・109, 140
two-step motion・・・・・・65, 66

V

VE・・・・・4, 51, 59, 68, 72, 179, 191
VF・・・4, 51, 59, 68, 72, 97, 98, 181,
　　186, 192
VFSS・・・・・・・・・・・・・・59
Videofluorographic Study of
　Swallowing・・・・・・・・・・59
Videofluoroscopic Swallow
　Studies・・・・・・・・・・・・59

W

WHO・・・・・・・・・・・・・・11
WHO 国際障害分類・・・・・・11, 12

X

X 線照射時間・・・・・・・・・・61
X 線被曝・・・・・・・・・・・・61

207

小児の摂食嚥下障害と食事支援　　ISBN978-4-263-26602-1

2019年9月10日　第1版第1刷発行

編著者　尾　本　和　彦
　　　　小　沢　　　浩
発行者　白　石　泰　夫
発行所　医歯薬出版株式会社
　　　　〒113-8612　東京都文京区本駒込1-7-10
　　　　TEL.（03）5395-7628（編集）・7616（販売）
　　　　FAX.（03）5395-7609（編集）・8563（販売）
　　　　https://www.ishiyaku.co.jp/
　　　　郵便振替番号　00190-5-13816

乱丁，落丁の際はお取り替えいたします　　印刷・教文堂／製本・皆川製本所
© Ishiyaku Publishers, Inc., 2019. Printed in Japan

本書の複製権・翻訳権・翻案権・上映権・譲渡権・貸与権・公衆送信権（送信可能化権を含む）・口述権は，医歯薬出版(株)が保有します．
本書を無断で複製する行為（コピー，スキャン，デジタルデータ化など）は，「私的使用のための複製」などの著作権法上の限られた例外を除き禁じられています．また私的使用に該当する場合であっても，請負業者等の第三者に依頼し上記の行為を行うことは違法となります．

JCOPY　＜出版者著作権管理機構　委託出版物＞
本書をコピーやスキャン等により複製される場合は，そのつど事前に出版者著作権管理機構（電話 03-5244-5088，FAX 03-5244-5089，e-mail：info@jcopy.or.jp）の許諾を得てください．